# 基层心血管
# 临床病例精选

JICENG XINXUEGUAN
LINCHUANG BINGLI JINGXUAN

主　编｜王骏　孙育民　黄少华

中南大學出版社
www.csupress.com.cn
·长　沙·

**图书在版编目(CIP)数据**

基层心血管临床病例精选 / 王骏，孙育民，黄少华主编. —长沙：中南大学出版社，2024.6

ISBN 978-7-5487-5768-9

Ⅰ. ①基… Ⅱ. ①王… ②孙… ③黄… Ⅲ. ①心脏血管疾病—病案 Ⅳ. ①R54

中国国家版本馆 CIP 数据核字(2024)第 067792 号

**基层心血管临床病例精选**

王骏　孙育民　黄少华　主编

□**出 版 人**　林绵优
□**责任编辑**　李　娴
□**责任印制**　唐　曦
□**出版发行**　中南大学出版社
　　社址：长沙市麓山南路　　邮编：410083
　　发行科电话：0731-88876770　　传真：0731-88710482
□**印　　装**　广东虎彩云印刷有限公司

□**开　　本**　889 mm×1194 mm 1/16　□**印张** 10.75　□**字数** 344 千字
□**版　　次**　2024 年 6 月第 1 版　□**印次** 2024 年 6 月第 1 次印刷
□**书　　号**　ISBN 978-7-5487-5768-9
□**定　　价**　98.00 元

# 编委会

◇主　编

王　骏　上海市静安区闸北中心医院
孙育民　上海市静安区中心医院
黄少华　上海市静安区中心医院

◇副主编

曹惠芳　上海市静安区中心医院
夏盼盼　上海市静安区中心医院
张　雁　上海市静安区中心医院

◇参　编(按姓氏音序排列)

曹　宾　上海市静安区中心医院
冯　京　上海市普陀区利群医院
顾慧慧　上海市静安区中心医院
郭　瑛　上海市静安区中心医院
姜鑫鑫　上海市静安区中心医院
蒋　巍　上海市静安区中心医院
连　敏　上海市静安区中心医院
刘佳榛　上海市静安区中心医院
陆之瑾　上海市静安区中心医院
陶文其　上海市静安区中心医院
魏雅丽　上海市静安区曹家渡社区卫生服务中心
巫雨恬　上海市长宁区周家桥社区卫生服务中心
徐志强　上海市静安区中心医院
宗小娟　上海市闵行区中心医院
周　贇　上海市静安区中心医院

# 主 编 简 介

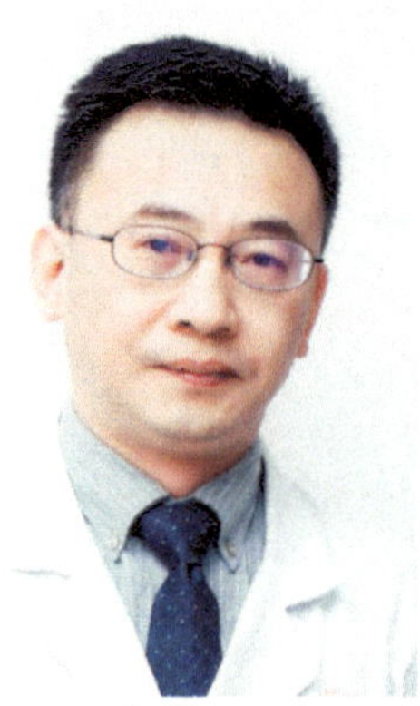

王骏，医学博士，主任医师，副院长，硕士研究生导师。上海市医师协会心血管内科分会委员、上海市心律学会常务委员、上海市中西医结合学会心血管病专业委员会委员、上海市中西医结合学会微血管病专业委员会委员、上海市区县医疗事故鉴定专家库成员，担任《国际心血管病杂志》《世界临床药物杂志》等杂志编委。主要从事心血管临床及科研工作，熟练掌握冠心病介入、起搏器植入、左心耳封堵等诊疗技术，并具备深厚的内科理论基础和临床实践经验。近年来，以第一责任人完成上海市医学重点专科建设项目1项、静安区医学重点学科建设项目1项、上海市科委课题2项、市卫生局课题3项。以第一作者或通讯作者发表论文100余篇，主编/副主编专著3本，参编专著7本。先后荣获上海市医苑新星、上海市卫生系统银蛇奖(提名)、上海市杰出青年岗位能手、静安区中青年拔尖技术人才、静安区领军人才等称号。

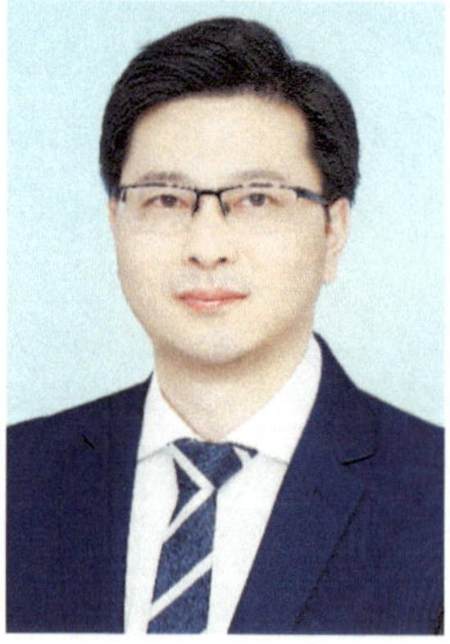

孙育民，医学博士，主任医师，心血管内科主任，硕士研究生导师。上海市心律学会委员、中国医药教育协会心血管内科专业青年委员、上海市中医药学会介入心脏病学分会委员。曾获第六、七届静安区中青年拔尖技术人才称号。完成上海市自然科学基金和上海市卫生局青年课题3项，区级课题2项。主编专著2本，参编/译专著12本，发表中英文论文100余篇，其中以第一或通讯作者发表论文60余篇。

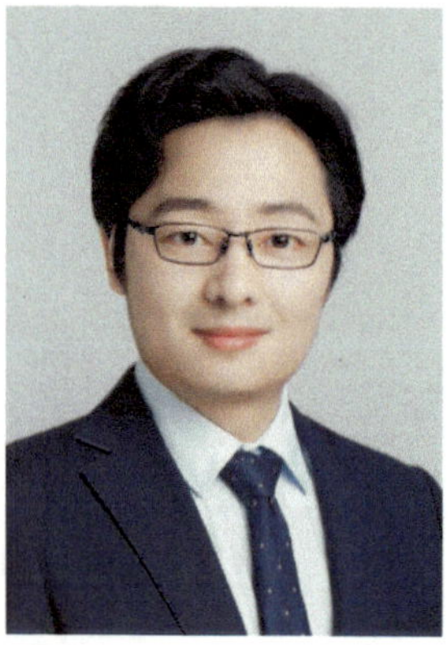

黄少华，医学硕士，副主任医师，心血管内科副主任，静安区卫生系统中青年技术骨干。从事心血管内科工作10余年，具有丰富的心血管内科临床诊治和冠心病介入经验。

# 前　言

医学是一门需要终生学习的学科。基于医学病例的学习，是提升医生理论和实践水平的较好方法之一。从《新英格兰杂志》《中华内科杂志》长期坚持设置病案讨论栏目，华山医院每月进行一次“华山探案”病例讨论会、每年出版一本《翁心华疑难感染病和发热病例精选》，北京协和医院100年来坚持进行“内科大查房”，心血管远程平台每周三中午“名院大查房”等来看，各大医院和学术机构都非常重视临床病例的积累和传播。古希腊的希波克拉底就非常重视临床观察和检查的重要性，强调每天至少进行一次临床观察，以及时获得第一手信息。邓家栋、刘士豪、吴英恺、张孝骞、吴阶平等医学大家也无不推崇这种基于个体病例的学习方法。华山医院神经内科赵重波教授在他公众号上撰文说“临床病例封装了一个疾病在当时认识条件下的所有知识……临床病例可以提供维度丰富的鉴别内容，不断学习可以提升化繁为简、乱中求真的临床思维能力”。由此可见，在新理论、新知识、新技术不断更新的当下，临床病例的总结和讨论仍然是临床医生精进医术的主要载体。

继2020年基于本院“静中青年医师沙龙”微信公众号平台推出的大内科临床病例，总结成《100例临床疑难病例精选》之后，我们遴选近年来心内科每周科室学习中讨论的45个临床病例，反复推敲，集结成书。

心血管临床病例集市面已较多，但一般都是来自大三甲医院的病例，侧重聚焦疑难、罕见、危重心血管疾病，或者新型的诊疗技术方面，而缺乏对基层医院临床实践中遇到的常见病和多发病的关注。本书作者来自基层医院，选择日常临床实践中典型或者有教育意义的病例作为切入点，从一个或者几个临床要点进行深入剖析，非常贴近临床真实诊疗场景，可锻炼基层广大心血管内科、全科医生的临床思维。

在本书即将出版之际，我们诚挚感谢所有参与编写的科室同道，在新冠疫情期间，完成每天分配的公共卫生任务之后，拖着疲惫的躯体和承载着巨大精神压力能及时完稿。同时，也要感谢中南大学出版社，在编辑、出版过程中给予的所有指导与协助，使得本书得以顺利出版、发行。希望本书能为成长、学习中的临床医生们带来一定的帮助。书中如有表述不妥或者错误之处，也恳请各位同道予以批评指正！

**王骏**

2024. 2

# 目　录

## 第一章　冠心病



## 第二章　心力衰竭、心肌心包疾病

# 第一章

# 冠心病

# 1 看不见的缺血：冠状动脉微循环障碍

## 临床资料

患者，女，64 岁。因“反复胸闷 10 年余，加重半天”入院。患者自 10 余年前起劳累后出现胸闷，位于胸骨后，症状较轻，5 年前因胸闷频繁发作于某医院就诊，行冠脉造影示冠脉 30%狭窄（具体不详），给予他汀类药物治疗。本次入院当日上午 8 时患者出现胸闷加重，呈压迫感，伴左肩背部反射痛，伴恶心、干呕，否认出冷汗，查心电图示前壁导联 ST 段压低 0.05~0.1 mV（图 1-1），随访心电图无动态改变，查肌钙蛋白 T<0.010 ng/mL，为进一步诊治收治入院。患者 30 年前患病毒性感冒后出现心脏不适，外院考虑病毒性心肌炎可能，未予治疗；高血压病史 10 年；10 年前左侧乳腺癌手术史，9 年前右侧甲状腺癌手术史；空腹血糖偏高史，高尿酸血症史，未服用药物；否认吸烟、饮酒史。查体：血压 141/92 mmHg，神清，两肺呼吸音清，未闻及明显干湿啰音，心率 80 次/min，心律齐，各瓣膜区未闻及明显病理性杂音，双下肢无浮肿。

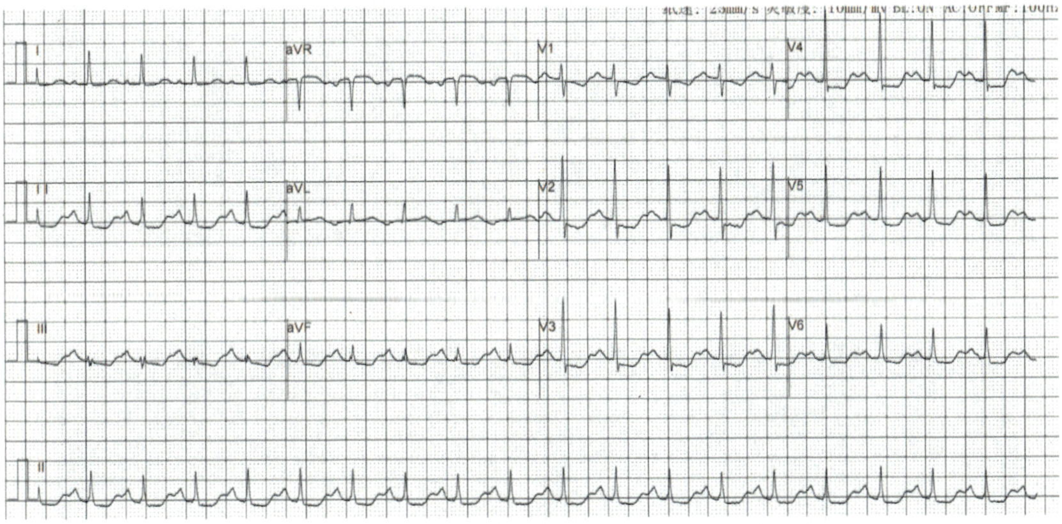


**图 1-1 胸闷发作时心电图**

## 诊疗经过

入院后初步诊断冠心病、心绞痛可能。超声心动图提示二尖瓣反流（轻微），三尖瓣反流（轻微），左室各节段收缩活动未见明显异常，左室射血分数（LVEF）61%。运动平板试验阳性。冠脉造影检查示冠脉未见明显狭窄（图 1-2）。完善心脏磁共振（MRI）未见明显异常（图 1-3）。为进一步明确心绞痛病因，予完善负荷动态心肌灌注显像，提示左室节段性缺血性改变，冠脉血流储备（CFR）<2.0（图 1-4），故诊断为冠脉微循环障碍（coronary microvascular dysfunction，CMD）。住院期间行 OGTT 试验明确诊断为 2 型糖尿病。治疗上予氯吡格雷、阿托伐他汀、曲美他嗪、通心络胶囊、地尔硫䓬缓释片以及控制血压、控制血糖等处理。

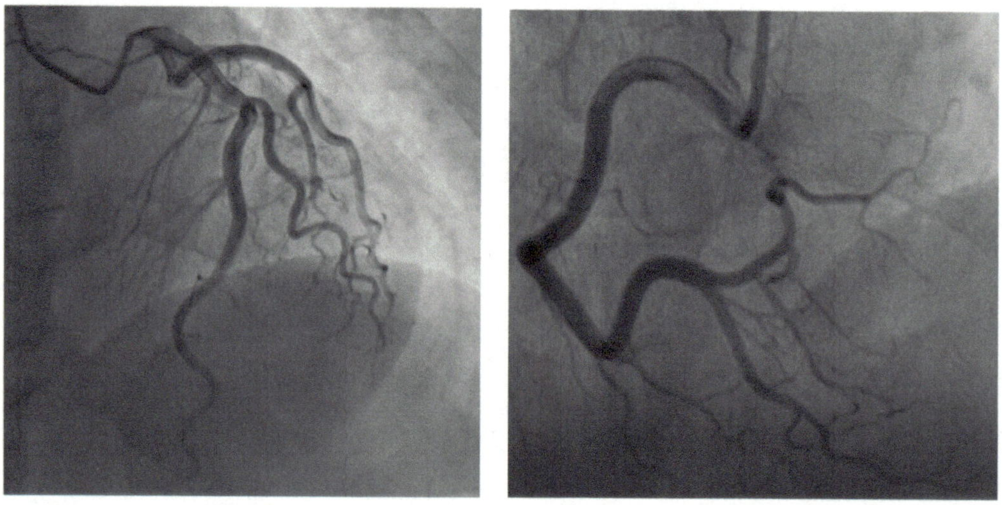

图 1-2　冠脉造影检查

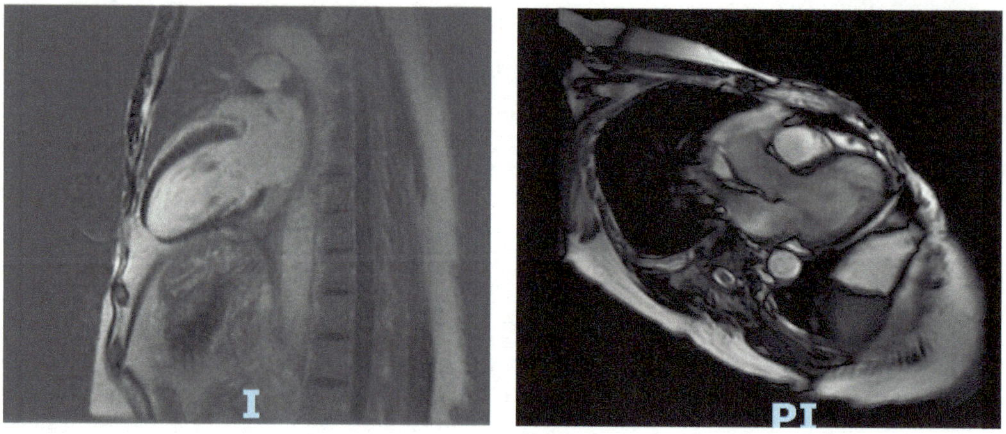


图 1-3　心脏磁共振检查

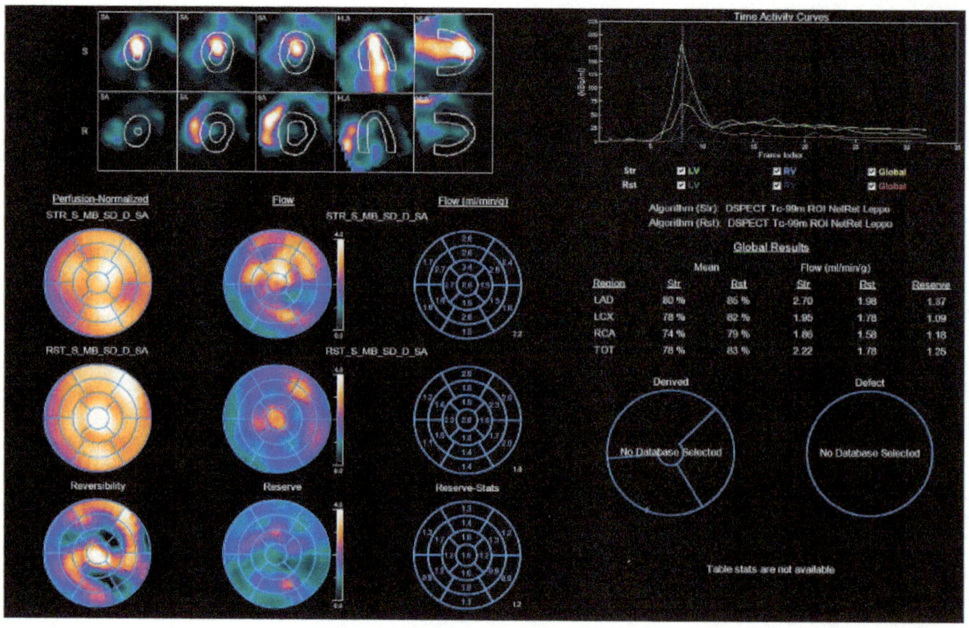


图 1-4　负荷动态心肌灌注显像

## 病例分析

冠脉微循环障碍是指由于冠脉微血管结构和功能受损所导致的以心肌缺血，甚至心肌梗死等为表现的临床疾病。冠脉微循环是指直径<500 μm 的不同解剖和功能的小血管腔，在心肌灌注生理性调节中起到关键作用，可根据心肌不同代谢需求，调节冠脉血流分布，以及调节外周血管阻力。根据 2020 年欧洲心脏病学会发布的《冠脉微循环障碍立场声明》，将 CMD 根据有无合并冠脉阻塞及临床表现严重性分为以下几种临床类型：非阻塞性慢性冠脉综合征、阻塞性慢性冠脉综合征、非阻塞性急性冠脉综合征（ACS）、阻塞性 ACS 以及无复流。其中冠脉狭窄程度<50%即为非阻塞性，将非阻塞性慢性冠脉综合征所致心绞痛称为非冠脉梗阻性缺血性心脏病（ischemia and no obstructive coronary artery disease，INOCA）[1]。有研究表明，相比于健康人群，INOCA 患者的主要心血管不良事件增加 1.5~1.8 倍[2]。INOCA 的主要危险因素有血脂异常、肥胖、代谢综合征及糖尿病等[3]。目前 INOCA 导致 CMD 的致病机制还不是很清楚，推测血管内皮功能障碍是关键致病因素[1,4]。对于 INOCA 的发病率目前尚无准确数据，通过分析 10 项大的队列研究冠脉造影结果表明，在怀疑心源性胸痛的患者中，约 1/2 的女性及 1/3 的男性是 INOCA[1,5]。目前诊断 CMD 尚无统一标准，诊断依靠无创检查（如正电子发射断层扫描、负荷动态心肌灌注显像、冠脉 CT 造影、心脏 MRI），以及有创检查（冠脉造影、多普勒血流、微血管阻力指数、冠脉血流储备等）[1]。

本例患者为老年女性，存在典型反复心绞痛发作史，运动平板试验阳性，冠脉造影未见明显狭窄，心脏 MRI 正常，负荷动态心肌灌注显像提示 CFR<2，故诊断为 CMD。对于 CMD 的治疗，目前尚无大型临床试验数据支持，主要以缓解临床症状、改善生活方式以及控制心血管危险因素为主。对于有心绞痛及客观存在心肌缺血证据的患者，β 受体阻滞剂可作为减少心肌缺血、缓解心绞痛的首选。而抗血小板聚集治疗则缺少有效数据支撑，不作为常规推荐，可按照冠心病一级或二级预防原则进行选择。有研究表明，血管紧张素转化酶抑制剂和他汀类药物可改善血管内皮功能，减轻氧化应激反应，可能对 CMD 患者有益，但仍需大型随机、对照实验进一步验证。本例的启示是，对于临床上有反复典型心绞痛发作，甚至发生 ACS 的患者，若冠脉造影提示血管正常或轻度狭窄，需注意冠脉微循环障碍可能，可进一步行正电子发射断层扫描、负荷动态心肌灌注显像等检查明确诊断。

（冯京　孙育民）

## 参考文献

[1] Padro T，Manfrini O，Bugiardini R，et al. ESC Working Group on Coronary Pathophysiology and Microcirculation position paper on coronary microvascular dysfunction in cardiovascular disease. Cardiovasc Res，2020，116(4)：741-755.

[2] Jespersen L，Hvelplund A，Abildstrom SZ，et al. Stable angina pectoris with no obstructive coronary artery disease is associated with increased risks of major adverse cardiovascular events. Eur Heart J，2012，33(6)：734-744.

[3] Badimon L，Bugiardini R，Cenko E，et al. Position paper of the European Society of Cardiology-working group of coronary pathophysiology and microcirculation：obesity and heart disease. Eur Heart J，2017，38(25)：1951-1958.

[4] Ford TJ，Rocchiccioli P，Good R，et al. Systemic microvascular dysfunction in microvascular and vasospastic angina. Eur Heart J，2018，39(46)：4086-4097.

[5] Sharaf BL，Pepine CJ，Kerensky RA，et al. Detailed angiographic analysis of women with suspected ischemic chest pain (pilot phase data from the NHLBI-sponsored Women's Ischemia Syndrome Evaluation [WISE] Study Angiographic Core Laboratory). Am J Cardiol，2001，87(8)：937-941，A3.

# 2 以左前降支闭塞为表现的 Wellens 综合征

## 临床资料

患者，男，67 岁。因“突发胸痛 2 小时”来院就诊。患者入院前 2 小时无明显诱因下出现胸闷伴胸骨后隐痛不适，症状持续不能缓解，并向手臂放射，遂来我院急诊。追问病史，既往有高血压病史数年，平时服用替米沙坦治疗，血压控制尚可。否认糖尿病、高脂血症史。有吸烟史数十年，平均 10 支/日。查体：血压 140/78 mmHg，呼吸平稳，两肺未闻及明显干湿啰音，心率 84 次/min，心律齐，心脏各瓣膜区未闻及杂音。

## 诊疗经过

患者来院急诊后即刻行心电图提示窦性心律，V2～V6 导联 T 波倒置，I、aVL 导联 ST 段压低伴 T 波倒置（图 1-5）。急查心肌酶谱显示肌酸激酶同工酶 6.8 ng/mL（参考值<3.6 ng/mL），肌钙蛋白 T 0.138 ng/mL（参考值 0～0.014 ng/mL）。结合病史及心电图、肌钙蛋白结果，拟诊急性冠脉综合征。予阿司匹林、替格瑞洛双联抗血小板聚集药物负荷后行急诊经皮冠状动脉介入术（PCI）。冠状动脉造影检查提示左前降支（LAD）中段急性闭塞，血流心肌梗死溶栓试验（TIMI）0 级，遂于左前降支近中段串联植入支架 2 枚，血流恢复至 TIMI 3 级（图 1-6）。

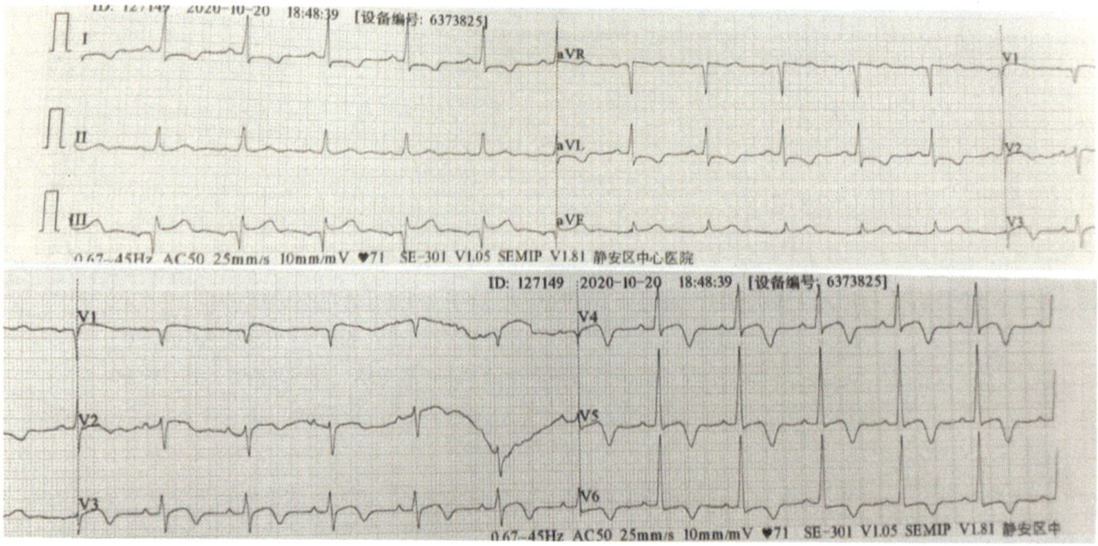


图 1-5 急诊入院时心电图

## 病例分析

Wellens 综合征是以心电图孤立性 T 波改变及演变为特点的急性冠脉综合征，又称前降支 T 波综合征。因其胸痛程度和其心电图特征性表现不符合，易被误诊或漏诊而耽误治疗。

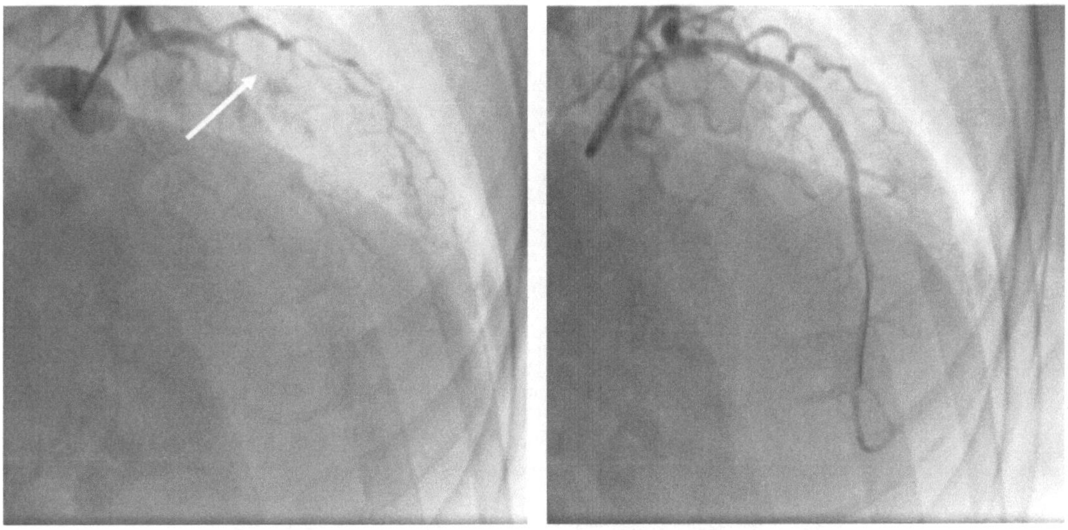

左侧示左前降支中段急性闭塞，右图为置入支架后表现

**图 1-6　冠脉介入影像图**

早在 1955 年，Pruitt 等[1]报道了不稳定型心绞痛患者胸前导联心电图孤立性 T 波双支对称性深倒置，并逐渐恢复直立的病例(不伴 QRS 波及 ST 段改变)。1979 年，Gerson 等[2]首次描述了这种心电图异常与前降支或左主干狭窄有关，但当时他们认为是“运动诱发的 U 波倒置”。1982 年荷兰学者 Wellens 等[3]撰文总结了心电图有显著特征的不稳定型心绞痛病例，结合冠脉造影结果，发现上述心电图 T 波动态改变可提示 LAD 近段中重度狭窄(50%~99%)。1989 年该团队[4]进一步研究了 180 例 Wellens 综合征患者的冠状动脉造影结果，发现 180 例患者均有 LAD 病变，且 LAD 近段狭窄程度均超过 50%，其中 80%的患者 LAD 近段狭窄>85%，20%的患者 LAD 近段完全闭塞，但完全闭塞的远段血管往往有较好的侧支循环形成。de Zwaan 等[4]提出了 Wellens 综合征相应的诊断标准：①有胸痛病史；②轻度或者无心肌酶升高；③无胸前导联 ST 段抬高；④无胸前导联 R 波的丢失；⑤V2 和 V3 导联 T 波双向，或者对称性倒置，且一般这些心电图改变发生于症状缓解时。Wellens 综合征根据心电图分为 2 型，其中 A 型为以 V2、V3 导联为主的胸前导联 T 波正负双向，约占 25%；B 型为以 V2、V3 导联为主的胸前导联 T 波对称性倒置，约占 75%。2009 年 AHA/ACCF/HRS 心电图标准化与解析建议将其归为心肌缺血后 T 波改变，强调了尽早行冠脉介入治疗可改善患者的预后，防止心肌梗死的发生。国内近年来由于冠脉造影的广泛开展，对此综合征的认识日益增强。本例心电图改变特点符合上述标准，为 Wellens 综合征 B 型。

Wellens 综合征的发病机制尚不十分明确，多数学者认同缺血导致心肌顿抑是 T 波演变的原因[5]。患者心绞痛发作时，前降支完全或几乎完全闭塞导致严重心肌缺血，随后冠脉迅速再通或从侧支循环得到充足的血供，心肌得到再灌注并同时形成再灌注损伤，从而引起心肌顿抑，故无冠脉闭塞对应的 ST 段抬高，无心肌坏死对应的坏死性 Q 波，仅出现显著的复极异常，即 T 波双向或倒置。随着顿抑心肌功能在数天或数周内恢复正常，复极异常也逐渐恢复，T 波逐渐恢复直立。心肌顿抑是心肌濒临坏死前的一种状态，容易进展为心肌梗死，也可以在缺血改善后恢复正常。对于 Wellens 综合征的心电图表现，既往多数认为与前降支近中段严重狭窄密切相关。本例患者心电图显示 Wellens 样 T 波改变，但冠脉造影却提示前降支近段完全闭塞，未呈现典型 ST 段抬高型心肌梗死心电图改变，分析其心电图改变形成原因可能为前降支闭塞后远段血管快速形成良好侧支，保证缺血心肌的再灌注，未引起大面积透壁性心肌梗死。本例患者冠脉造影显示右冠脉提供前降支中远段血管良好侧支循环(图 1-7)。

总而言之，Wellens 综合征是急性心肌梗死的等危症，其极易进展为急性前壁心肌梗死，对疑诊患者须动态随访心电图，一旦确诊应尽早介入治疗，禁忌行负荷试验。

(黄少华　曹惠芳)

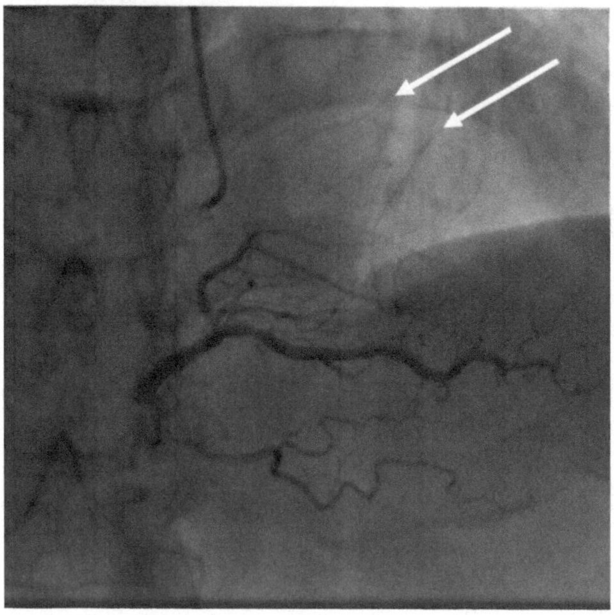

图 1-7　冠脉造影显示右冠提供前降支中远段血管良好侧支循环

## 参考文献


[1] Pruitt RD, Klakeg CH, Chapin LE. Certain clinical states and pathologic changes asociated with deply inverted T waves in the precordial electrocardiogram. Circulation, 1955, 11(4): 517-520.

[2] Gerson MC, Philips JF, Moris SN, et al. Exercise-induced U-wave inversion as a marker of stenosis of the left anterior descending coronary artery. Circulation, 1979, 60(5): 1014-1020.

[3] de Zwaan C, Bär FW, Wellens HJ. Characteristic electrocardiographic pattern indicating a critical stenosis high in left anterior descending coronary artery in patients admitted because of impending myocardial infarction. Am Heart J, 1982, 103(4 Pt 2): 730-736.

[4] de Zwaan C, Bär F W, Janssen J H, et al. Angiographic and clinical characteristics of patients with unstable angina showing an ECG pattern indicating critical narrowing of the proximal LAD coronary artery[J]. American Heart Journal, 1989, 117(3): 657-665.

[5] Stankovic I, Kafedzic S, Janicijevic A, et al. T-wave changes in patients with Wellens syndrome are associated with increased myocardial mechanical and electrical dispersion. Int J Cardiovasc Imaging, 2017, 33(10): 1541-1549.

# 3 下侧壁导联呈 De Winter 样表现的急性心肌梗死

## 临床资料

患者，男，57 岁。因“反复胸闷、恶心 4 天，持续性胸痛 4 小时”入急诊。患者近 4 天来出现阵发性胸闷不适，伴有恶心、欲吐，咽喉部烧灼感，每次发作 7~8 分钟，与活动无明显关系。入院当天凌晨 3 点发作胸痛，持续 4 小时不缓解，伴有恶心、出汗，否认肩背部放射痛，否认气促、出冷汗。既往有高血压病史。查心电图提示窦性心律，Ⅱ、Ⅲ、aVF、V5、V6 导联上斜型压低 0. 05~0. 15 mV，aVR 导联 ST 段上抬 0. 1 mV（图 1-8）；肌酸激酶同工酶（CK-MB）4. 2 ng/mL（正常值<3. 6 ng/mL），肌钙蛋白 T（TNT）0. 037 ng/mL（正常值 0~0. 014 ng/mL）；D-二聚体正常。

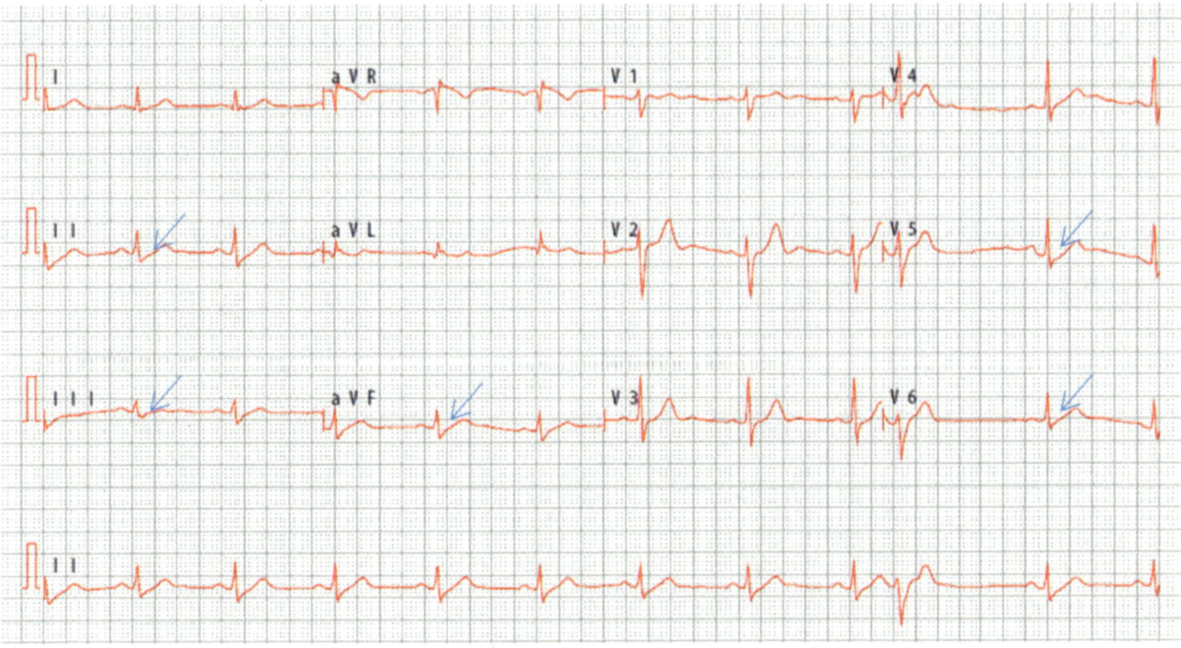


**图 1-8 急诊心电图**

## 诊疗经过

因患者胸痛症状持续，遂立即启动急诊冠状动脉造影检查。冠脉造影提示左主干未见异常；前降支中、远段不规则斑块，远段狭窄 30%；第一对角支不规则斑块伴管腔轻度狭窄；回旋支近段急性闭塞，远段血流心肌梗死溶栓试验（TIMI）0 级；右冠脉未见明显异常（图 1-9A）。成功对回旋支行介入治疗，植入支架 1 枚（2. 75 mm×18 mm），恢复血流 TIMI 3 级（图 1-9B）。术后患者胸痛症状缓解，复查心电图 ST 段压低较前明显好转（图 1-10）。

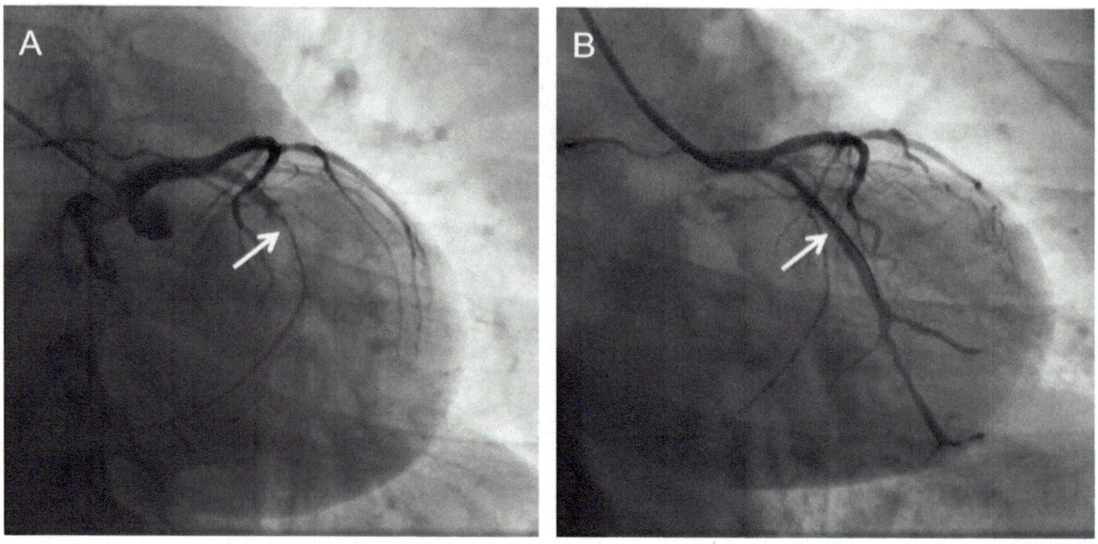


A 图为左回旋支急性闭塞表现；B 图为再灌注治疗后，白色箭头。

**图 1-9　急诊冠状动脉造影及介入治疗图**

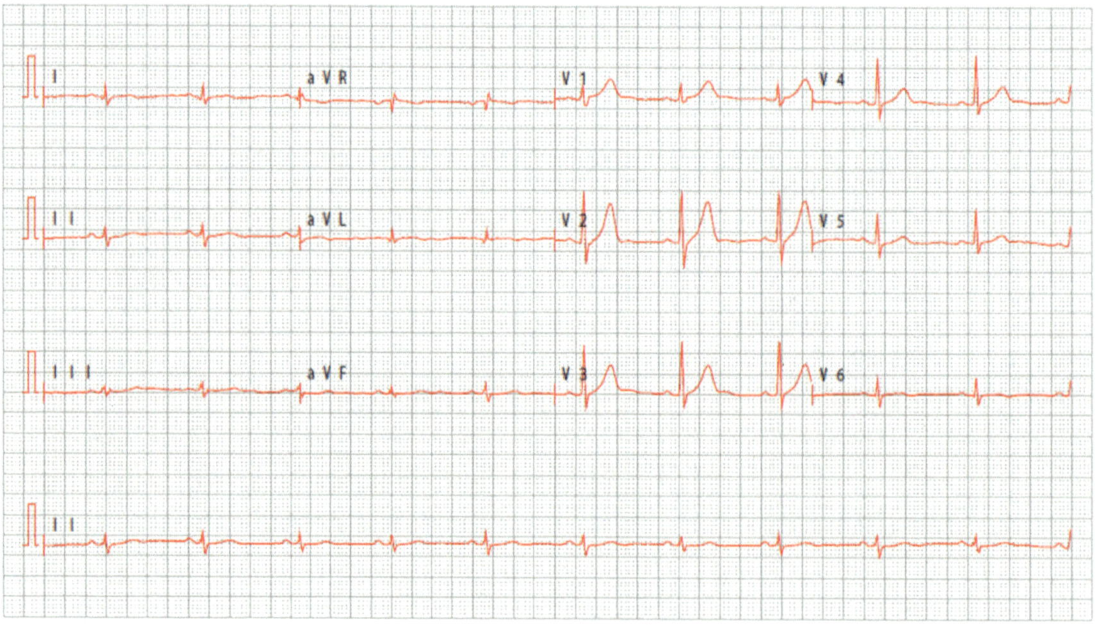


**图 1-10　术后心电图**

## 病例分析

荷兰医生 De Winter 等于 2008 年回顾分析 1532 例诊断为急性冠脉综合征并经冠状动脉造影证实左前降支近段闭塞患者的心电图，其中 30 例未出现典型 ST 段抬高型心肌梗死超急性期心电图改变，而呈现 ST 段上斜型压低伴 T 波高尖型改变的特点，此类患者多在疼痛发生后 90 分钟左右检测到该心电图特点[1]。后续观察发现，这一心电图现象并非短暂存在，其可持续较长时间直到造影时。此类型心电图改变约发生于 2%的前壁心肌梗死患者，其机制至今尚不明了，此类患者多有侧支循环，因而透壁性心肌梗死的发生相对较少[2]。

2017年的一项系统性综述分析了既往 Medline、EMBASE 和 COCHRANE 数据库识别的研究结果，发现有 De Winter 心电图表现的患者从发病到第一份心电图记录中位时间是60分钟，所有心电图的 V3 导联中均有典型 De Winter 型表现，中位上斜型压低高度为3 mm(2~4 mm)，与 V3 导联相邻的 V2 和 V4 导联也易出现此类压低表现，但没有 V3 导联明显。与此同时，所有的心电图均表现出 T 波高尖的特点，T 波高度中位数为9 mm (8~11 mm)。83.3%的心电图出现 aVR 导联 ST 段抬高(中位数为1 mm)。此类表现对冠脉严重病变诊断的准确率达到95.2%~100%。存在 De Winter 心电图表现的患者更年轻，男性更多见，合并高脂血症的概率更高[3]。目前研究认为，出现 De Winter 心电图表现提示患者为急性 ST 段抬高型心肌梗死的等危症，需要立即进行干预，此类心电图除保持形态不变外也可进一步转化为 ST 段抬高形态。

尽管出现该心电图表现多提示存在左前降支的严重病变，也不能排除其他血管病变。早在2004年，当时尚未提出 De Winter 心电图表现这一概念，有研究者就 ST 段压低伴 T 波高尖直立进行研究，提示在单支血管病变患者中76%为左前降支病变，同时有24%为回旋支病变[4]。2020年吉林大学的研究者发现一例胸前导联表现为 De Winter 心电图改变的患者经冠状动脉造影提示为急性回旋支闭塞[5]，但本例并非胸前导联，而是下壁、侧壁导联呈现类似 De Winter 样心电图改变。复旦大学附属中山医院朱文青团队近来发表了几乎完全一样的案例[6]。当然，对于表现为 De Winter 心电图改变的回旋支病变患者可能在 V7~V9 导联出现 ST 段抬高改变，遗憾的是该患者未能在急诊完善18导联心电图检查。

综上，通过此病例，我们向大家展示了一例并不常见的心电图表现为 De Winter 征象的急性回旋支闭塞病例，在临床实践中应尽量避免对此类心电图表现的误诊和漏诊。

（郭瑛　孙育民）

## 参考文献


[1] de Winter RJ, Verouden NJ, Wellens HJ, et al. A new ECG sign of proximal LAD occlusion. N Engl J Med, 2008, 359(19): 2071-2073.

[2] de Winter RW, Adams R, Verouden NJ, et al. Precordial junctional ST-segment depression with tall symmetric T-waves signifying proximal LAD occlusion, case reports of STEMI equivalence. J Electrocardiol, 2016, 49(1): 76-80.

[3] Morris NP, Body R. The De Winter ECG pattern: morphology and accuracy for diagnosing acute coronary occlusion: systematic review. Eur J Emerg Med, 2017, 24(4): 236-242.

[4] Nikus KC, Eskola MJ, Virtanen VK, et al. ST-depression with negative T waves in leads V4-V5 a marker of severe coronary artery disease in non-ST elevation acute coronary syndrome: a prospective study of Angina at rest, with troponin, clinical, electrocardiographic, and angiographic correlation. Ann Noninvasive Electrocardiol, 2004, 9(3): 207-214.

[5] Shao D, Yang N, Zhou S, et al. The "criminal" artery of de Winter may be the left circumflex artery: A CARE-compliant case report. Medicine(Baltimore), 2020, 99(24): e20585.

[6] Chen Q, Zou T, Pang Y, et al. The De Winter-like electrocardiogram pattern in inferior and lateral leads associated with left circumflex coronary artery occlusion. ESC Heart Fail, 2020, 7(6): 4301-4304.

# 4 中年女性、胸痛、ST 段动态改变

## 临床资料

患者，女，43 岁。因“胸骨后疼痛 5 天”入院。患者于 2021 年 5 月 29 日晨起刷牙时出现胸骨后剧烈疼痛，伴出汗，持续 1 小时后转为持续性隐痛。急诊查体：血压 140/69 mmHg，神清，两肺呼吸音粗，未闻及明显干湿啰音，心率 86 次/min，心律齐，各瓣膜区未闻及明显病理性杂音，双下肢无浮肿。心电图提示窦性心律，V1～V3 导联 r 波递增不良（图 1-11）；查肌酸激酶同工酶（CK-MB）4.9 ng/mL（参考值 < 3.6 ng/mL），肌钙蛋白 T（TNT）0.030 ng/mL（参考值 0～0.014 ng/mL）。后因症状缓解后第 3 天去门诊复诊，复查 CK-MB 1.9 ng/mL，TNT 0.408 ng/mL；心电图提示窦性心律，前壁 r 波递增不良，伴 ST 抬高 0.05～0.2 mV，T 波浅倒，与之前急诊心电图比较见动态改变（图 1-12），考虑为急性心肌梗死收住入院。患者平素体健，有慢性鼻炎病史 20 余年，否认高血压、糖尿病等病史，有吸烟史 20 余年，每日 20 支。

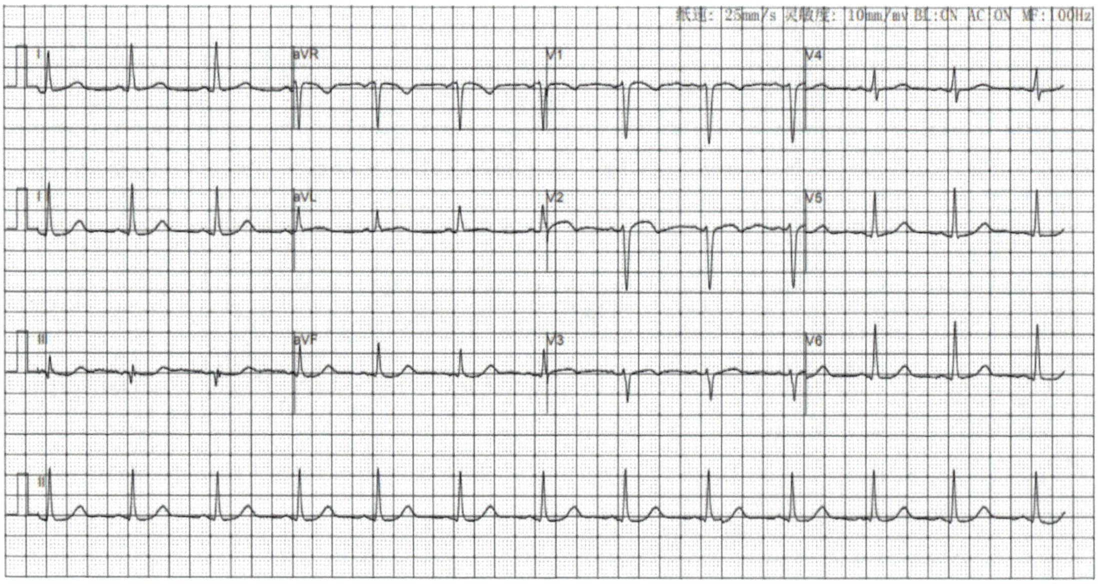


**图 1-11 症状发作时急诊心电图**

## 诊疗经过

入院后初步诊断为急性冠脉综合征（ACS），完善超声心动图检查，提示左心室节段性收缩活动减弱，二尖瓣反流（轻微），三尖瓣反流（轻微），左心室射血分数（LVEF）62%。当日行冠状动脉（冠脉）造影，提示左主干至前降支中段弥漫性轻度不规则斑块，近段管腔均匀管状变细；回旋支开口轻度不规则斑块，右冠状动脉基本正常；行血管内超声检查（IVUS）提示为左主干至前降支中段自发夹层伴壁内血肿（图 1-13）。为进一步评估冠脉夹层病因，完善风湿免疫指标、甲状腺功能、肿瘤标志物、肾动脉及颈动脉血管

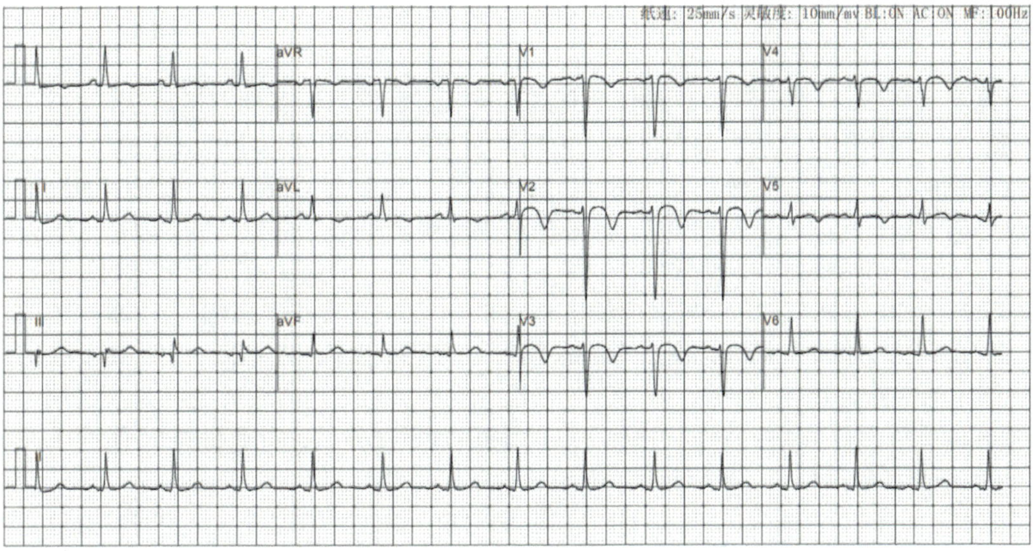


**图 1-12　门诊随访时心电图**

CT 造影成像检查，结果未见明显异常。最终诊断为自发性冠脉夹层，治疗上予阿司匹林、氯吡格雷、阿托伐他汀、氯沙坦、美托洛尔缓释片等处理。于 2021 年 12 月 23 日复查冠脉造影提示左主干至前降支中段壁内血肿完全吸收(图 1-14)。

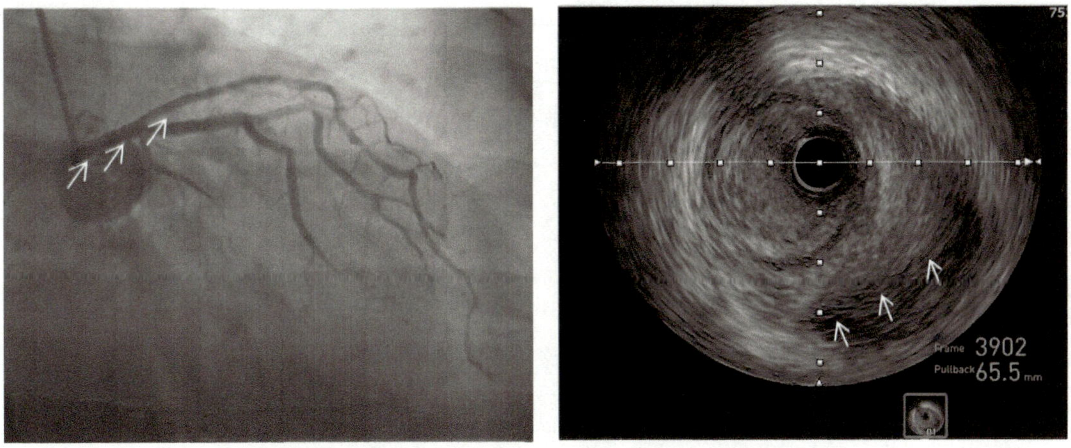


**图 1-13　冠脉造影以及 IVUS 检查**

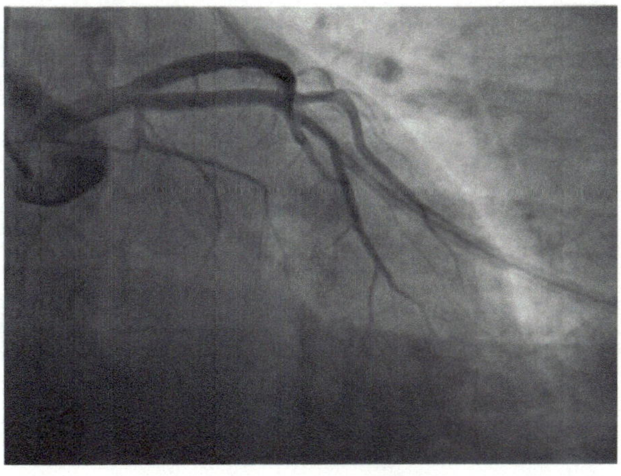

**图 1-14　冠脉造影复查**

## 病例分析

自发性冠脉夹层(SCAD)是指与动脉粥样硬化或创伤无关，也非医源性因素所致的心外膜冠脉夹层。该病最主要的致心肌损伤的机制是由壁内血肿或内膜断裂导致冠脉阻塞，继而出现急性心肌梗死等表现。其确切的发病率目前尚不清楚，根据美国心脏协会统计数据，1%~4%的ACS由SCAD导致，它是孕期相关心肌梗死最重要的原因，可占43%左右[1, 2]。女性患者年龄通常在45~53岁之间，但在20~80岁均可以发生，男性患者的发病平均年龄略小于女性(48.6岁 vs 52.3岁)[3]。SCAD可发生于任何冠脉，以左前降支发病率最高(35%~46%)。研究显示，在所有冠脉节段中，中远段是常见发病部位；多血管SCAD发病率为9%~23%[1]。目前认为SCAD的病理改变有两种，其一为管壁不连续(内膜撕裂)导致血液从真腔进入假腔；其二为管壁中的滋养血管自发出血。而SCAD与医源性夹层相鉴别的重要特征是夹层周围存在炎症细胞浸润[4]。现有研究认为SCAD的病理学机制是由多种因素所决定，其中肌纤维发育不良占全部病因的25%~86%，其他病因还包括妊娠、多胎分娩、遗传性动脉病和结缔组织病(如马凡综合征、Loeys-Dietz综合征、血管Ehlers-Danlos综合征等)、外源激素(口服避孕药、绝经后治疗等)、全身性炎症疾病(如系统性红斑狼疮、克罗恩病、溃疡性结肠炎、结节性多动脉炎等)[1, 4, 5]。SCAD的临床表现多种多样，胸痛最为常见，常常与ACS表现相似，且伴有心肌酶的升高。本例患者即以胸痛起病，表现为ACS，通过冠脉造影及IVUS证实为SCAD。虽然本例患者是中年女性，但完善自身免疫抗体、肾动脉CT造影等未见明显异常，且其无妊娠、多胎分娩、应用激素等情况，无典型遗传性疾病、全身性炎症疾病等表现，故其发生SCAD的病因尚不明确，推测可能存在临床上尚未发现的致病因素。对于SCAD的治疗，多是参考冠心病、ACS相关指南。若发生ACS，则推荐双联抗血小板治疗1年，至于他汀类、β受体阻滞剂、ACEI/ARB类等药物推荐，则以相应一级或二级预防指南作为依据[1]。该患者应用双联抗血小板及他汀类调脂药物治疗，半年左右复查冠脉造影提示壁内血肿完全吸收，也预示着临床预后较好。本例的启示是，对于中年女性出现自发性冠脉夹层时，应注意排查可能的发病因素，最常见的病因是肌纤维发育不良，因此对这类患者进行相应的筛查是十分必要的。

(冯京　孙育民)

## 参考文献

[1] Hayes SN, Kim E, Saw J, et al. Spontaneous Coronary Artery Dissection: Current State of the Science: A Scientific StatementFrom the American Heart Association. Circulation, 2018, 137(19): e523-e557.

[2] Tweet MS, Hayes SN, Pitta SR, et al. Clinical features, management, and prognosis of spontaneous coronary artery dissection. Circulation, 2012, 126(5): 579-588.

[3] Eckart RE, Shry EA, Burke AP, et al. Sudden death in young adults: an autopsy-based series of a population undergoing active surveillance. J Am Coll Cardiol, 2011, 58(12): 1254-1261.

[4] Kim E. Spontaneous Coronary-Artery Dissection. N Engl J Med, 2020, 383(24): 2358-2370.

[5] Tweet MS, Gulati R, Aase LA, et al. Spontaneous coronary artery dissection: a disease-specific, social networking community-initiated study. Mayo Clin Proc, 2011, 86(9): 845-850.

# 5　老年女性、一过性胸痛、ST 段抬高

## 临床资料

患者，女，67 岁。因“反复发作性胸痛 2 天”入院。患者入院前 2 天无明显诱因下突发胸骨后疼痛不适，手掌大范围，约 10 min 左右自行缓解。此后患者多次出现类似症状，每次持续 15～30 min，可自行缓解，均在静息状态下发生。今晨患者再发胸骨后闷痛，遂来我院急诊就诊。既往否认冠心病、高血压、糖尿病史。否认吸烟史。

## 诊疗经过

患者来院急诊后查心电图提示Ⅱ、Ⅲ、aVF 导联 ST 段抬高 0.2～0.3 mV，V1～V6 导联 ST 段压低 0.1～0.2 mV，考虑急性下壁心肌梗死（图 1-15）。即刻行急诊冠状动脉造影提示左主干未见狭窄；左前降支管腔不规则，未见明显狭窄；左回旋支近段 20%狭窄，右冠状动脉近段 30%狭窄（图 1-16）。术后患者自觉胸痛缓解，复查心电图提示下壁、胸前导联 ST 段恢复至等电位线（图 1-17），故考虑此前心电图 ST 段抬高系冠状动脉痉挛所致。后续给予地尔硫䓬缓释片改善冠脉痉挛，阿托伐他汀稳定斑块治疗，随访 6 个月无胸痛发作。

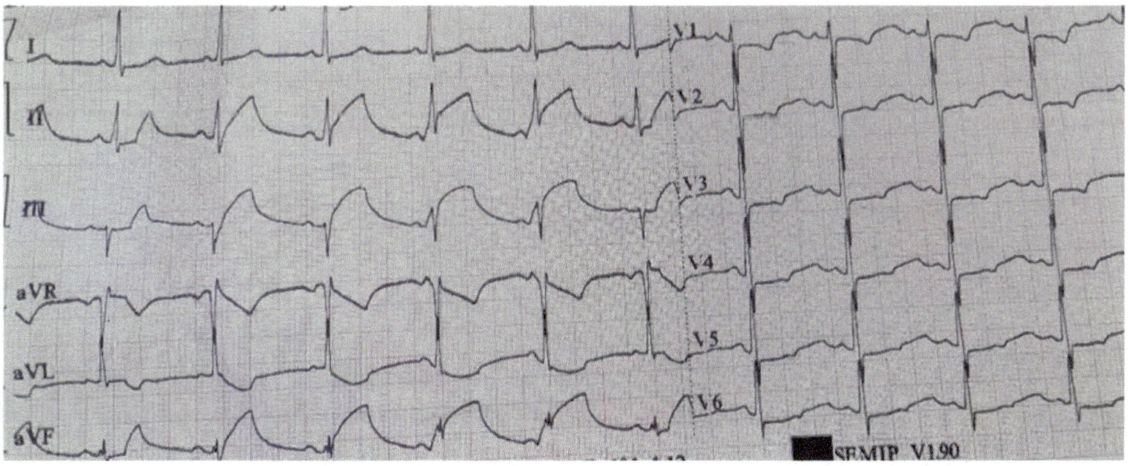


**图 1-15　急诊胸痛发作时心电图**

## 病例分析

冠状动脉痉挛（coronary artery spasm，CAS）是指冠状动脉突然发生强烈收缩，导致冠状动脉完全闭塞或次全闭塞，引起相应冠状动脉供应心肌的血流急剧减少（>90%），发生透壁性心肌缺血。1959 年 Prinzmetal 等[1]首先观察到一组与典型的劳累性心绞痛不同的心绞痛患者，常于静息状态下发作，伴有心电图一过性 ST 段抬高，将此类心绞痛命名为变异型心绞痛。CAS 是一种病理生理状态，因发生痉挛的部位、严重程度差异以及有无侧支循环等而表现为不同的临床类型，包括典型变异型心绞痛、非典型 CAS 性心绞痛、急性心肌梗死、猝

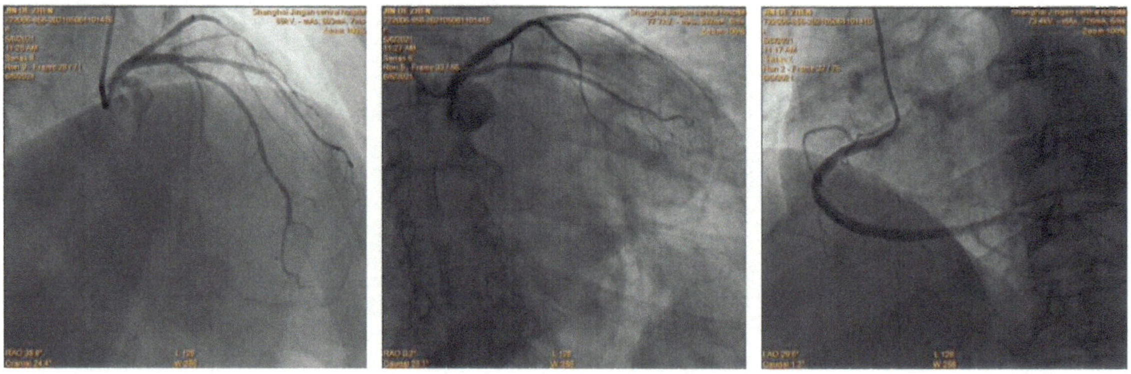

图 1-16 冠状动脉造影图

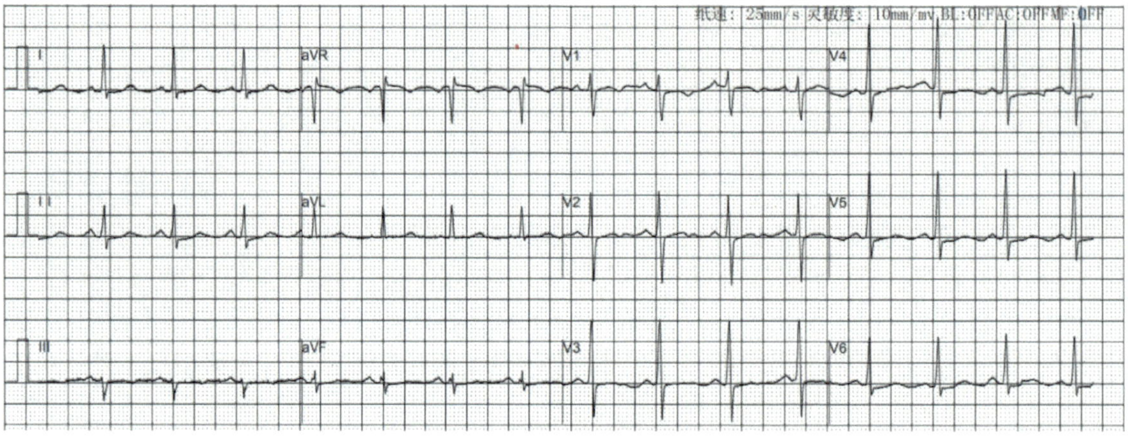


图 1-17 胸痛缓解时心电图

死、各类心律失常、心力衰竭和无症状性心肌缺血等，统称为冠状动脉痉挛综合征(coronary artery spasm syndrome，CASS)[2]，与 CASS 最相关的是变异型心绞痛，又称 VSA(vasospastic angina)。

目前认为 CAS 的病理生理机制主要包括以下两个方面：内皮细胞功能异常以及平滑肌细胞反应性升高[3]。CAS 多发生于中年男性以及绝经后女性，吸烟者更多见，东亚人多于西方人[4]。虽然既往的观念认为 CAS 通常是良性的，但也有大型社区的研究表明 CAS 与心源性猝死相关[5]。CAS 易发于正常或接近正常的冠状动脉，有报道称近一半的 VSA 患者冠状动脉斑块与痉挛共存[6]。冠脉痉挛药物诱发试验阳性是确诊 VSA 的金标准，但目前国内缺乏激发试验相应的药物，且存在诱发心律失常的风险[7]，临床难以开展。由于国内激发试验开展较少，CAS 的诊断在很大程度上依赖临床与心电图检查。根据 2017 年冠状动脉血运障碍国际工作小组指南推荐[8]，明确诊断标准应包括：①典型的心绞痛症状：具有典型的昼夜节律变化或清晨运动易诱发，钙通道阻滞剂治疗有效，但 β 受体阻滞剂不能抑制发作。②发作时伴有短暂性缺血性心电图改变。③CAS 证据：定义为自发或激发试验通常出现短暂的全冠状动脉或次全冠状动脉闭塞(90%收缩)，并伴有心绞痛症状和缺血性心电图改变。疑诊 CAS：患者具有典型的心绞痛症状，并不符合其余 2 个条件。治疗方面，急性发作期首要原则为迅速缓解痉挛状态，首选硝酸甘油，短效钙离子拮抗剂(CCB)可与之联用。稳定期应积极控制危险因素和诱发因素，包括戒烟、控制血压、避免过度劳累和减轻精神压力等。CCB 为 CAS 的核心治疗方案，硝酸酯类药物、钾通道开放剂尼可地尔常用于不能使用 CCB 时的替代或当 CCB 疗效不佳时与之联合。日本曾对于 Rho 激酶抑制剂做了大量的研究，Rho 激酶活化被认为会诱导冠状动脉收缩，而静脉注射 Rho 激酶抑制剂法舒地尔已被证明可以抑制乙酰胆碱诱导的 CAS[9]，但 Rho 激酶抑制剂在日本外应用较少。目前，对于 CAS 患者应用 β 受体阻滞剂仍有一定争议。理论上 β 受体阻滞剂会增强 α 受体作用而导致交感神经作用增加，从而刺激 CAS 的发作，故而不建议使用。2015

年 CAS 中国专家共识[2]提出应尽早启动抗血小板治疗，但抗血小板药物对于无狭窄的 CAS 患者的使用仍存在一定争议。理论上大剂量阿司匹林可通过抑制前列环素导致内皮舒张功能障碍，小剂量阿司匹林主要抑制血栓素 A2，对前列环素影响不大。但对接受冠状动脉造影和冠状动脉内乙酰胆碱激发试验确诊的患者的研究发现，即使是低剂量阿司匹林的使用也被认为是 CAS 诊断的独立阳性预测因素[10]。

本例患者冠状动脉造影未见冠状动脉显著狭窄，然而胸痛发作时心电图示下壁导联 ST 段显著抬高伴前壁导联对应性 ST 段下移，符合确诊 VSA 条件，在给予钙离子拮抗剂之后症状明显改善。

（连敏　孙育民）

## 参考文献


[1] Prinzmetal M, Kennamer R, Merliss R, et al. Angina pectoris. I. A variant form of angina pectoris; preliminary report. Am J Med, 1959, 27: 375-388.

[2] 向定成，曾定尹，霍勇．冠状动脉痉挛综合征诊断与治疗中国专家共识．中国介入心脏病学杂志，2015，23(4)：181-186.

[3] Yoo SY, Kim JY. Recent insights into the mechanisms of vasospastic angina. Korean Circ J, 2009, 39(12): 505-511.

[4] Nobuyoshi M, Abe M, Nosaka H, et al. Statistical analysis of clinical risk factors for coronary artery spasm: identification of the most important determinant. Am Heart J, 1992, 124(1): 32-38.

[5] Waldmann V, Bougouin W, Karam N, et al. Coronary Vasospasm-Related Sudden Cardiac Arrest in the Community. J Am Coll Cardiol, 2018, 72(7): 814-815.

[6] Bory M, Pierron F, Panagides D, et al. Coronary artery spasm in patients with normal or near normal coronary arteries. Long-term follow-up of 277 patients. Eur Heart J, 1996, 17(7): 1015-1021.

[7] Dunstan DA, Scott N, Todd AK. Screening for anxiety and depression: reassessing the utility of the Zung scales. BMC Psychiatry, 2017, 17(1): 329.

[8] Beltrame JF, Crea F, Kaski JC, et al. International standardization of diagnostic criteria for vasospastic angina. Eur Heart J, 2017, 38(33): 2565-2568.

[9] Masumoto A, Mohri M, Shimokawa H, et al. Suppression of coronary artery spasm by the Rho-kinase inhibitor fasudil in patients with vasospastic angina. Circulation, 2002, 105(13): 1545-1547.

[10] Park JY, Rha SW, Poddar KL, et al. Impact of low-dose aspirin on coronary artery spasm as assessed by intracoronary acetylcholine provocation test in Korean patients. J Cardiol, 2012, 60(3): 187-191.

# 6　皮疹、血压降低、心电图 ST 段抬高

## 临床资料

患者 1，男性，56 岁。因“胃癌术后 6 个月余，欲行第 6 次化疗”就诊。患者既往因胃癌行胃大部切除术，后因发现肝脏转移在我院介入科多次行肝动脉介入化疗。本次入院拟行常规第 6 次化疗，手术当日介入科医师行常规数字减影血管造影(DSA)，并经肝总动脉及肠系膜上动脉微导管灌注化疗药物。

患者 2，男性，66 岁。因“突发意识丧失 20 分钟”就诊。患者入院当日中午进食牛肉汉堡后出现全身皮肤瘙痒伴皮疹，约 5 分钟后突发意识丧失，伴有大汗、口吐白沫，呼叫急救 120 送至我院急诊。既往有 2 型糖尿病、高血压、高脂血症多年，入院前半年因主动脉瘤行支架植入术。

## 诊疗经过

患者 1 在化疗药物灌注完毕后，突发胸骨后压榨感伴冷汗，血压下降至 68/40 mmHg。即刻在快速补充容量的同时行心电图检查，提示窦性心动过速，前间壁、下壁 ST 段抬高 0.1~0.3 mV，伴广泛前、侧壁 ST 段压低 0.2~0.7 mV(图 1-18)，心内科急会诊考虑急性 ST 段抬高型心肌梗死。遂与家属沟通并同意后行急诊冠状动脉造影检查(CAG)，但冠状动脉未显示血栓及狭窄等异常(图 1-19)，且患者胸痛症状仍持续，并出现干咳、寒战。继续予以生理盐水快速补液扩容、多巴胺升压，结合患者临床表现，考虑过敏可能，遂肌内注射肾上腺素 0.5 mg，静脉推注甲强龙 80 mg。10 分钟后患者寒战、干咳渐渐消失，胸闷症状缓解，血压恢复至 120/60 mmHg，复查心电图 ST 段较前明显回落。结束介入并撤除铺巾，发现患者下肢内侧片状红色斑疹(图 1-20)。追问病史，患者 3 天前曾出现下肢片状皮疹伴瘙痒，自认为湿疹，未告知医生。复习术前检查，血常规提示嗜酸性粒细胞明显升高(12%，$0.75\times10^9$/L)，术后查血总 IgE 升高，心肌酶无明显异常。后给予西替利嗪口服抗过敏治疗，皮疹逐渐消退，3 天后出院，1 个月后随访胸闷、胸痛未再发作。

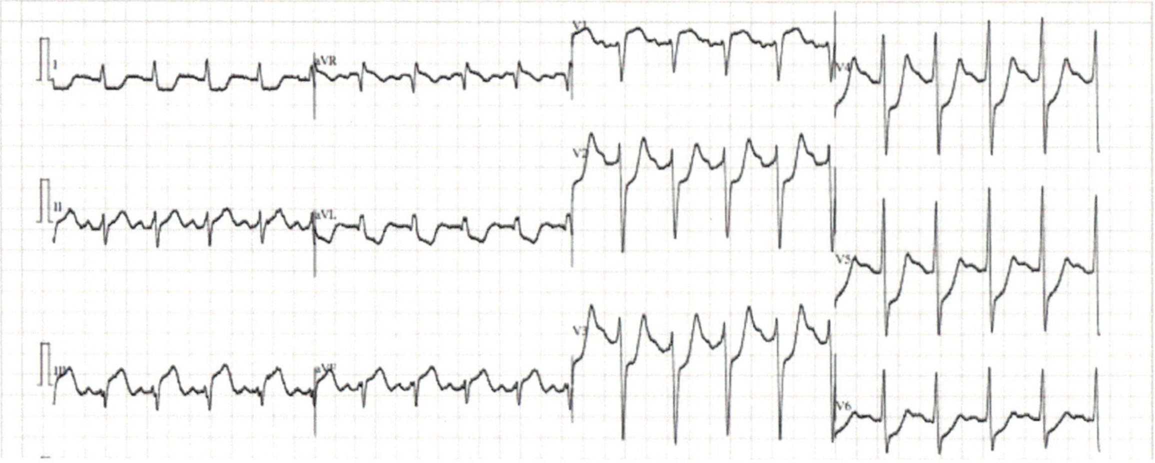


**图 1-18　患者 1 化疗药物灌注完毕症状发作时心电图**

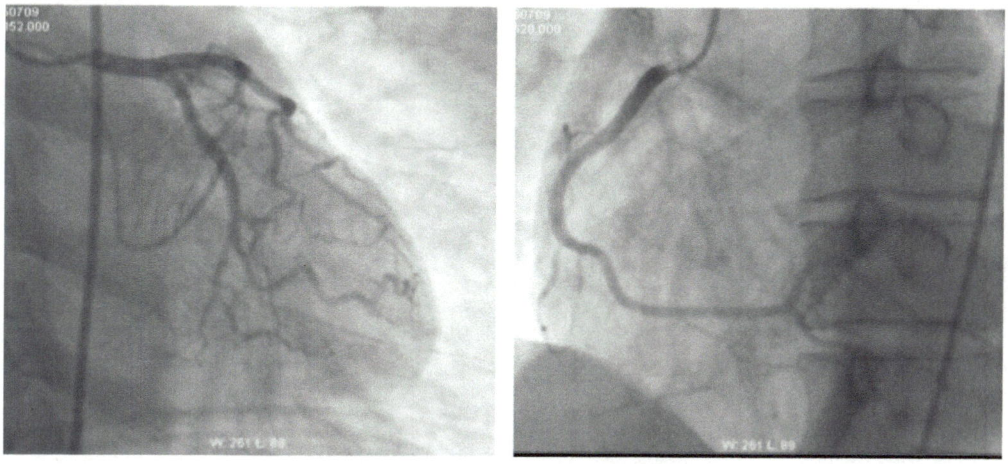

左图为左冠状动脉，右图为右冠状动脉

**图 1-19　患者 1 急诊冠状动脉造影检查**

患者 2 来院急诊后意识不清，胸腹部可见大片红色斑疹(图 1-21)，测血压 50/27 mmHg，考虑过敏性休克，予以肌内注射肾上腺素、生理盐水补液扩容升压等处理。急查心电图提示三度房室传导阻滞(AVB)，右束支传导阻滞，V1~V4 导联 ST 段压低(图 1-22)。随后心电监护检获持续性室性心动过速发作，予以同步电复律成功。此时患者意识恢复，诉胸闷、胸痛，且症状持续不缓解，复查心电图提示二度 AVB，Ⅱ、Ⅲ、aVF 导联 ST 段抬高(图 1-23)，考虑急性心肌梗死可能。建议患者即刻行急诊 CAG，示左前降支(LAD)近段次全闭塞，中段起始急性闭塞；左回旋支(LCX)中段狭窄 90%；右冠(RCA)全程弥漫性病变，狭窄 30%~40%(图 1-24)。对 LAD 病变行经皮冠状动脉介入治疗(PCI)，于 LAD 中段置入药物涂层支架 1 枚(图 1-25)。术后患者生命体征稳定，未再有胸闷、胸痛发作，血总 IgE 升高，复查肌钙蛋白 T 最高值为 1.840 ng/mL。

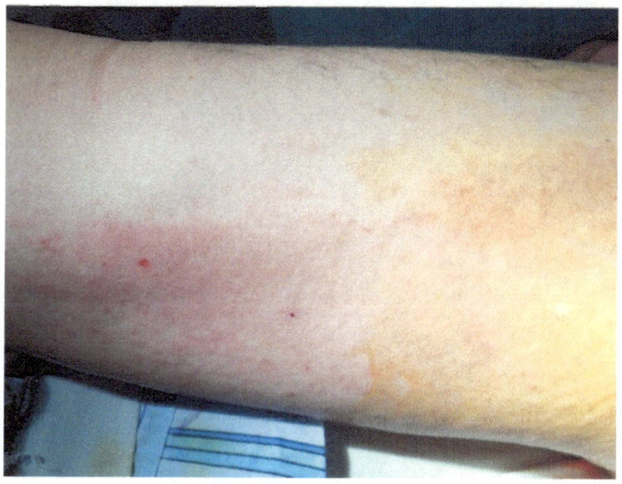

**图 1-20　患者 1 下肢皮疹图**

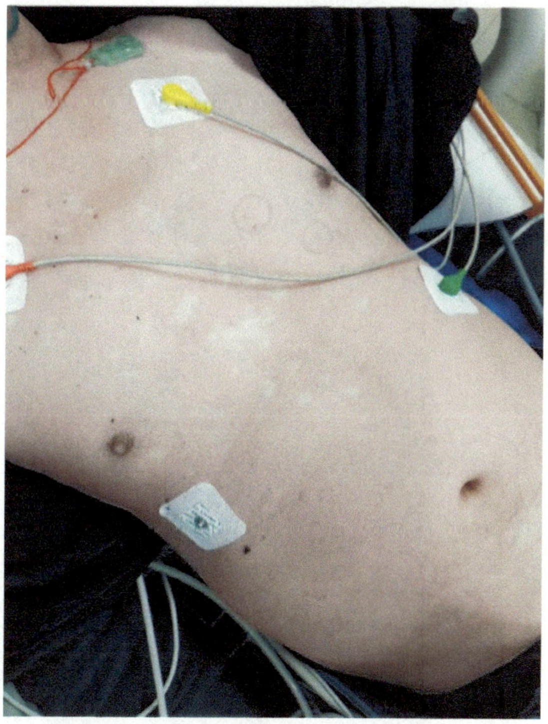

**图 1-21　患者 2 上身皮疹图，胸腹部见大片红色斑疹(急诊)**

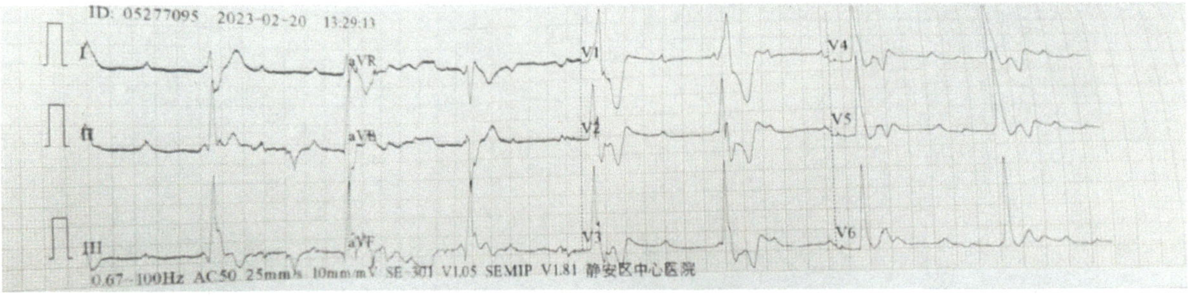


图 1–22　患者 2 急诊心电图

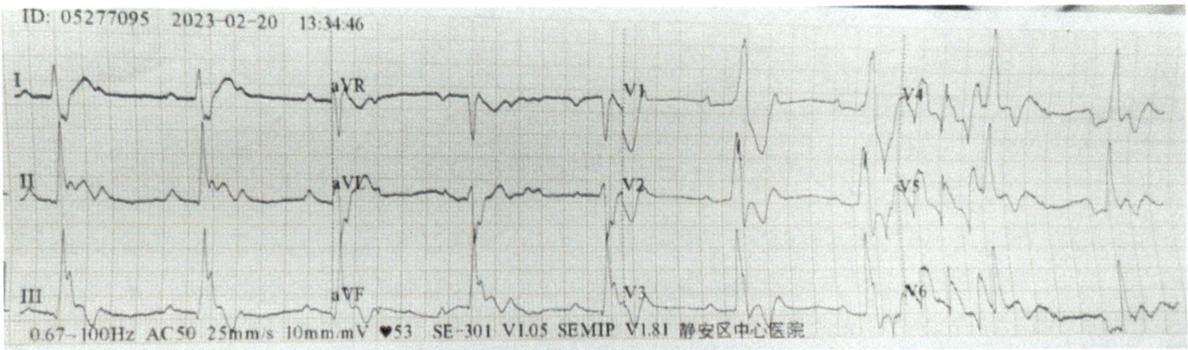


图 1–23　患者 2 电复律后复查心电图

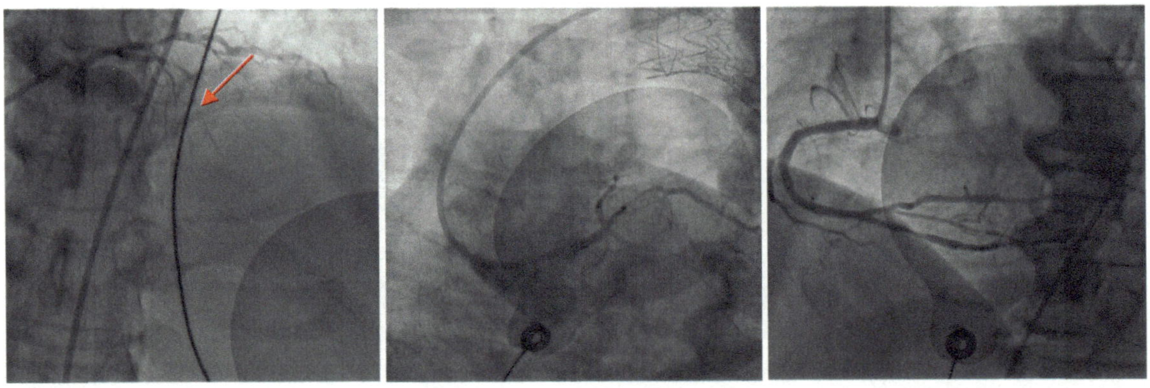

图 1–24　患者 2 急诊冠状动脉造影图

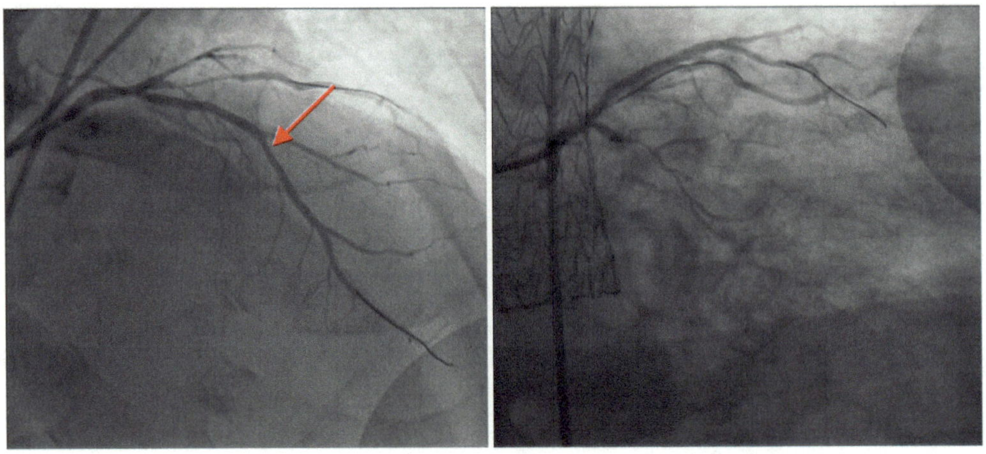

图 1–25　患者 2 左前降支药物涂层支架植入后图像

## 病例分析

1991 年，Kounis 和 Zavas[1] 首次完整地提出了 Kounis 综合征的概念，定义为一种由严重过敏反应诱发的急性冠状动脉综合征（ACS），亦称为过敏性心肌缺血综合征。目前认为其机制与过敏原使体内（特别是心脏内）的肥大细胞激活、脱粒，释放出大量生物胺、活性酶、细胞因子等炎性介质[2]，导致冠状动脉痉挛、斑块破裂或冠状动脉支架内血栓形成等有关。其临床特征为急性心肌缺血（急性心绞痛、心肌梗死或冠状动脉综合征）和急性过敏反应同时发生，可发生于各年龄段。根据冠状动脉造影结果，Kounis 综合征可以分为 3 型[3]：Ⅰ型，冠状动脉正常型，最常见，患者冠状动脉正常或接近正常，无冠心病易患倾向，单纯急性过敏反应引起冠状动脉痉挛，心肌酶及肌钙蛋白不升高；或冠状动脉痉挛致急性心肌梗死，心肌酶及肌钙蛋白升高。Ⅱ型，冠状动脉粥样硬化型，次常见，已存在冠状动脉粥样硬化的患者，急性过敏反应既可引起冠状动脉痉挛又可以造成斑块糜烂和破裂，进而导致心肌梗死。Ⅲ型，冠状动脉支架内血栓型，最少见，药物洗脱支架置入后出现过敏反应及支架内血栓。

患者 1 多次行肝动脉介入化疗，造影剂及化疗药物选择均与前无任何变化。本次介入术后发生胸闷、低血压，心电图检获 ST 段抬高改变，考虑急性心肌梗死，但造影明确排除了冠状动脉狭窄和血栓病变，在冠状动脉造影再次推注造影剂后患者症状加重（出现寒战和干咳），方判断为过敏反应。结合患者术前检查血嗜酸性粒细胞升高和发病前有皮疹（术后发现）等过敏表现，考虑过敏导致了心肌缺血。尽管患者多次介入未出现过敏，但可能由于本次术前患者机体处于高敏状态（酸性粒细胞值高和皮疹），可导致之前不过敏的药物对机体产生致敏作用。本次介入术中应用了造影剂和化疗药物，在冠状动脉造影时再次使用了造影剂而症状加重，故造影剂过敏的可能性更大。因冠状动脉造影检查未发现狭窄和血栓，推测过敏诱发冠状动脉痉挛（尤其是微循环痉挛）可能性大。结合起病、诊疗及恢复过程全貌，诊断为 Kounis 综合征Ⅰ型。

患者 2 进食牛肉汉堡后出现全身皮肤瘙痒伴皮疹，随后出现意识丧失、低血压，考虑过敏性休克。患者发生过敏反应后出现恶性心律失常，持续性胸痛伴心电图检获 ST 段抬高，考虑合并急性心肌缺血，随后急诊 CAG 证实冠状动脉急性闭塞伴血栓形成，急性心肌梗死诊断明确。该患者有过敏反应的实验室检查依据（总 IgE 升高），冠脉造影显示存在多支血管病变，提示原已存在冠状动脉粥样硬化病变。考虑本次因急性过敏反应导致冠状动脉斑块破裂诱发急性心肌梗死可能大，故诊断为 Kounis 综合征Ⅱ型。

Kounis 综合征发生率远较单纯由冠状动脉粥样硬化引起的 ACS 低，建议在同时出现以下情况（特别是青少年）时应拟诊 Kounis 综合征：①具有 Kounis 综合征的相关病因和诱因；②具有确切诊断的 ACS 诊断依据；③具有急性过敏性疾病的相关症状、体征和实验室检查异常；④不慎重复接触过敏原后复发 ACS 有助于确诊；⑤必须排除单纯由冠状动脉粥样硬化或其他病因（如易栓症、系统性红斑狼疮、红细胞增多症等）引起的 ACS，还应除外过敏性/嗜酸性粒细胞性心肌炎。

对 Kounis 综合征患者进行治疗，必须同时处理急性心肌缺血和急性过敏反应[4]，虽然二者各有诊疗指南，但至今尚缺乏循证医学证据。根据以往的病例报道经验，Ⅰ型患者经抗急性过敏性治疗常可取得满意效果，而Ⅱ型和Ⅲ型患者必须同时进行抗急性心肌缺血治疗才能缓解病情。该病预后与患者合并症、敏感性、抗原抗体反应的部位、变应原进入的通路、变应原的浓度、患者暴露的变应原数和起始变态反应的规模有关，而且症状的变异在预后判断中也起到了巨大作用。

（黄少华　曹惠芳）

## 参考文献

[1] Kounis NG, Zavras GM. Histamine-induced coronary artery spasm: the concept of allergic angina. Br J Clin Pract, 1991, 45(2): 121-128.

[2] Kounis NG. Kounis syndrome (allergic angina and allergic myocardial infarction): a natural paradigm? Int J Cardiol, 2006, 110(1): 7-14.

[3] Kounis NG. Kounis syndrome: an update on epidemiology, pathogenesis, diagnosis and therapeutic management. Clin Chem Lab Med, 2016, 54(10): 1545-1559.

[4] Alblaihed L, In 't Veld MHA. Allergic acute coronary syndrome—Kounis syndrome. Emerg Med Clin North Am, 2022, 40(1): 69-78.

# 7　胸痛、肌钙蛋白升高、心电图一过性 ST 段抬高

## 临床资料

患者 1，男，49 岁。因“胸闷、胸痛 1 天”入院。患者于入院前 1 天睡眠时突发胸闷、胸痛，位于左心前区，胸骨后下方，手掌大小范围，程度较重，伴有出汗，后胸痛逐渐减轻。入院当日清晨患者再发胸痛，至我院急诊就诊。查体两肺部无特殊，未闻及心脏瓣膜杂音。急查心电图提示 V1～V6、Ⅰ、aVL 导联 ST 段抬高 0.2～0.5 mV（图 1-26），心肌损伤标志物肌酸激酶同工酶（CK-MB）69.87 ng/mL，高敏肌钙蛋白 T（hs-TNT）0.909 ng/mL。患者既往有高血压病史 5 年，最高血压 180/100 mmHg，平素未服药治疗，血压未予以监测，吸烟史 20 年，每天 10 支。

患者 2，男，64 岁。因“突发胸闷、胸痛 14 小时，加重 2 小时”来院就诊。患者入院前 14 小时无明显诱因下突发胸骨中段后方疼痛，呈压榨样持续性，进行性加重，伴有冷汗、心悸、乏力，向肩背部放射。有恶心呕吐 1 次，呕吐物为胃内容物，胸痛持续约 10 分钟后自行缓解，来院急诊就诊。患者既往有高脂血症病史 7 年，未服药治疗。2012 年曾有急性脑梗死一次，未遗留明显后遗症。有吸烟史 20 年，平均每日吸烟约 30 支，未戒烟。

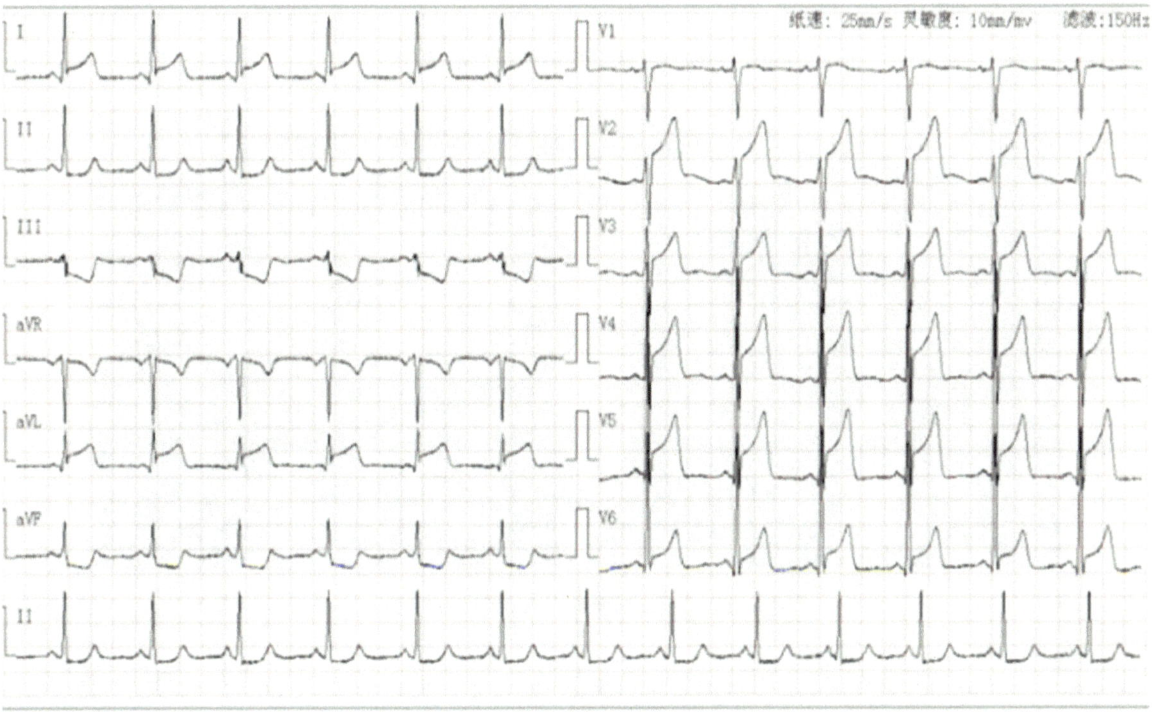


**图 1-26　患者 1 胸痛发作时心电图**

## 诊疗经过

患者 1 结合胸痛症状、心电图及心肌损伤标志物检测结果，考虑急性心肌梗死，拟行急诊介入治疗。但患者约 15 分钟后胸痛缓解，复查心电图提示前壁、下壁导联 ST 段回落至等电位线(图 1-27)，遂收入病房。发病次日(24 h 内)行冠状动脉造影(CAG)检查提示左主干(LM)未见明显狭窄，左前降支(LAD)近段 95%狭窄，见血栓影；第一对角支(D1)轻度不规则斑块，第二对角支(D2)近段 75%狭窄；左回旋支(LCX)及右冠状动脉(RCA)未见明显狭窄。遂于 LAD 近段植入 3.0 mm×33 mm 支架 1 枚(图 1-28)。

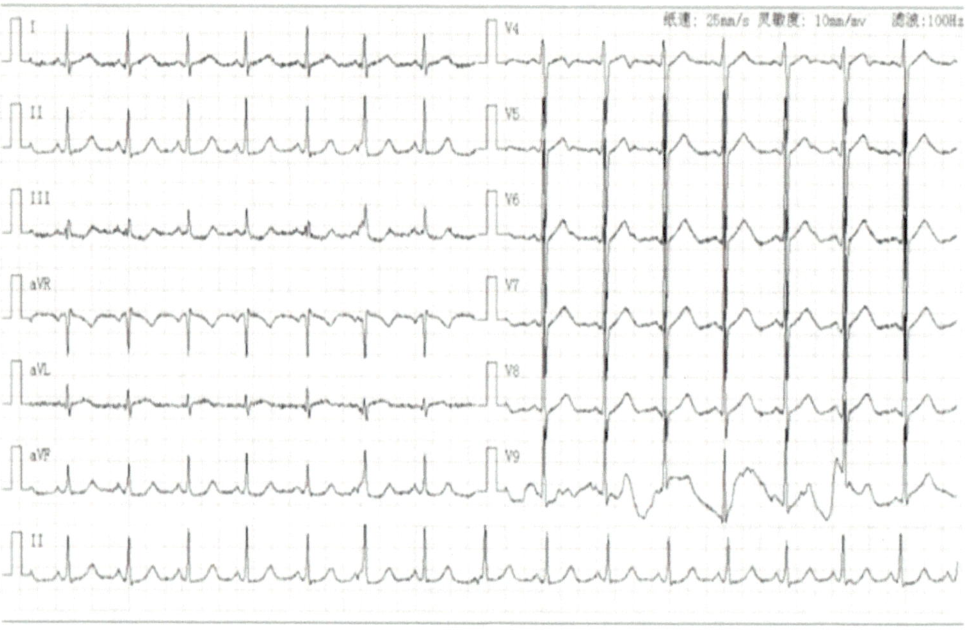


**图 1-27　患者 1 胸痛缓解后心电图**

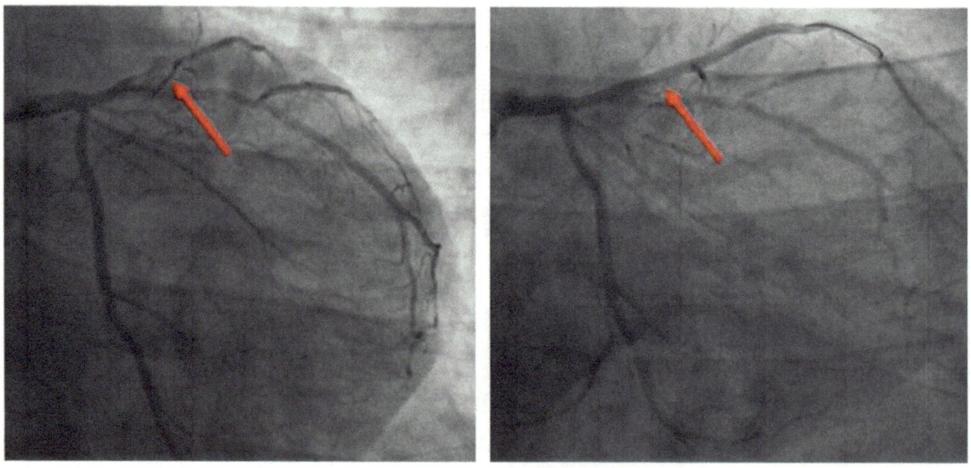

**图 1-28　患者 1 冠脉介入前后图(箭头)**

患者 2 来院急诊后再发胸痛，即刻行心电图检查提示Ⅱ、Ⅲ、aVF、V5～V6 导联 ST 段抬高 0.1～0.2 mV(图 1-29)。心肌损伤标志物 CK-MB 12 ng/mL，hs-TNT 0.074 ng/mL，考虑急性心肌梗死。随即谈话签字后拟行急诊 CAG，但造影前患者主诉胸闷、胸痛症状有所缓解，随后复查心电图提示下壁、侧壁导联 ST 段亦回落至基线水平(图 1-30)。考虑患者为高危胸痛患者，决定继续行 CAG，检查提示 LCX 近段 95%狭窄，可见血栓征象，LM、LAD、RCA 未见明显狭窄。后于 LCX 植入 3.0 mm×23 mm 支架 1 枚(图 1-31)。

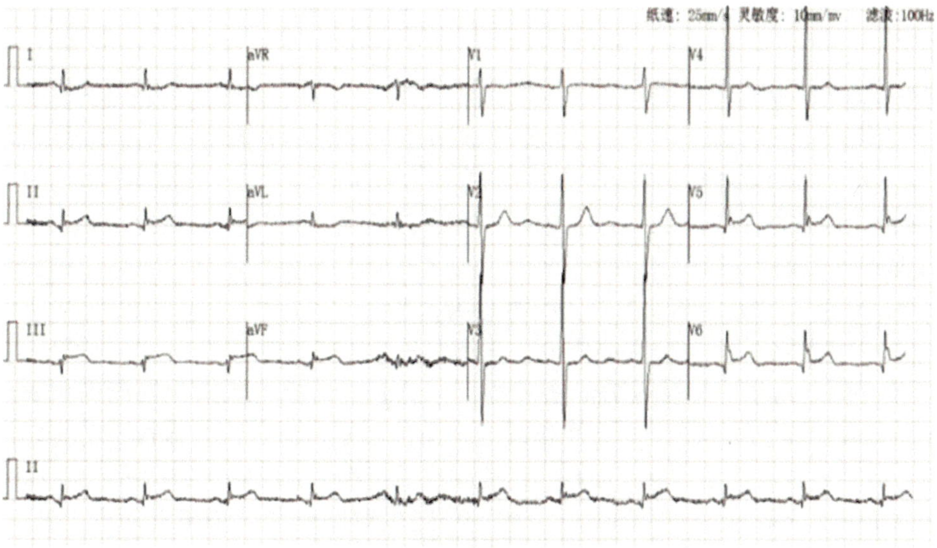


图 1-29　患者 2 胸痛发作时心电图

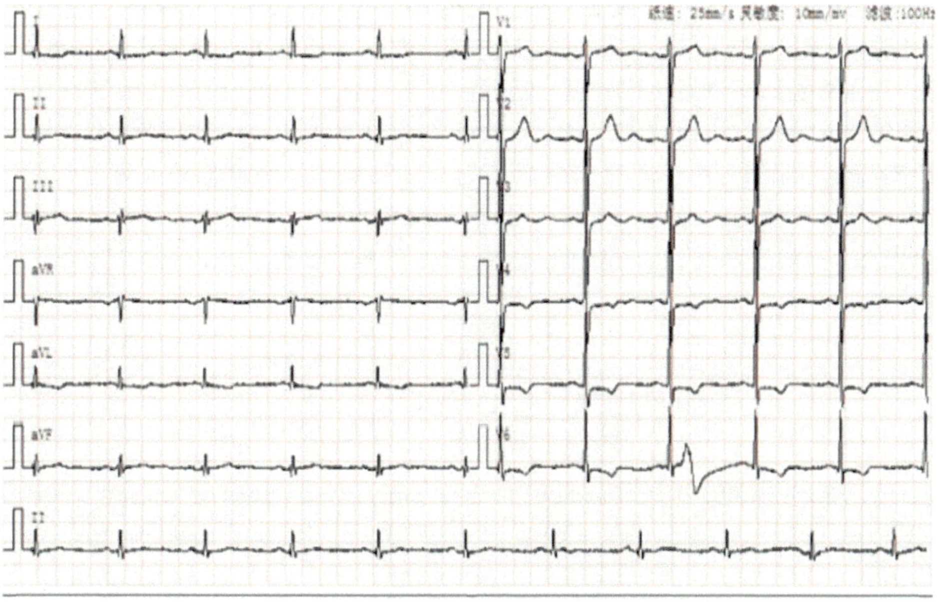


图 1-30　患者 2 胸痛缓解后心电图

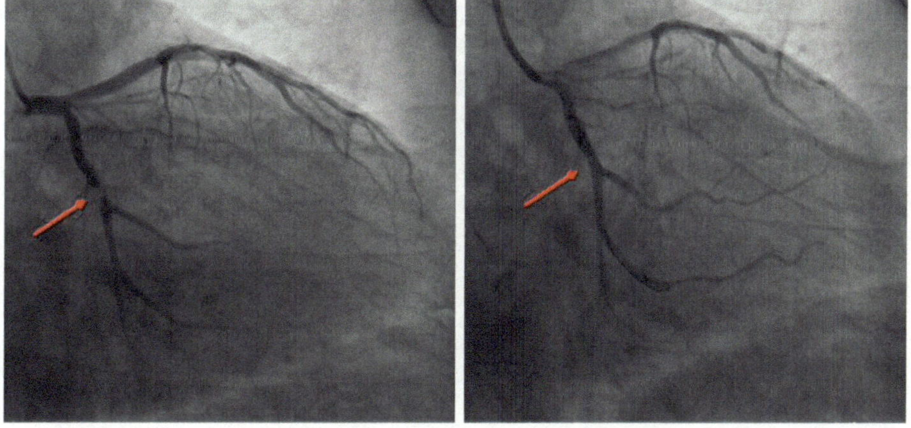

图 1-31　患者 2 冠脉介入前后图(箭头)

## 病例分析

急性冠脉综合征患者，胸痛发作时在心电图上表现为ST段抬高，但随后在再灌注治疗前心电图ST段完全正常化且症状缓解，此类被称为一过性ST段抬高型心肌梗死(STEMI)，约占急性冠脉综合征人群的4%~24%[1, 2]。本文中，两例急性胸痛患者心电图都有一过性ST段抬高，但很快(30分钟内)又完全恢复正常，同时肌钙蛋白阳性，符合一过性STEMI诊断标准。目前尚不清楚这种情况应被归为ST段抬高型心肌梗死还是非ST段抬高型心肌梗死(NSTEMI)。根据现有国内外相关指南建议，对于STEMI与NSTEMI的治疗策略明显不同。对于STEMI患者，首选治疗方法为紧急介入治疗[3]。而对NSTEMI患者，指南建议可考虑延迟介入治疗，并根据不同危险分层决定介入干预时机，如高危患者在24小时内介入治疗，中危患者在72小时内介入治疗[4]。对于一过性STEMI患者立即紧急介入治疗可能缩小梗死面积或预防再梗死，而另一方面一过性STEMI患者如果延迟介入，可能破裂斑块的稳定性更好以及血栓负荷更轻。因此，对于一过性STEMI患者，何时是血运重建的最佳时机，究竟应该采用类似STEMI还是NSTEMI的处理策略尚不得而知[5]。2018年发表在European Heart Journal上的一项随机对照研究结果可能对我们有一定启示[6]。该研究共纳入142名伴有胸痛的短暂性ST段抬高型心肌梗死患者，被随机分组为即刻介入治疗组(类似STEMI治疗，平均介入时间0.3小时)或延迟介入治疗组(类似NSTEMI治疗，平均介入时间22.7小时)，随后对两组患者进行心脏磁共振(CMR)成像评估心肌梗死面积，结果显示总体上一过性STEMI患者的梗死面积均较小，即刻介入组和延迟介入组两组间无统计学差异，两组间主要不良心脏事件也无明显差异。但即刻介入组短期心血管疾病事件发生率较低，延迟治疗组有额外4例(5.6%)因等待介入时出现再梗死的症状而接受了紧急介入治疗。该研究结果提示，对于一过性STEMI患者即刻介入或是延迟介入都可选择。但鉴于ST段抬高伴心肌酶升高患者有诸多后续的未知情况，急诊紧急介入可能为优选方案，尤其是对症状有反复或生命体征不稳定的患者。在新型冠状病毒(COVID-19)感染疫情流行的期间[7]，患者如果出现一过性的ST段抬高，而手术受到消杀的限制，或者患者不愿意紧急介入，也能够给医患之间提供更多思考和决策时间。

(陶文其　黄少华)

## 参考文献

[1] Meisel SR, Dagan Y, Blondheim DS, et al. Transient ST-elevation myocardial infarction: clinical course with intense medical therapy and early invasive approach, and comparison with persistent ST-elevation myocardial infarction. Am Heart J, 2008, 155(5): 848-854.

[2] 王喜萍，韩艺辉，范艳慧. 一过性ST段抬高的急性冠状动脉综合征初步分析. 临床荟萃，2006(21): 1568-1569.

[3] Ibanez B, James S, Agewall S, et al. 2017 ESC Guidelines for the management of acute myocardial infarction in patients presenting with ST-segment elevation. Eur Heart J, 2018, 39(2): 119-177.

[4] 中华医学会心血管病学分会与中华心血管病杂志编辑委员会. 非ST段抬高型急性冠状动脉综合征诊断和治疗指南(2016). 中华心血管病杂志，2017, 45(5): 359-376.

[5] Badings EA, Remkes WS, The SH, et al. Early or late intervention in patients with transient ST-segment elevation acute coronary syndrome: Subgroup analysis of the ELISA-3 trial. Catheter Cardiovasc Interv, 2016, 88(5): 755-764.

[6] Lemkes JS, Janssens GN, van der Hoeven NW, et al. Timing of revascularization in patients with transient ST-segment elevation myocardial infarction: a randomized clinical trial. Eur Heart J, 2019, 40(3): 283-291.

[7] 卜军，陈茂，程晓曙，等. 新型冠状病毒肺炎防控形势下急性心肌梗死诊治流程和路径的中国专家共识(第1版). 南方医科大学学报，2020(2): 147-151.

# 8 胸痛、aVR 导联 ST 段抬高、咳柠檬黄色痰

## 临床资料

患者，男，34 岁。因“突发胸痛 40 分钟”来院急诊就诊。患者入院前 40 分钟左右无明显诱因下突发胸痛，位于整个胸前区，以剑突上胸骨部位为重，呈绞痛，疼痛剧烈，伴有心前区压迫感、大汗，呼叫 120 救护车后送至我院急诊。救护车上行心电图检查提示 aVR 导联 ST 段抬高伴广泛导联 ST 段压低(图 1-32)。既往体健，有吸烟史 8 年，平均 10 支/日。否认高血压、糖尿病、高脂血症等慢性病史。查体：血压 97/63 mmHg，呼吸尚平稳，两肺底闻及少许细湿啰音，未闻及哮鸣音；心率 95 次/min，心律齐，心音略低，各瓣膜区未闻及额外心音和杂音。

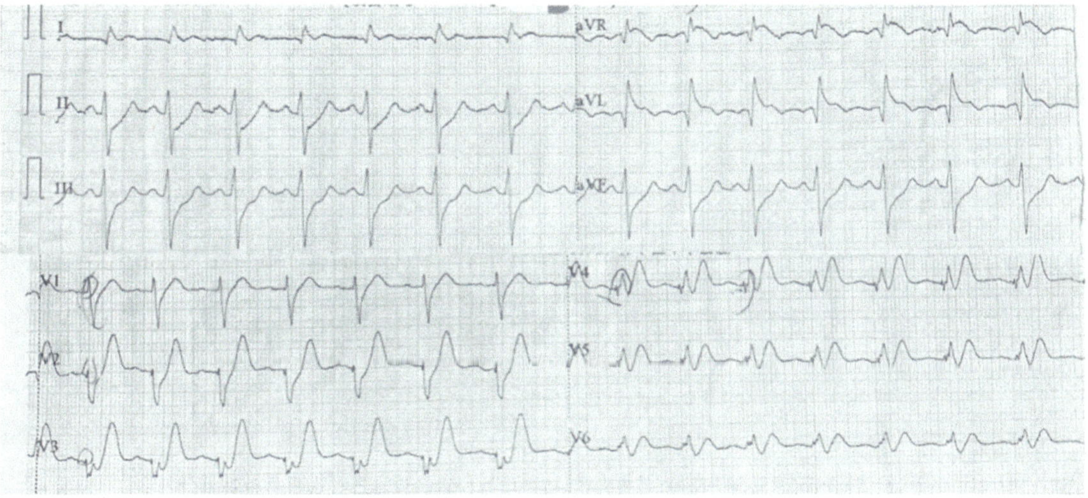


图 1-32 救护车上体表心电图

## 诊疗经过

患者来急诊后复查心电图提示广泛前壁、侧壁导联 ST 段抬高(图 1-33)，考虑急性广泛前壁、侧壁心肌梗死。予阿司匹林、替格瑞洛药物负荷。急诊冠脉造影(CAG)显示：左主干体部起急性完全闭塞伴血栓形成(图 1-34 左)，血流心肌梗死溶栓试验(TIMI)前向血流 0 级；右冠脉未见明显异常。因血栓负荷大，遂行血栓抽吸术及重组人尿激酶原冠状动脉内溶栓治疗。随后复查造影显示左主干、前降支、回旋支远段血流恢复 TIMI 3 级(图 1-34 右)，未植入支架，术中生命体征稳定，拟术后强化抗栓治疗，择期复查冠脉造影。

患者术后出现端坐呼吸、持续性低血压伴反复咳粉红色泡沫样痰，考虑急性左心衰竭合并心源性休克。予去甲肾上腺素升压，正性肌力药物左西孟旦、多巴酚丁胺加强心肌收缩力。血流动力学稳定后先后加用新活素、利尿剂、托伐普坦减轻心脏负荷，改善心功能。同时予间歇性面罩呼吸机及经鼻高流量吸氧改善通气。术后第二天行床旁超声心动图检查提示左室节段性收缩活动异常伴左室内云雾状回声，左心室

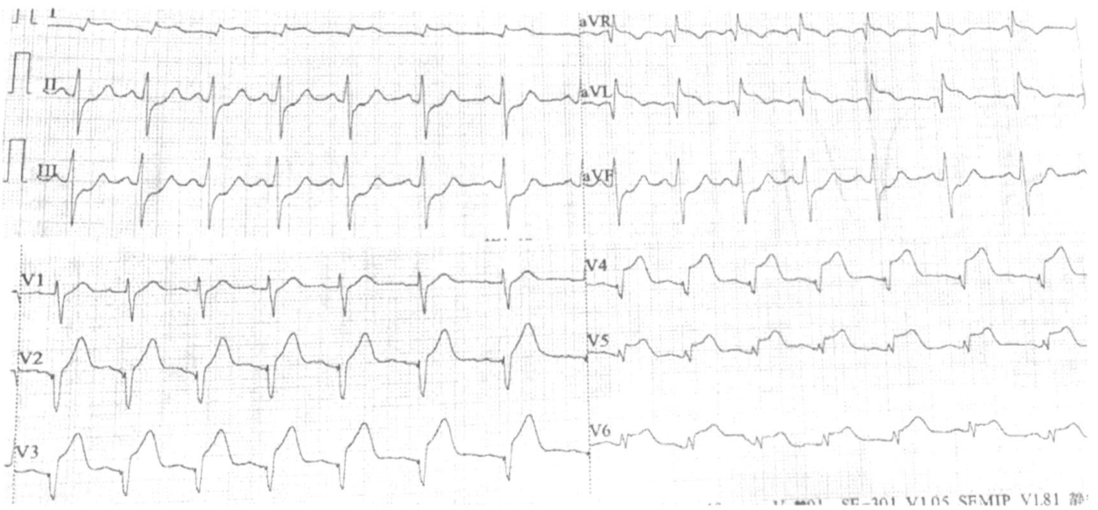


**图 1-33　急诊室心电图**

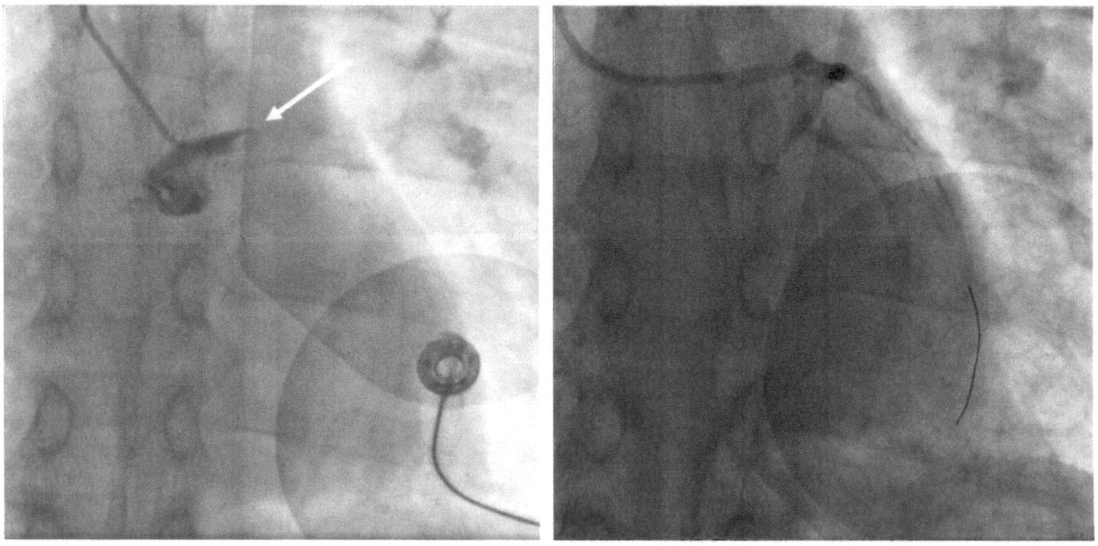

**图 1-34　急诊 CAG 示左主干急性闭塞(左)和血栓抽吸后血流恢复(右)**

射血分数(LVEF)27%，加用低分子肝素抗凝。1 周后复查超声心动图提示左室内云雾状回声明显好转，LVEF 33%。住院期间患者反复刺激性咳嗽、咳痰，初始为粉红色泡沫样痰(图 1-35 左)，入院后 3 周开始咳柠檬黄色稀痰(图 1-35 右)。多次痰培养未见明显异常，痰液病原学二代测序检获白假丝酵母菌，血液病原学二代测序未见异常。行床旁胸片提示两肺渗出，进展为右侧大量胸腔积液(图 1-36)，行胸腔穿刺抽取淡黄色胸水，胸水生化提示漏出液。入院后 1 月余患者心功能逐渐改善后出院。

## 病例分析

左主干闭塞是急性冠脉综合征中最为危急的情况，在临床上较少见，约占所有急性心肌梗死(AMI)的 0.8%~5.4%[1]。左主干的血流供应了左心室约 75%的心肌，一旦发生左主干闭塞，会严重影响左心室的收缩功能，快速进展为心源性休克、合并恶性心律失常而死亡，是临床上最危急和难以处理的疾病之一。Gagnor 等[2]的注册研究显示，左主干闭塞导致的急性 ST 段抬高型心肌梗死(STEMI)患者中，心源性休克者高达 73.7%。因此一旦诊断明确，要立即急诊行再灌注治疗，左主干开通的时间越早，患者存活的希望也越大，发生致命性并发症的可能性相应地越小。急诊冠状动脉旁路移植术(CABG)或经皮冠状动脉介入

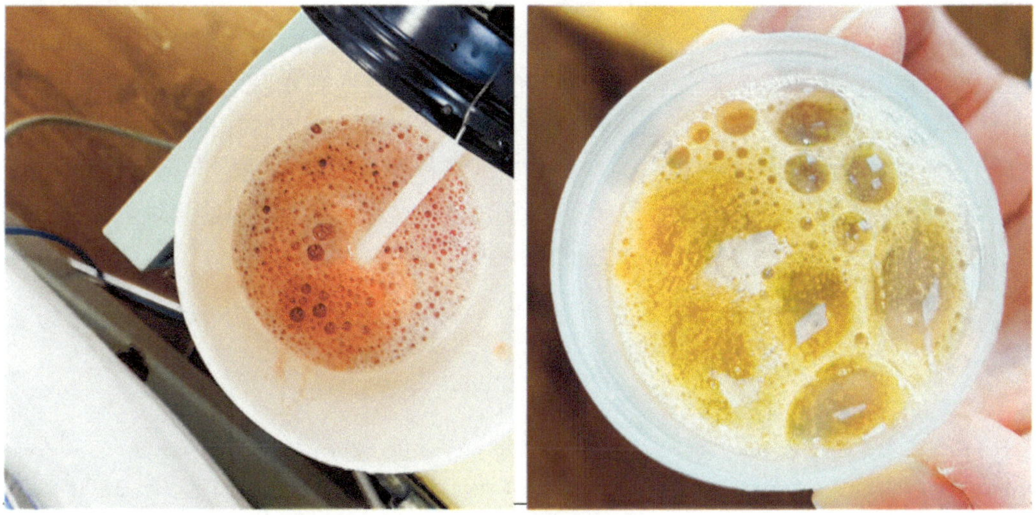

图 1-35　入院时咳粉红色泡沫样痰（左）和入院后 3 周咳柠檬黄色样痰（右）

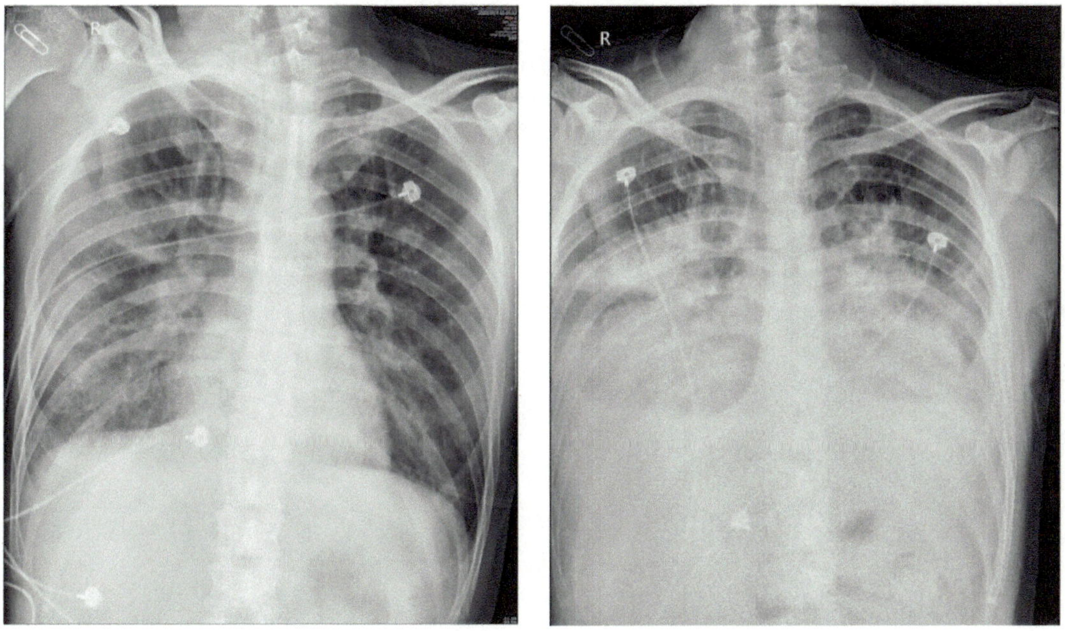


图 1-36　入院第 2 天床旁胸片（左）和入院 3 周复查床旁胸片（右）

术（PCI）作为有效的再灌注治疗手段，可以快速开通闭塞血管，阻止休克发生和挽救生命。

本例患者心电图高度提示左主干病变，经急诊 PCI 后顺利开通了闭塞左主干。但对于左主干急性闭塞导致的 AMI 患者，急诊 PCI 开通闭塞血管只是第一步，术后管理同样重要。无创正压通气、抗心力衰竭药物等措施可以帮助 AMI 患者度过心衰的急性期。对于氧合功能差，不能维持有效血压的患者建议尽早给予体外膜肺氧合（ECMO）支持，心源性休克患者要尽早加用升压药物，以维持有效的灌注血压。如心源性休克无法得到有效纠正，应考虑机械辅助支持如主动脉内球囊反搏（IABP）、左室辅助装置等[3]。

本例患者术后当天即出现咳粉红色泡沫样痰，伴持续性低血压、尿少、肢端湿冷，考虑急性肺水肿合并心源性休克，病情十分危重。经积极抗心衰治疗后，患者血流动力学逐渐稳定。但在入院后 3 周左右，患者开始反复咳大量柠檬黄色痰，痰液呈浆液性泡沫样。那么，如何考虑患者咳大量黄痰的病因？结合病史，我们考虑如下几种可能病因：①呼吸道感染，如金黄色葡萄球菌感染等；②消化道液体，如呕吐引起消化道液体反流；③心力衰竭所致肺淤血。进一步分析病因，患者入院后多次行痰培养检查未见明显异常，血炎症指标未见明显升高，为进一步排除病原学感染，先后行痰液、血液病原宏基因组学检测均未见异常，痰液的性质与脓性痰液不甚相符。此外，我们测试了痰液的 pH 值，发现其并不支持来源于消化道。回顾病史，难道还是心力衰竭所致？众所周知，咳粉红色泡沫样痰为急性肺水肿的特征性表现。其病理生理基础为急性心肌梗死导致心排血量急剧降低、肺静脉压突然升高，肺毛细血管压随之升高使血管内液体渗入到肺间质和肺泡内形成急性肺水肿。本患者为什么咳出的是柠檬黄色痰？我们考虑可能与患者心衰的病程较长、程度较重相关，当顽固性心力衰竭导致严重持续的肺淤血时，肺泡腔内红细胞被巨噬细胞吞噬、分解成黄色含铁血黄素，临床可表现为咳柠檬黄色泡沫样痰。

（黄少华　曹惠芳）

## 参考文献


[1] Cheng CI, Hsueh SK, Lee FY, et al. Clinical presentation and prognostic factors of patients with acute ST−segment elevation myocardial infarction following emergent revascularization for left main coronary artery obstruction. Circ J, 2008, 72(10): 1598−1604.

[2] Gagnor A, Tomassini F. Primary angioplasty in ST−elevation myocardial infarction due to unprotected left−main coronary in a high−volume catheterization center without on−site sugery facilities: immediate and medium−term outcome: the STEMI−Placet Registry. Inva Card, 2012, 24(12): 645−649.

[3] van Diepen S, Katz JN, Albert NM, et al. Contemporary management of cardiogenic shock: A Scientific Statement From the American Heart Association. Circulation, 2017, 136(16): e232−e268.

# 9　冠状动脉介入术后 2 次血压降低

## 临床资料

患者，男，68 岁。因“PCI 术后 11 个月，再发胸痛”入院。患者于 2020 年 11 月因心前区疼痛伴压榨感、冷汗 1 天，于国外某家医院就诊，查肌钙蛋白升高，拟诊“急性非 ST 段抬高型心肌梗死”行冠状动脉介入治疗，于回旋支植入 3 mm×8 mm 与 3 mm×16 mm 支架各 1 枚，于前降支植入 2.5 mm×32 mm 支架 1 枚，术后予“阿司匹林、立普妥、替格瑞洛、氯沙坦”等冠心病二级预防治疗，近 1 个月偶发心前区不适伴胸闷，硝酸酯类药物舌下喷雾治疗或自行休息数分钟可缓解，为复查冠脉造影收治入院。患者否认高血压、糖尿病等病史，2021 年 7 月行输尿管取石微创术。有吸烟史 50 余年，10 支/日。入院查体：血压 141/91 mmHg，神清，两肺呼吸音清，未闻及明显干湿啰音，心界略向左侧扩大，心率 84 次/min，心律齐，心尖区可闻及 2/6 级收缩期杂音，余心脏瓣膜区未闻及明显病理性杂音，双下肢无浮肿。

## 诊疗经过

入院后心电图检查提示正常（图 1-37）；超声心动图提示左室各节段收缩活动未见明显异常，左心室射血分数（LVEF）63%。于 2021 年 10 月 25 日行冠状动脉（冠脉）造影提示前降支不规则斑块，支架内无明显再狭窄，支架以远临界病变；回旋支支架内无明显再狭窄，钝缘支开口 60%狭窄（图 1-38 箭头所示）。对钝缘支进行血管内超声检查，检查完毕撤除血管内超声导管后患者出现心率增快、血压下降（85/50 mmHg），渐渐意识淡漠，即刻左前斜位 45°X 线下透视提示心影增大（图 1-39），心尖搏动减弱，考虑为急性心脏压塞，遂予多巴胺、去甲肾上腺素升压，同时立即行心包穿刺术并置管，抽得不凝血约 270 mL［后行床旁心脏超声进一步证实为大量心包积液（图 1-39）］，患者生命体征趋于稳定，多体位反复冠脉造影未见明显冠脉穿孔（推测可能导丝导致的穿孔较细小，在抢救过程中自行闭塞）。留置心包穿刺导管后返回病房，术后监护观察血压、心率稳定，但有伴随呼吸相关的心前区疼痛，考虑和心包留置引流导管刺激心包有关，未予特殊处理。次日早上 07：45 患者突发出冷汗伴胸痛，心率 108 次/min，测血压 80/55 mmHg，床旁心脏超声提示心包积液较前明显增加，抽出暗红色不凝血 190 mL，复查心电图提示窦性心律，各导联见 J 点抬高，PR 段压低（图 1-40），查 C 反应蛋白 13.78 mg/L，血白细胞计数 $21.57\times10^9$/L，考虑心脏损伤后综合征、急性心包炎，口服秋水仙碱、布洛芬，静脉应用甲强龙抗炎，予停用阿司匹林、替格瑞洛抗血小板，改为吲哚布芬抗血小板治疗。此后多次复查超声心动图提示少许心包积液，心包未再抽出液体，于 2021 年 10 月 28 日拔除心包穿刺导管。出院前复查超声心动图提示少量心包积液，复查心电图提示 PR 段压低明显好转。术后 1 个月复查超声心动图未见心包积液。

## 病例分析

心脏压塞是指由渗液、脓液、血液、血块或气体在心包腔内快速或缓慢地聚集，导致心脏受压，从而进一步导致心脏输出量骤降的一类疾病[1]。它常见的病因有：心包炎、结核、医源性心包积液、创伤、肿瘤等，可见于各类心脏介入手术，包括：经皮冠状动脉介入术、经导管主动脉瓣置换术、起搏器/除颤器植入术、导管消融术、心内膜活检等；罕见的也有发生于妊娠或产后的心脏压塞[1, 2]。临床症状严重程度和血流动力学受影响程度取决于心包积液的量及形成速度。常见的临床表现有心动过速、呼吸急促或呼吸困

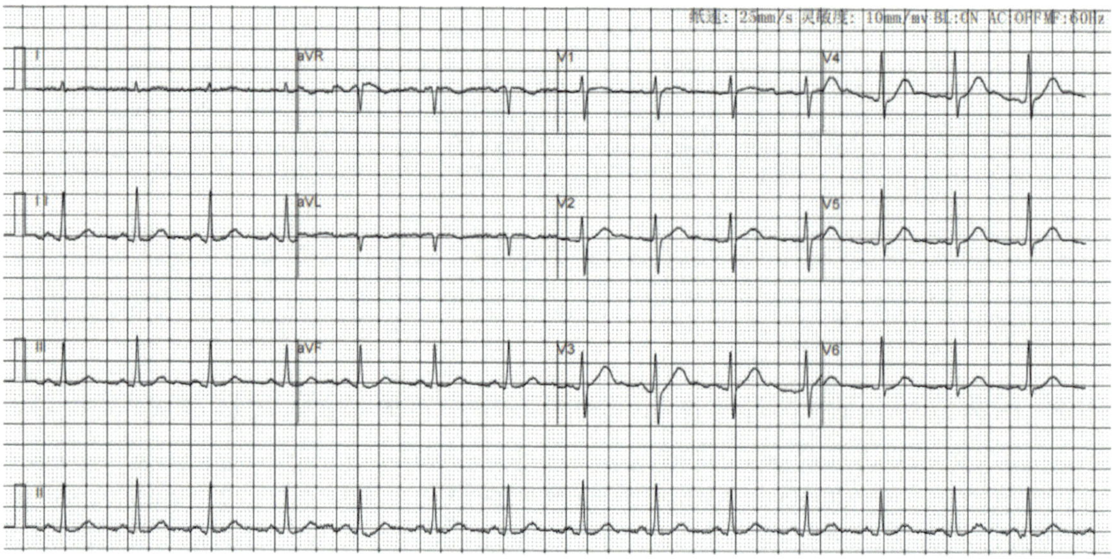


**图 1-37　入院心电图**

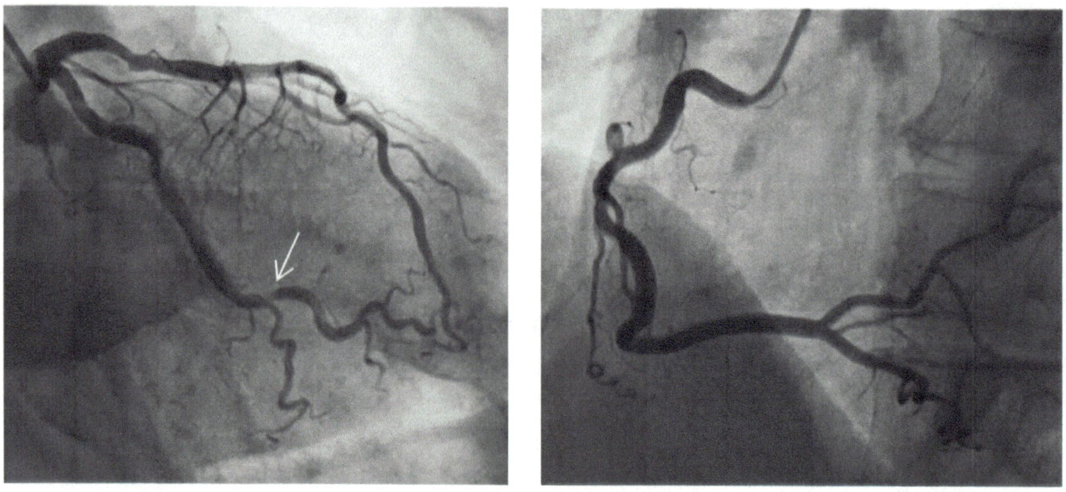

**图 1-38　冠脉造影检查**

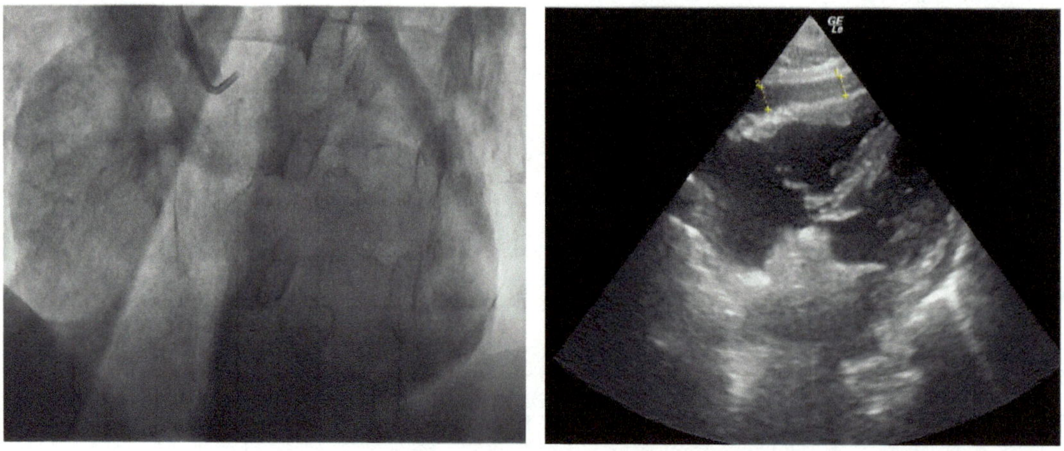


**图 1-39　术中患者血压降低时 X 线透视及床旁超声心动图**

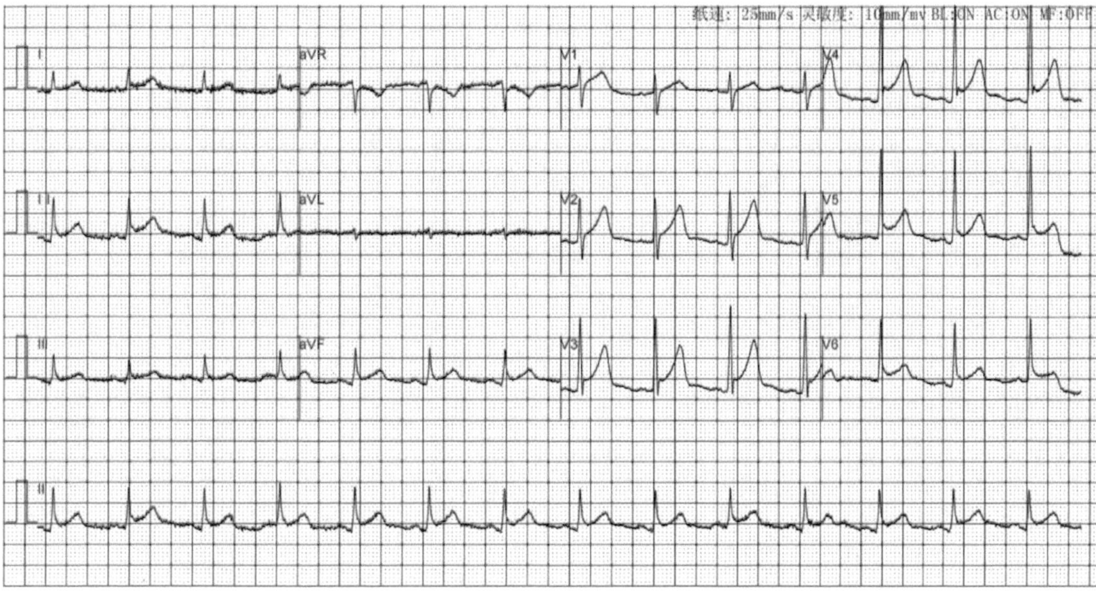


**图 1-40　术后第二天血压降低时心电图**

难，查体可见 Beck 三联征，即低血压、颈静脉怒张、心音低，还可见奇脉、心包摩擦音等；心电图上可有 QRS 波群低电压、电交替，X 线下见心影增大，通过超声心动图可确诊。超声心动图主要表现为：左、右心运动幅度均降低，心脏每搏量降低；心脏塌陷征（右房、右室前壁塌陷）；回心血流受阻；心脏摆动征；室间隔异常运动等[3,4]。心脏压塞患者应紧急、及时地行心包穿刺术，但如果是主动脉夹层及急性心梗游离壁破裂所致的心脏压塞应首先考虑外科手术治疗[1]。

本例患者于冠脉介入过程中出现心率增快、血压明显降低，伴意识淡漠，即刻 X 线下透视提示心影增大、心尖搏动减弱，考虑为急性心脏压塞，予及时行心包穿刺及置管引流术后，患者心脏压塞症状缓解，血流动力学逐步稳定。虽然抢救成功后未能获取冠脉穿孔直接证据，但推测第一次血压降低大概率为冠脉穿孔出血导致心脏压塞所致。

次日清晨患者再次出现心率增快、血压降低，复查床旁心超提示心包积液较前明显增加，此时也需考虑闭塞的冠脉小孔又开放导致再出血可能。因此，当时的决策是：在抽取心包积液稳定生命体征的基础上，密切观察，必要时再次入导管室复查冠脉造影。在再次解除心脏压塞后，复查心电图，提示 J 点抬高，PR 段压低，查炎症指标升高，加之患者夜间主诉呼吸伴有心前区疼痛，不排除急性心脏损伤后综合征、心包炎导致心包积液再次增多，遂加用秋水仙碱、布洛芬、糖皮质激素抗炎治疗，随访心包积液未再继续增多。出院后继续抗炎治疗 1 个月后复查心包积液完全吸收。因此，第二次血压降低系急性心脏损伤综合征、心包炎导致心包积液增多所致。

本例两次心脏压塞，原因不同。因此，对于介入术中发生心脏压塞，术后心包积液再次增多，甚至再次心脏压塞，在密切监测生命体征、及时引流的基础上，需要结合临床情况具体分析，亦要考虑急性心脏损伤综合征导致心包积液增多的可能，及时开展个体化施治以避免再次入坑。

（冯京　孙育民）

## 参考文献

[1] Ristic AD, Imazio M, Adler Y, et al. Triage strategy for urgent management of cardiac tamponade: a position statement of the European Society of Cardiology Working Group on Myocardial and Pericardial Diseases. Eur Heart J, 2014, 35(34): 2279-2284.

[2] Adler Y, Charron P, Imazio M, et al. 2015 ESC Guidelines for the diagnosis and management of pericardial diseases: The Task Force for the Diagnosis and Management of Pericardial Diseases of the European Society of Cardiology (ESC) Endorsed by: The European Association for Cardio-Thoracic Surgery (EACTS). Eur Heart J, 2015, 36(42): 2921-2964.
[3] Klein AL, Abbara S, Agler DA, et al. American Society of Echocardiography clinical recommendations for multimodality cardiovascular imaging of patients with pericardial disease: endorsed by the Society for Cardiovascular Magnetic Resonance and Society of Cardiovascular Computed Tomography. J Am Soc Echocardiogr, 2013, 26(9): 965-1012.
[4] Cosyns B, Plein S, Nihoyanopoulos P, et al. European Association of Cardiovascular Imaging (EACVI) position paper: Multimodality imaging in pericardial disease. Eur Heart J Cardiovasc Imaging, 2015, 16(1): 12-31.

# 10　经皮冠状动脉介入治疗术后、非靶病变斑块显著进展

## 临床资料

患者，男，68 岁。因“经皮冠状动脉介入治疗(PCI)术后 1 年余，再发活动后胸闷、胸痛 1 个月”就诊。患者入院前 1 年余反复出现活动后胸痛，呈胸骨后压榨样疼痛，伴左臂放射痛，考虑劳力性心绞痛收治入院。入院后行冠状动脉造影(CAG)提示左前降支(LAD)近段次全闭塞，左回旋支(LCX)中远段弥漫性斑块，未见明显狭窄，右冠状动脉(RCA)中段 70%狭窄，后降支(PDA)开口至近段 90%狭窄。对 LAD 病变行支架植入术，对 PDA 病变行药物球囊扩张术。术后患者规律服用抗血小板聚集药物，但未遵医嘱服用降脂药物。1 个月前患者又反复出现活动后胸闷、胸痛，拟诊心绞痛、支架内再狭窄可能再次收治入院。既往有高血压病史、2 型糖尿病史、高脂血症史 10 余年，有慢性肾功能不全史 1 年，5 个月前有上消化道出血史 1 次。

## 诊疗经过

患者入院后查血脂：总胆固醇(Tch)5.58 mmol/L，甘油三脂(TG)2.95 mmol/L，高密度脂蛋白胆固醇(HDL-C)0.83 mmol/L，低密度脂蛋白胆固醇(LDL-C)3.93 mmol/L，与 1 年前相比 LDL-C 水平未达标(表 1-1)。复查 CAG 检查提示 LAD 支架内无明显再狭窄，LCX 中段 95%狭窄，RCA 远段次全闭塞，99%狭窄，与 1 年前 CAG 结果比较提示 LCX、RCA 非靶病变处斑块较前显著进展(图 1-41)。分别对 RCA、LCX 病变行支架植入术。术后予阿托伐他汀钙 20 mg/d、依折麦布 10 mg/d 强化降脂治疗。

**表 1-1　患者随访一年血脂变化图**

| | Tch (mmol/L) | TG (mmol/L) | HDL-C (mmol/L) | LDL-C (mmol/L) |
|---|---|---|---|---|
| 2021 年 | 6.3 | 2.65 | 1.17 | 4.79 |
| 2022 年 | 5.58 | 2.95 | 0.83 | 3.93 |

## 病例分析

本例患者在 PCI 术后 1 年，复查 CAG 提示非靶病变斑块快速进展，分析病因如下：①未予以控制血脂，血脂水平未达标。降脂治疗是心血管疾病的治疗基石之一，中国及欧美各国指南都强调了调脂达标的重要性[1-2]。2014 年发表的一项荟萃研究分析结果显示接受他汀类药物治疗后 LDL-C<1.3 mmol/L(50 mg/dL)与 LDL-C≥4.5 mmol/L(175 mg/dL)的患者相比，主要心血管事件风险降低约 54%；与 LDL-C 在 1.9~2.6 mmol/L(75~100 mg/dL)患者相比，主要心血管事件的风险降低 19%[3]。因此，结合近年来国内外一系列新的研究结果，2023 年的《中国血脂管理指南》推荐对于超高危动脉粥样硬化性心血管疾病(ASCVD)的患者，其 LDL-C 目标为<1.4 mmol/L 且与基线比较降低幅度≥50%。本患者第 1 次 PCI 术后非正规降脂治疗及随访血脂，LDL-C 水平未达标是其斑块进展的主要原因之一。②男性和糖尿病会使血管狭窄加重。一项长期的队列观察研究显示，男性和糖尿病可以使血管狭窄加重的风险增加 2 倍以上[4]。因此，临床上对于这类心血管患者给予更多的随访和干预。③靶病变植入支架可能会加剧非靶血管斑块进展。本

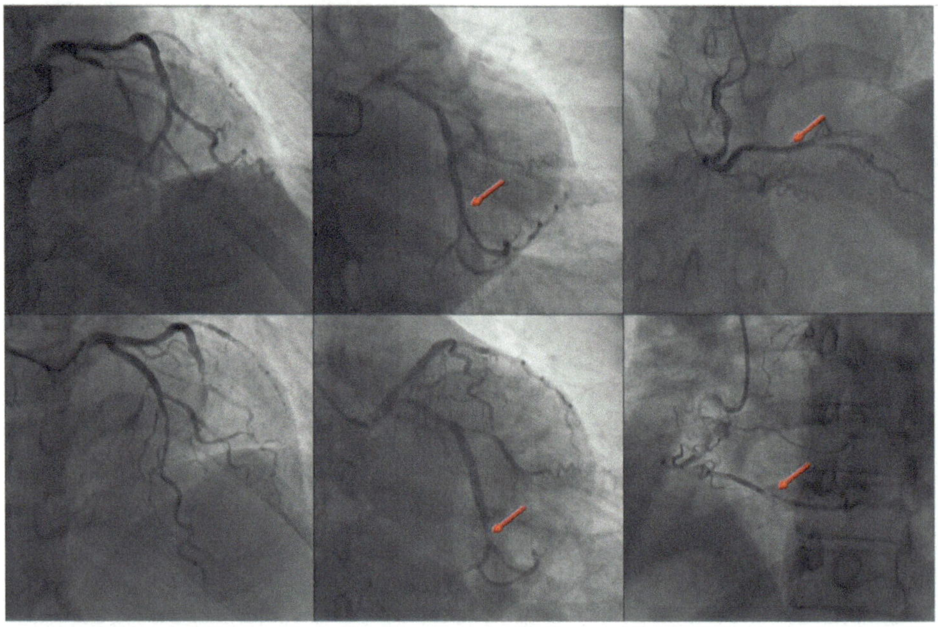

箭头提示病变进展明显。

**图 1-41　1 年前(上行)后(下行)冠状动脉造影对比图**

例患者术后 1 年复查 CAG 显示靶血管病变支架内无明显再狭窄，但是非靶血管斑块进展迅速，可能存在其他潜在机制。国内相关学者通过建立兔模型进行了一些相关研究。2018 年张运院士团队[5]等在腹主动脉粥样硬化家兔的腹主动脉下段植入支架，在第 10~18 周后复查血管内超声，显示支架置入后上腹部动脉斑块负荷显著增加。研究发现支架植入加速了炎症反应，诱导了氧化应激，CD36 表达上调会导致非靶病变血管的斑块进展加速。而在随后发表于 2021 年的研究结果显示[6]，支架植入可引发急性时相反应和全身炎症，表现为血清淀粉样蛋白 A 蛋白 1、C-反应蛋白、肿瘤坏死因子-α 和白介素-6 水平升高，急性炎症反应可导致非靶病变斑块负荷增加和斑块不稳定，该研究为支架植入和非靶病变斑块进展之间的关系提供了新的见解，需要进一步研究来阐明这些结果的详细机制和临床意义。

综上所述，本案例患者的非靶病变斑块快速进展考虑与多种因素相关，需要我们做好规范的治疗和随访，进行膳食、戒烟、限酒、定期体力活动等多方面的生活方式管理，并对于一些潜在的机制进行更深入的研究并干预。

（黄少华　曹惠芳）

## 参考文献


[1] 2019 ESC/EAS guidelines for the management of dyslipidaemias: Lipid modification to reduce cardiovascular risk. Atherosclerosis, 2019, 290: 140-205.

[2] 中国血脂管理指南修订联合专家委员会. 中国血脂管理指南（2023 年）. 中华心血管病杂志，2023，51（3）: 221-255.

[3] Boekholdt SM, Hovingh GK, Mora S, et al. Very low levels of atherogenic lipoproteins and the risk for cardiovascular events: a meta-analysis of statin trials. J Am Coll Cardiol, 2014, 64(5): 485-494.

[4] Mohammad M A, Stone G W, Koul S, et al. On the natural history of coronary artery disease: a longitudinal nationwide serial angiography study. J Am Heart Assoc, 2022, 11(21): e026396.

[5] Li R, Cui S, Xu Y, et al. The upregulated scavenger receptor CD36 is associatedwith the progression of nontarget lesions after stent implantation in atherosclerotic rabbits. J Inflamm Res, 2018, 11: 447-456.

[6] Ma J, Liu X, Qiao L, et al. Association between stent implantation and progression of nontarget lesions in a rabbit model of atherosclerosis. Circ Cardiovasc Interv, 2021, 14(11): e010764.

# 第二章

# 心力衰竭、心肌心包疾病

# 1 低血糖、ST 段抬高、可逆性心脏扩大

## 临床资料

患者，女，85 岁。因“意识丧失”由救护车转运至我院急诊。患者当日在家中被发现意识丧失、呼之不应(发病具体时间不详)。家属代诉，发病前 1 天因饮用冰豆浆后出现反复拉水样便伴恶心、呕吐 10 余次。救护车上测血糖 0.3 mmol/L，立即予静脉推注 50%葡萄糖溶液 40 mL，2 分钟后患者意识恢复并诉胸闷不适，至急诊室复测血糖 3.4 mmol/L。急诊心肌酶谱(入院即刻)肌酸激酶同工酶(CK-MB)21.1 ng/mL(参考值<4.90 ng/mL)，肌红蛋白 528 ng/mL(参考值 28~72 ng/mL)，肌钙蛋白 T 1.120 ng/mL (参值 0~0.014 ng/mL)，氨基末端 B 型利钠肽前体(NT-proBNP)1225 pg/mL(参考范围 0~300 pg/mL)。心电图提示窦性心动过速，肢体导联低电压，V2~V5 导联 ST 段抬高 0.1~0.3 mV(图 2-1)。拟诊急性 ST 段抬高型心肌梗死、低血糖收入院。患者既往有高血压病史，有糖尿病史 20 余年。查体：血压 160/83 mmHg，两下肺可闻及散在湿啰音；心率 110 次/min，心律齐，各瓣膜区未闻及明显病理性杂音，双下肢无浮肿。

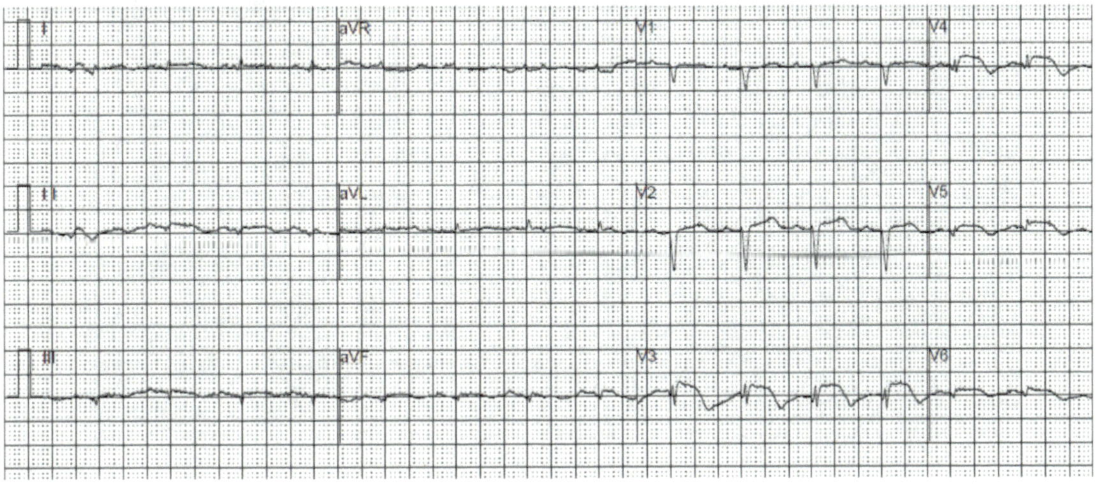


**图 2-1 入院心电图**

## 诊治经过

入院后超声心动图检查提示左心室前壁、前间隔自瓣环水平至心尖部收缩活动明显减弱，乳头肌至心尖部见心肌矛盾运动，三尖瓣中重度反流，少量心包积液，左心室射血分数(LVEF)40%(图 2-2)。急诊冠脉造影提示左前降支中段局限性狭窄伴钙化，约 50%狭窄；左前降支冠脉血管内超声检查提示冠脉斑块部分内膜钙化，未见斑块破裂及夹层血肿等(图 2-3)；左心室造影提示左心室体部至心尖部活动明显减弱(图 2-4)。住院动态随访心电图及心肌酶提示急诊入院当天肌钙蛋白 T 1.350 ng/mL 为最高值，心电图 V2~V5 导联 ST 段入院第 8 天回落至基线，发病第 14 天 NT-proBNP 高峰 9277 ng/mL。入院一周有活动后气短伴双下肢轻度浮肿，口服利尿剂改善不明显，入院第 14 天行胸部 CT 检查提示两下肺少许渗出，两侧胸腔积液伴两肺膨胀不全，遂改静脉应用利尿剂。入院 3 周心脏磁共振示心尖部向膈面球形膨出，左心室

局部收缩减弱，左心室局部心内膜下全层、侧下壁心内膜下广泛灌注减低，延迟增强检查示室间隔区局部弱强化。复查胸部 CT 提示右侧胸水，双肺渗出明显减少。

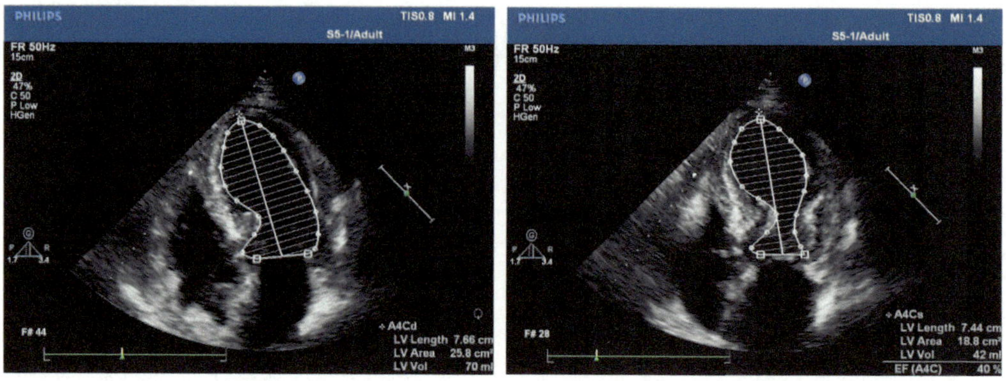


舒张期　　　　收缩期

**图 2-2　超声心动图**

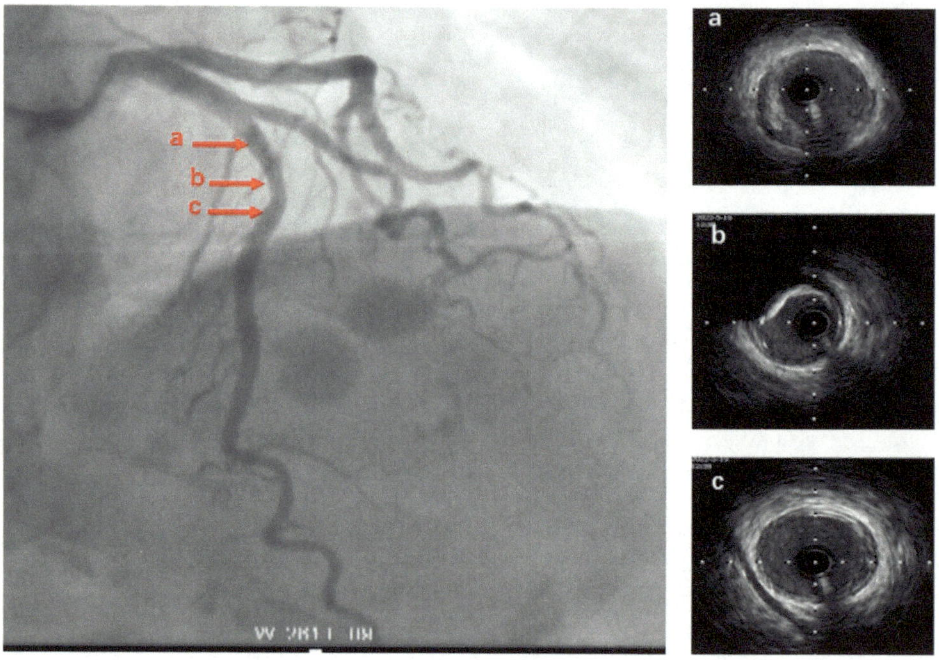


**图 2-3　冠脉造影(左)及血管内超声检查图(右)**

病程中患者血压稳定，入院后即予沙库巴曲/缬沙坦抑制心室重构，予美托洛尔口服控制心率。出院后 1 个月随访超声心动图示心功能恢复，左室前壁前间隔及心尖部心肌收缩活动较前明显改善，LVEF 升至 54%(图 2-5)。

## 病例分析

应激性心肌病最早由学者 Sato 等[1]于 1990 年在日本报道，目前全球均有病例报道，多见于绝经期女性，起病前常遭受严重的精神或躯体应激，典型症状为胸痛、胸闷、气喘、晕厥等，心电图上出现酷似急性心肌梗死的 ST 段抬高、T 波倒置等表现，但冠状动脉造影示无急性斑块破裂或阻塞性冠状动脉狭窄，行超声心动图或左心室造影检查时发现其左心室收缩末期形态与日本渔民常用来捕捉章鱼的鱼篓(Takotsubo)形状相似，故又被称为 Takotsubo 综合征、心尖球囊综合征等[2]。2015 年欧洲心脏病学会用“Takotsubo 综合征”作为正式名称来命名该疾病[3]。该疾病系一种急性可逆性心力衰竭综合征，不同于扩张型心肌病的心

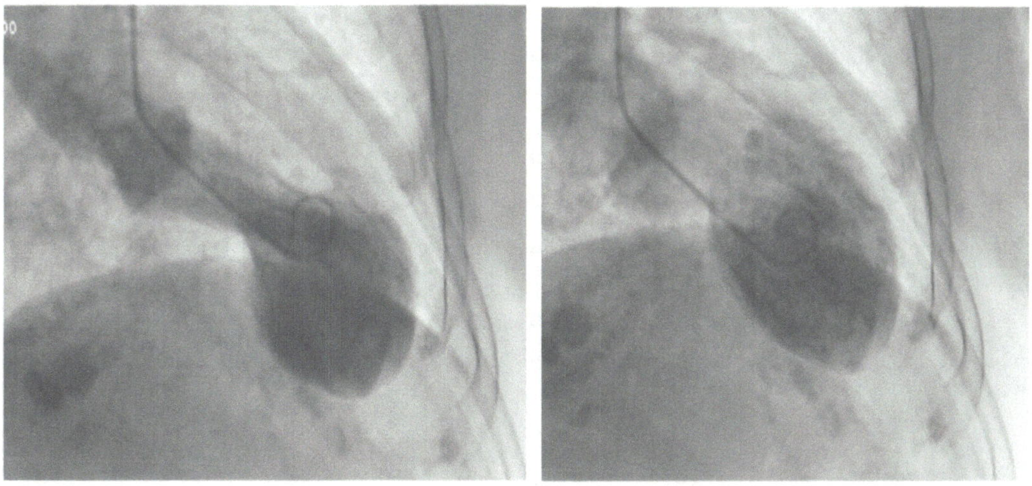

**图 2-4　左心室造影图(左为收缩期,右为舒张期)**

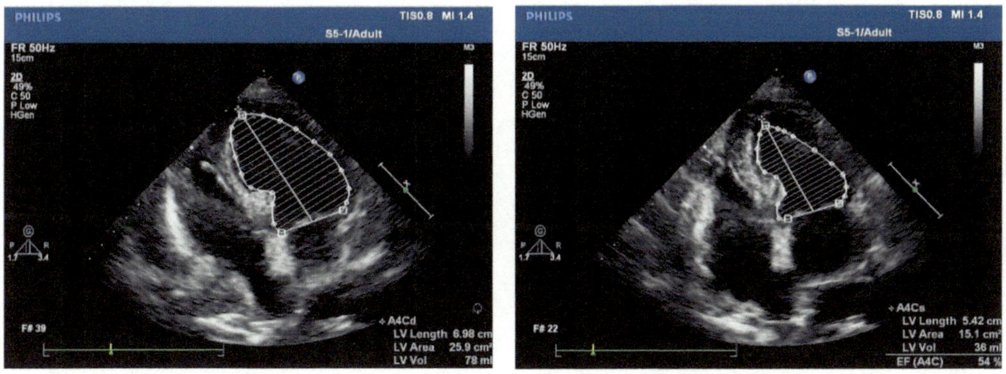


舒张期　　　　收缩期

**图 2-5　出院后 1 月随访超声心动图**

室渐进性扩大，其心室扩大具有可逆性，经积极有效对症治疗后可逐渐恢复，最初被认为是一种良性疾病，但目前部分患者也可出现室性心律失常、血栓栓塞和心源性休克等严重并发症。该病的确切发病机理尚不明确，可能参与的因素包括：①交感神经功能亢进，儿茶酚胺负荷过重导致心肌顿抑；②多支冠状动脉痉挛；③雌激素水平减低；④冠状动脉结构及功能障碍；⑤脂肪酸代谢障碍；⑥遗传易感性等。目前认为交感神经功能亢进以及儿茶酚胺负荷过重是发病的中心环节[4]。

低血糖是一种可危及生命的临床危急重症。最常见的原因是降糖药物导致。低血糖的神经源性症状包括肾上腺素能症状，如焦虑、心悸和震颤，以及胆碱能症状，如饥饿、出汗和感觉异常。低血糖的神经源性症状还包括行为改变、癫痫、神志不清、意识丧失和可能的死亡。众所周知，情绪或身体压力等应激反应会导致 Takotsubo 综合征。低血糖作为应激源导致 Takotsubo 综合征的病例报道十分少见[5,6]。本病例提示我们，在低血糖患者中有可能出现未诊断的自限性 Takotsubo 综合征病例，这可能需要对低血糖患者常规进行心电图和超声心动图检查。

（张雁　王骏）

## 参考文献

[1] Dote K, Sato H, Tateishi H, et al. Myocardial stunning due to simultaneous multivessel coronary spasms: a review of 5 cases. J Cardiol, 1991, 21(2): 203-214.

[2] 李先花，苏苹. 应激性心肌病的临床诊治进展. 世界最新医学信息文摘，2016，16(70)：58-59.
[3] Lyon AR，Bossone E，Schneide RB，et al. Current state of knowledge on Takotsubo syndrome：a Position Statement from the Taskforce on Takotsubo Syndrome of the Heart Failure Association of the European Society of Cardiology. Eur J Heart Fail，2016，18(1)：8-27.
[4] Tranter MH，Wright PT，Sikkel MB，et al. Takotsubo cardiomyopathy：the pathophysiology. Heart Fail Clin，2013，9(2)：187-196，viii-ix.
[5] Katoh S，Yamada Y，Shinohe R，et al. Takotsubo cardiomyopathy associated with hypoglycemia：inverted takotsubo contractile pattern. Am J Emerg Med，2012，30(9)：2098. e1-3.
[6] Tsuchihashi K，Ueshima K，Uchida T，et al. Transient left ventricular apical ballooning without coronary artery stenosis：a novel heart syndrome mimicking acute myocardial infarction；Angina Pectoris-Myocardial Infarction Investigations in Japan. J Am Coll Cardiol，2001，38(1)：11-18.

# 2 忽大忽小的心脏

## 临床资料

患者，女，46 岁。因“反复胸闷气促 7 年，加重 1 周”入院。患者 2013 年情绪激动后出现胸闷不适，伴气促，否认胸痛、放射痛。查超声心动图提示左心室舒张末期内径(LVEDD)61 mm，左心室射血分数(LVEF) 24%。冠脉造影及左心室造影示正常冠状动脉，左心室室壁活动差，LVEF 18%(图 2-6)。当时考虑为扩张型心肌病可能，予缬沙坦、卡维地洛抑制心室重构，地高辛强心及营养心肌等对症支持治疗，此后患者自觉症状好转。因自测血压不高，自行停用缬沙坦和地高辛，此后多次随访超声心动图提示心脏逐渐缩小，LVEF 逐步回升至正常范围。2018 年底(发病后 5 年)随访超声心动图提示 LVEDD 47 mm，LVEF 67%。入院前 1 周患者情绪激动后再次出现胸闷、气促，遂就诊于我院。患者有糖尿病史 10 年余，长期联合应用拜糖平、二甲双胍和格列齐特治疗，血糖未监测。有高血压病史 7 年余，血压最高 160/90 mmHg，平素服用卡维地洛治疗，血压控制正常。有高甘油三酯血症史 7 年，未规律随访血脂。有右耳听神经瘤史 4 年，于外院治疗后好转，目前右耳听力减退，定期随访中。否认家族性遗传性疾病史。查体：体温 36.3℃，血压 137/94 mmHg，神清，呼吸尚平稳，两肺呼吸音粗，双肺未闻及明显干湿啰音；心率 82 次/min，心界向左下扩大，心律齐，二尖瓣可闻及 2/6 级收缩期杂音，余瓣膜听诊区未及明显杂音；双下肢无明显浮肿。

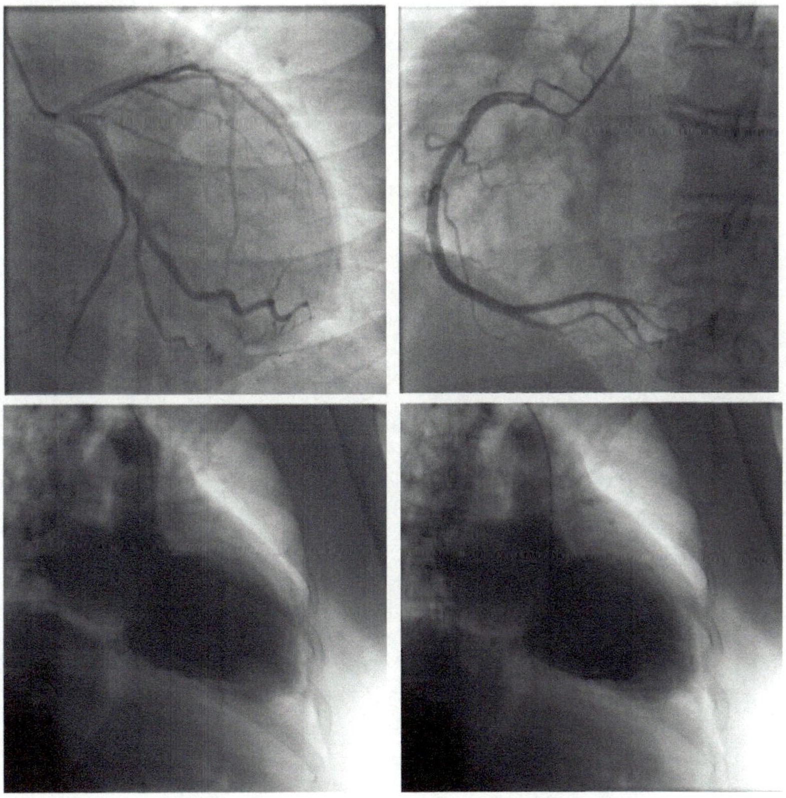

**图 2-6 冠脉造影(上)及左心室造影(下)**

## 诊疗经过

入院后完善心电图提示窦性心律，室性期前收缩，ST-T 改变(图 2-7)；超声心动图提示左心室扩大(LVEDD 61 mm)，左心室收缩减弱，二尖瓣中度反流，LVEF 30%。肌钙蛋白 T 0.015 ng/mL(参考值 0~0.014 ng/mL)，氨基末端 B 型利钠肽前体 1006 pg/mL。完善血常规、风湿免疫指标、甲状腺功能、肿瘤标志物、肝肾功能、电解质等检查，结果未见明显异常。为进一步评估心脏纤维化情况，行心脏磁共振(MRI)检查提示左心房、左心室增大，左室壁运动减弱；二、三尖瓣轻中度反流，延迟钆剂增强成像未见明显心室肌纤维化表现(图 2-8)，故不支持扩张型心肌病。结合患者两次心脏扩大之前均有情绪激动等诱发因素，既往左心室造影提示左心室室壁活动差，考虑为应激性心肌病可能，予加用沙库巴曲/缬沙坦、螺内酯抑制心肌重构，普伐他汀调脂，停用格列齐特，改为卡格列净降糖、改善心衰，曲美他嗪改善心肌能量代谢等治疗。患者心功能明显改善，治疗 3 个月后复查超声心动图提示左室较前明显缩小(LVEDD 50 mm)，LVEF 提升至 52%。

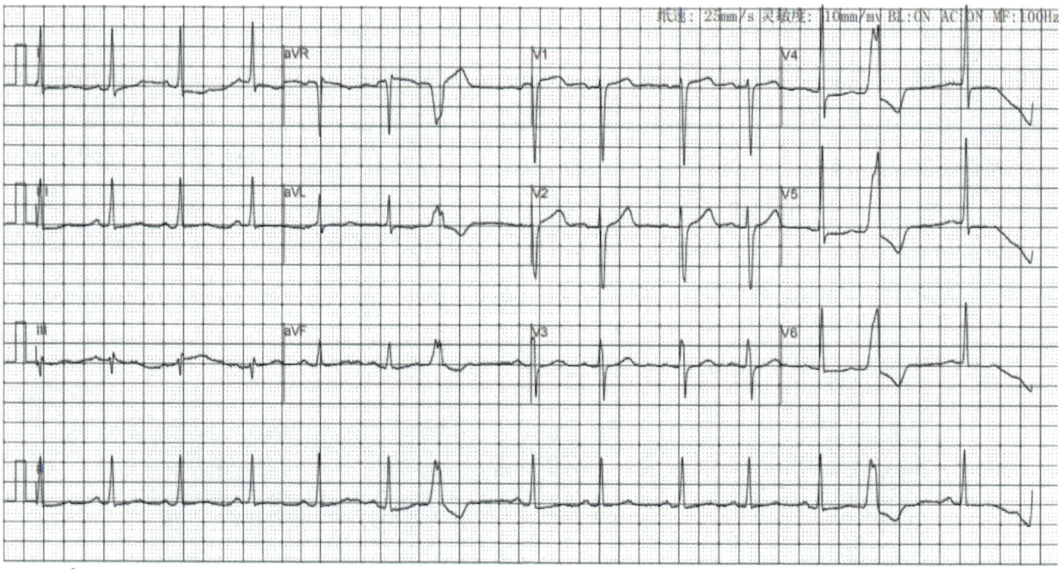


图 2-7 体表导联心电图

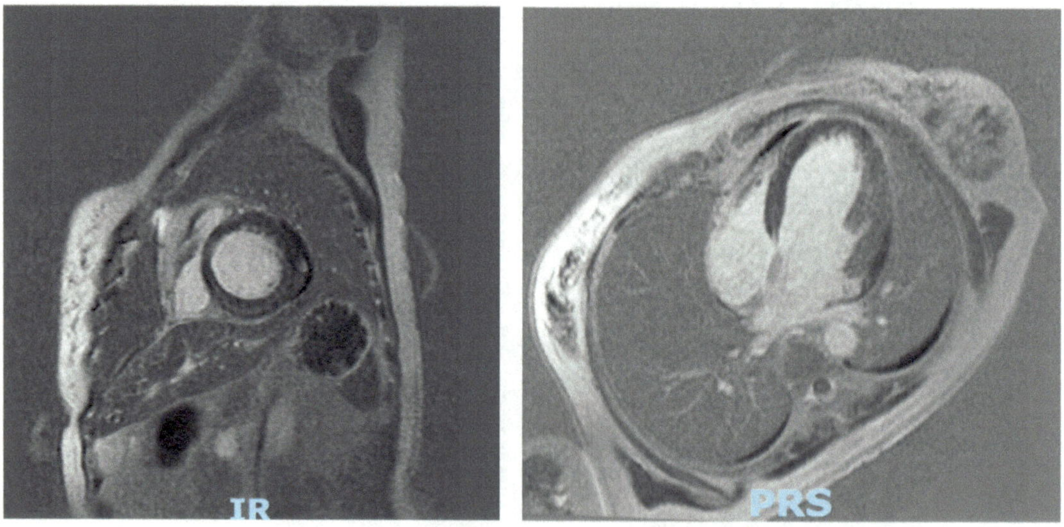


图 2-8 延迟钆剂增强磁共振

## 病例分析

应激性心肌病是一种由情绪或生理应激所导致的急性心室功能障碍综合征，多与冠脉阻塞无关，又称为心尖球囊综合征、Takotsubo 综合征[1, 2]。应激性心肌病发病率占所有疑似急性 ST 段抬高型心肌梗死患者的 1%~2%，女性则为 5%；90%患者为女性，其中 80%患者>50 岁[1]。应激性心肌病多有明确的诱因，常见情绪激动或躯体应激等，多见于绝经后女性，典型表现是以突发胸痛、呼吸困难或晕厥为首发症状，部分患者也可以并发症起病，如心力衰竭、肺水肿、心源性休克等[3]。心电图可有急性心肌缺血改变，心肌酶学标志物可有轻中度升高；超声心动图可见左心室节段性室壁运动异常，心室功能障碍范围通常超过单支冠脉血供范围；心脏 MRI 可见典型的节段性室壁运动异常，心肌水肿，但没有不可逆组织损伤的证据（如延迟钆剂增强等）；冠脉造影检查多数提示冠脉血管正常或轻度狭窄，左室造影检查则可因左室不同部位功能障碍，呈现球形样改变，典型部位为心尖区受累，也可累及左室中部、左室底部或双心室[4]。本例患者有反复心脏扩大伴心力衰竭发作，冠脉造影结果正常，延迟钆剂增强显像未见明显心脏纤维化等表现，而其每次发病前均存在情绪激动诱发因素，故考虑应激性心肌病所致心力衰竭可能。予积极抗心衰、抑制心肌重构等治疗后，该患者心脏功能短时间获得改善，且几乎恢复至正常水平，也佐证非扩张型心肌病。既往曾认为，应激性心肌病是一种良性疾病，但最近研究表明它也可出现严重临床并发症，长期病死率甚至与急性冠脉综合征接近[5]，因此本例患者目前继续按照心力衰竭标准化药物治疗，定期随访超声心动图。本例的启示是，对于中青年女性出现不明原因心力衰竭等情况，需注意有无情绪激动或生理应激等诱发因素，行冠脉造影时可同时行左心室造影评估病因，而超声心动图、心脏 MRI 也可提供有效信息进行参考。一旦明确诊断为应激性心肌病，应提高认识，予规范化药物治疗，改善预后。

（冯京　孙育民）

## 参考文献


[1] Ghadri JR, Wittstein IS, Prasad A, et al. International Expert Consensus Document on Takotsubo Syndrome (Part I): Clinical Characteristics, Diagnostic Criteria, and Pathophysiology. Eur Heart J, 2018, 39(22): 2032-2046.

[2] Dawson DK. Acute stress-induced (takotsubo) cardiomyopathy. Heart, 2018, 104(2): 96-102.

[3] Lyon AR, Bossone E, Schneider B, et al. Current state of knowledge on Takotsubo syndrome: a Position Statement from the Taskforce on Takotsubo Syndrome of the Heart Failure Association of the European Society of Cardiology. Eur J Heart Fail, 2016, 18(1): 8-27.

[4] Ghadri JR, Wittstein IS, Prasad A, et al. International Expert Consensus Document on Takotsubo Syndrome (Part II): Diagnostic Workup, Outcome, and Management. Eur Heart J, 2018, 39(22): 2047-2062.

[5] Templin C, Ghadri JR, Diekmann J, et al. Clinical Features and Outcomes of Takotsubo (Stress) Cardiomyopathy. N Engl J Med, 2015, 373(10): 929-938.

# 3 腹痛、呼吸困难、降钙素原升高

## 临床资料

患者，女，84 岁。因“突发腹痛、吐泻伴发热 2 天”入急诊。2 天前无明显诱因下突发中上腹痛伴恶心、呕吐，水样泻 7~8 次，伴畏寒发热，至我院急诊测体温 39.1℃。急诊实验室和器械检查：C-反应蛋白<8 mg/L，降钙素原 1.020 ng/mL，白细胞 $11\times10^9$/L，中性粒细胞比值 94.3%，肌酸激酶同工酶（CK-MB）4.3 ng/mL，肌钙蛋白 T（TNT）0.092 ng/mL，氨基末端 B 型利钠肽前体（NT-proBNP）13440 pg/mL；胸腹部 CT 检查提示左肺及右肺下叶间质性改变伴少许渗出，结肠稍扩张、积液（图 2-9）。既往有 2 型糖尿病史 30 余年，目前饮食控制血糖，血糖控制可。颅内肿瘤史 4 年，考虑良性。高血压史 2 年，最高血压 180/100 mmHg，近半年因血压偏低停药。3 个月前外院超声提示下肢腘静脉血栓形成，目前口服利伐沙班抗凝。查体：血压 90/58 mmHg，神清，颈静脉无怒张，两肺呼吸音粗，未闻及明显干湿啰音；心界扩大，心率 90 次/min，心律齐，二尖瓣听诊区闻及 3 级收缩期杂音，三尖瓣听诊区闻及 2 级收缩期杂音，主动脉瓣听诊区闻及 2 级收缩期杂音，腹软，中上腹轻压痛，无反跳痛，肠鸣音略亢，肾区叩痛阴性，双下肢无明显浮肿。考虑急性胃肠炎，急诊予抗感染治疗，患者症状明显好转。因肌钙蛋白 T 升高，为进一步诊治收入院。

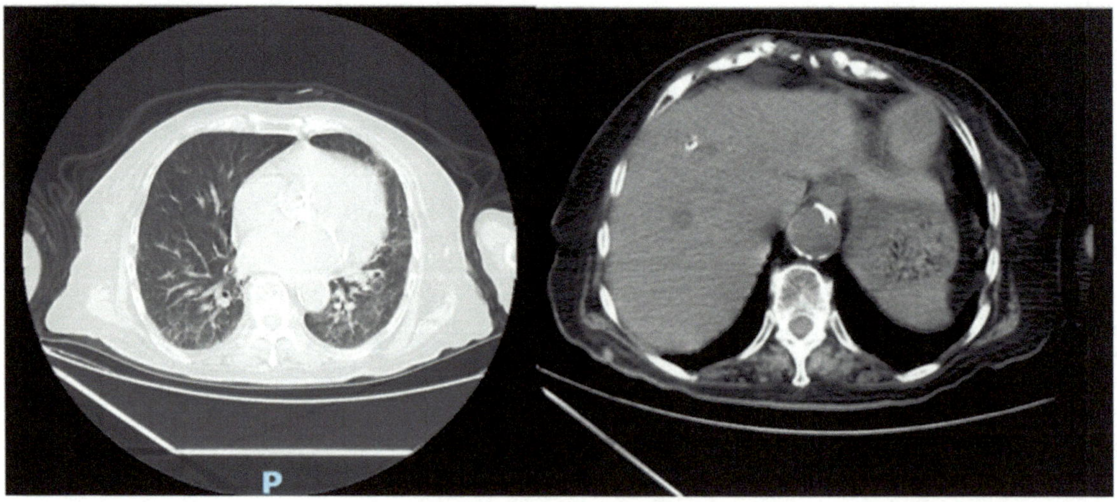


图 2-9　胸腹部 CT 检查截图

## 诊疗经过

入院后完善生化检查：钾 4.62 mmol/L，钠 130.9 mmol/L，氯 97.3 mmol/L；乳酸 1.3 mmol/L；白蛋白 33 g/L，总胆红素 10.0 μmol/L，谷丙转氨酶 104 U/L，谷草转氨酶 291 U/L；尿素氮 20.45 mmol/L，肌酐 120 μmol/l；中段尿和血培养均阴性；甲状腺功能正常，风湿免疫全套阴性。入院第 2 天，静息状态下突发呼吸困难，尚能平卧，查体：血压 92/50 mmHg，神清，呼吸急促，双侧颈静脉怒张，两肺呼吸音粗，双下肺可闻及明显湿啰音，余查体同前。复查白细胞计数升至 $20.15\times10^9$/L，血小板计数 $139\times10^9$/L，C-反应蛋白 104 mg/L，降钙素原 62.790 ng/mL，CK-MB 138.4 ng/mL，TNT 8.110 ng/mL，NT-proBNP 81807 pg/mL。多次随访心电图示窦性心动过速，前壁导联 R 波递增不良，伴多导联 ST-T 改变，频发室性期前收缩，并无明显动态变化(图 2-10)。床旁胸片提示肺水肿表现(图 2-11)。超声心动图提示双心房增大，右心室扩大，中重度二尖瓣反流，主动脉瓣中度狭窄伴轻中度反流，轻中度三尖瓣反流，肺高压，轻中度肺动脉瓣反流，左心室舒张功能减退，左心室收缩功能减退，左心室射血分数 49%(图 2-12)。考虑急性冠脉综合征可能，急性左心衰竭，予利尿剂、血管活性药物(去甲肾上腺素)和新活素改善症状。

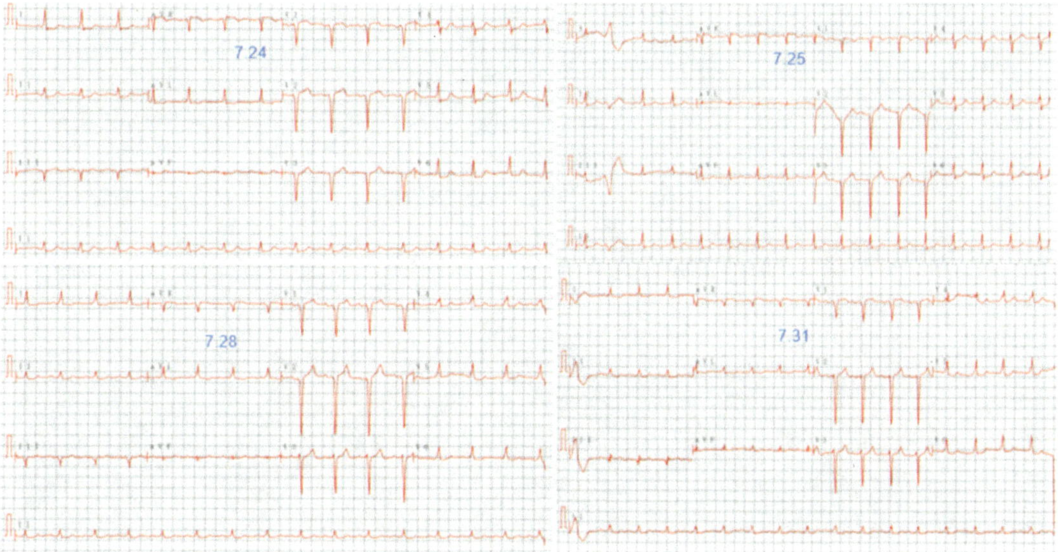


**图 2-10　心电图检查随访**

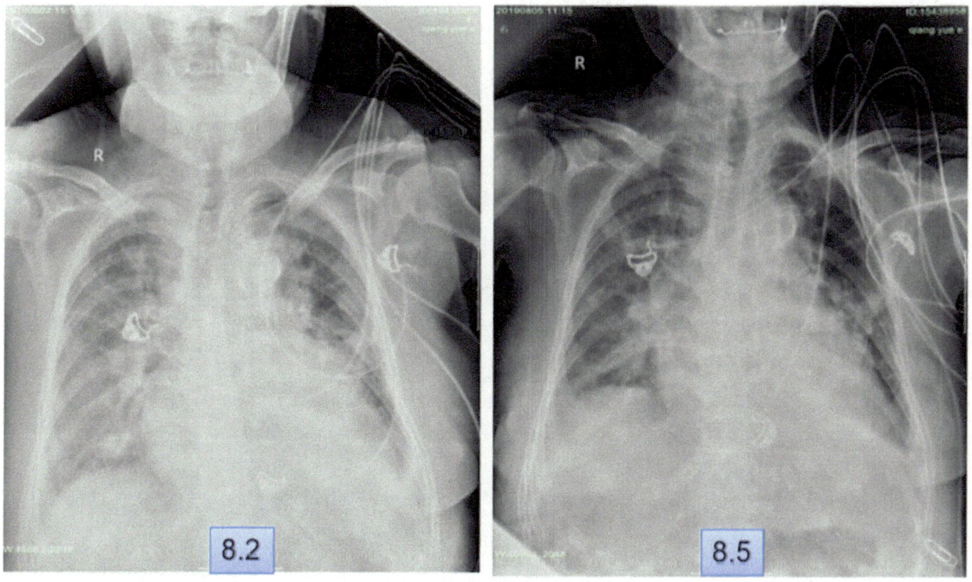


**图 2-11　床边胸片随访**

## 病例分析

患者虽然心肌酶明显升高，但心电图无明显动态变化，加之心肌酶的变化趋势均不符合 I 型心肌梗死的典型改变，结合患者炎性指标明显升高且合并急性心力衰竭、急性肝肾功能损伤，考虑入院后左心衰竭系全身炎症反应综合征(急性心、肝、肾损伤) 导致的脓毒性心肌病(sepsis induced cardiomyopathy，SCM)。

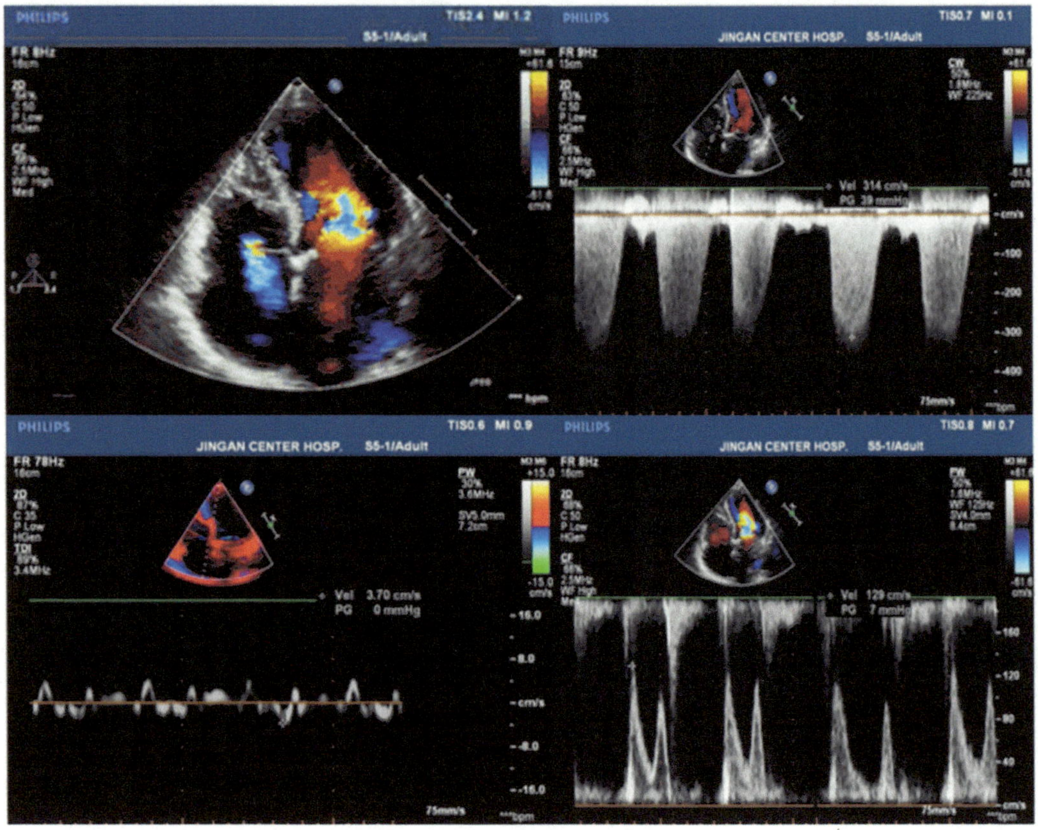


图 2-12　超声心动图检查

遂加强抗感染，利伐沙班抗凝，给予血管活性药物（去甲肾上腺素+多巴酚丁胺）及新活素维持，同时予抑酸、护肝等对症治疗。患者症状一度明显改善，但第 2 周突发室性心动过速（室速）伴意识障碍、呼吸骤停，给予电除颤、气管插管等抢救措施，但室速/心室颤动呈风暴发作，后抢救无效死亡。

脓毒症定义为感染引起的宿主反应失调导致的危及生命的器官功能障碍。SCM 则为脓毒症诱发的心肌病，可表现为左/右心室收缩或舒张功能受损，或心输出量降低，或心肌损伤，以上损伤与冠状动脉阻塞病变所致缺血无明显关联。目前脓毒性心肌病的诊断标准和分类尚不统一。有学者认为其具备以下特点：脓毒症患者，病程存在可逆性（早期治疗原发病），心电图无特异性。其与急性冠脉综合征难鉴别，肌钙蛋白、NT-proBNP 水平与患者的严重程度和预后有关。SCM 也应区别于脓毒症引起的应激性心肌病，SCM 的特征是整体性心室功能不全和扩张，应激性心肌病多发生区域性壁运动异常。脓毒性心肌病按心功能不全可分为四个类型：①单纯左心室收缩功能不全；②单纯左心室舒张功能不全；③单纯右心功能不全；④左、右室共同受累。按照此分类标准诊断脓毒性心肌病，心脏功能评估是关键，超声心动图是目前诊断 SCM 的金标准。

SCM 的机制目前仍不清楚，晚近观点认为其机制为个体收缩功能障碍、灌注衰竭（无收缩功能障碍）和生物标志物水平升高的交集（图 2-13），其中收缩功能障碍的发生对灌注没有重大影响。相反，脓毒症患者的灌注不足，可能不是由收缩期功能障碍引起的。生化标志物水平的升高对于脓毒性心肌病的诊断不是必要的，也可能与灌注衰竭无关。临床上单纯左心室收缩功能不全型占 20%～60%，而其中只有大约 15% 需要强心治疗，并不是所有类型的脓毒性心肌病都需要强心治疗，而且强心药的获益并不明确。

SCM 的治疗（图 2-14）主要包括两个层面：脓毒症治疗和心功能支持。标准的管理包括病因学治疗、适合的液体复苏、使用血管活性药物和监测技术，包括有创血流动力学监测。使用强心药（左西孟旦）仍然不确定（甚至否定），心率控制（伊伐布雷定）可能是一些患者的一种选择。对于危重患者早期有创血流动力学监测和早期应用整体循环支持设备可望改善短期预后。

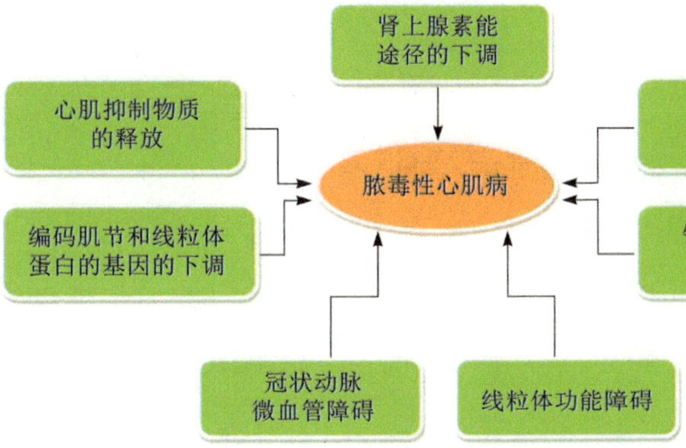


**图 2-13 脓毒性心肌病的病理生理学**

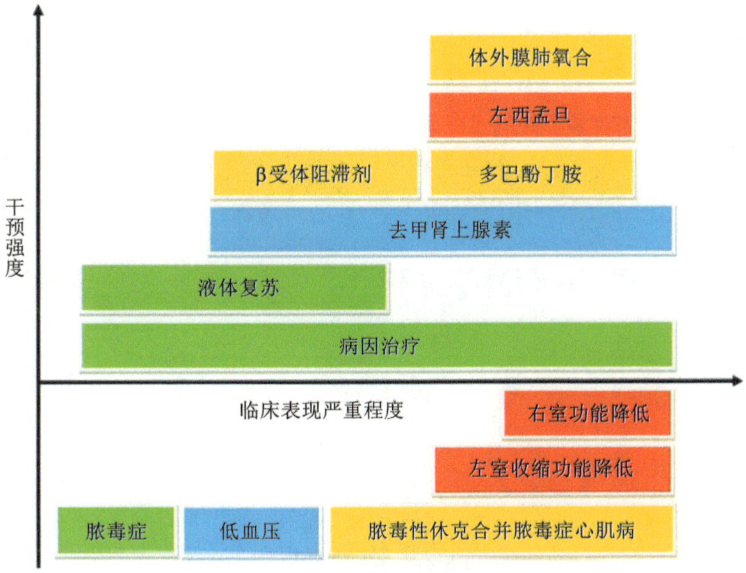


**图 2-14 脓毒性心肌病的干预措施**

对于本例，没有充分认识到脓毒症患者的灌注不足，可能不仅仅是由收缩期功能障碍导致。因此，对低血压状态的纠正始终依赖于血管活性药物，而导致容量管理方面措施不足，且始终忌惮于β受体阻滞剂对心功能的抑制而在患者左心衰症状改善后也未应用，这可能对患者死亡的根本原因(恶性心律失常)有重要影响。

(徐志强　孙育民)

## 参考文献


[1] 中国医师协会急诊医师分会，中国研究型医院学会休克与脓毒症专业委员会. 中国脓毒症/脓毒性休克急诊治疗指南(2018). 中国急救医学，2018，38(9)：741-756.

[2] Beesley SJ，Weber G，Sarge T，et al. Brown SM. Septic Cardiomyopathy. Crit CareMed，2018，46(4)：625-634.

[3] Nabzdyk CS，Couture EJ，Shelton K，et al. Sepsis induced cardiomyopathy：Pathophysiology and use of mechanical circulatory support for refractory shock. J Crit Care，2019，54(12)：228-234.

[4] Hollenberg SM，Singer M. Pathophysiology of sepsis-induced cardiomyopathy. Nat Rev Cardiol，2021，18(6)：1-11.

[5] Boissier F，Aissaoui N. Septic cardiomyopathy：diagnosis and management. Journal of Intensive Medicine，2022，2：8-16.

# 4 血压升高、心脏扩大伴胸腔积液

## 临床资料

患者，男，41 岁。因“反复胸闷气促 3 个月，加重 2 周”至急诊。患者入院前 3 个月开始反复出现胸闷、呼吸困难，活动后明显。近 2 周越发明显，夜间有憋醒，端坐后可好转，无胸痛，无咳嗽咳痰，无发热，无吐泻。既往体检曾提示血压有升高，但未重视。否认糖尿病及吸烟史。查体：血压 240/110 mmHg（右上肢），230/110 mmHg（左上肢），神志清楚，呼吸急促，高枕卧位；口唇无发绀，颈静脉怒张；两肺呼吸音低，可闻及湿性啰音；心界扩大，心率 110 次/分，心律齐，心音低，各心脏瓣膜区未闻及杂音；腹部柔软，肝脏肋下未触及；下肢无浮肿。急诊生化检查：心肌酶、肝肾功能、电解质、D-二聚体正常，氨基末端 B 型利钠肽前体（NT-proBNP）3982 pg/mL；胸部 CT 平扫提示心影增大、两侧胸腔积液（图 2-15）；心电图提示窦性心动过速、T 波改变（图 2-16）。初步诊断为急性心力衰竭（心衰）、高血压急症。

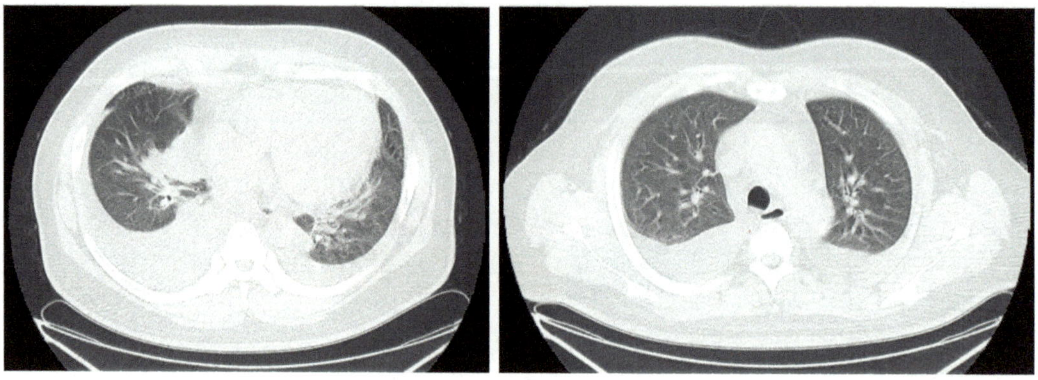

**图 2-15　胸部 CT 平扫**

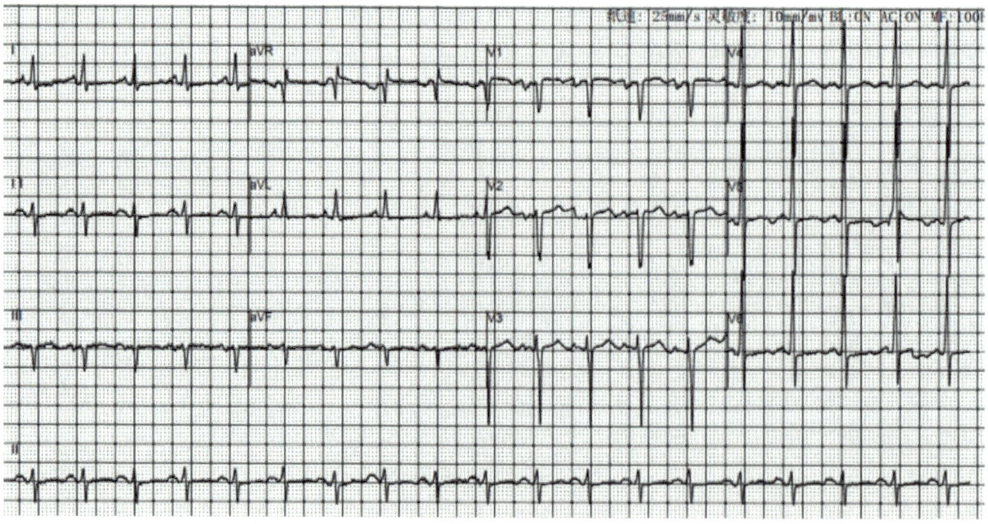

**图 2-16　心电图检查**

## 诊疗经过

患者入我科后行经胸超声心动图检查：左心房前后径 51 mm，左心室舒张末期内径 65 mm，左心室射血分数(LVEF)25%(图 2-17 左)；动态心电图提示主导心律为窦性心律，偶发房性期前收缩，未见缺血型 ST-T 形态改变；冠状动脉造影提示正常冠状动脉(图 2-18)；心脏磁共振(CMR)提示心室肌延迟钆剂增强成像阴性(图 2-19)；基因检测提示未见有临床意义的发现(图 2-20)。诊断为高血压心脏病，予以降血压、利尿、降低交感神经兴奋性以及抑制心室重构等治疗。出院后 3 个月随访，患者血压 120/70 mmHg 左右，临床心功能改善，超声心动图提示左心房内径正常(38 mm)、左心室舒张末期内径正常(55 mm)(图 2-17 右)，LVEF 60%。

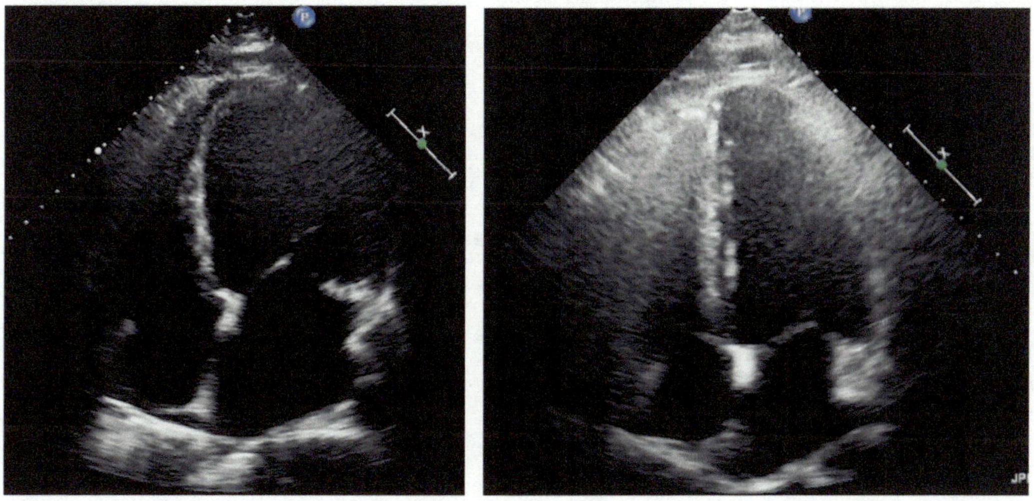

左图提示左心房、左心室扩大。右图为 3 个月后复查，提示左心房、左心室较前缩小。

**图 2-17　超声心动图检查**

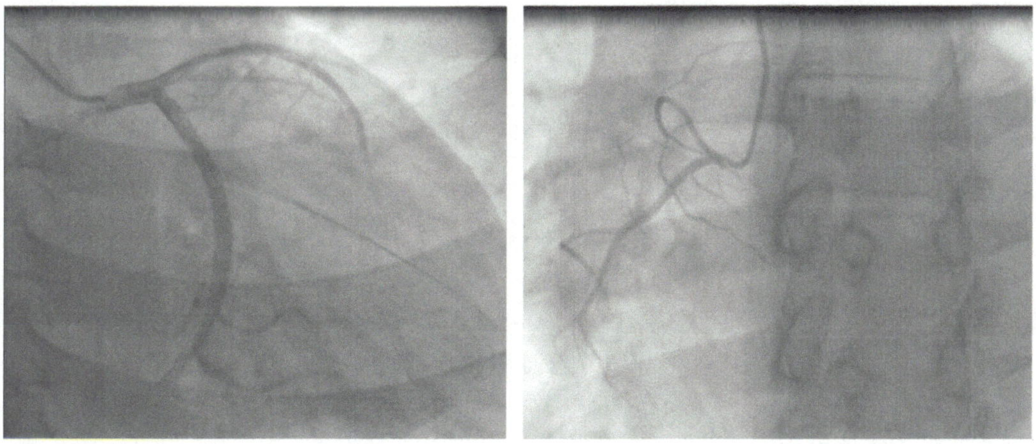

**图 2-18　冠状动脉造影检查**

## 病例分析

患者为年轻男性，既往否认慢性病史，因发作急性心衰入院。对于急性心衰患者，应首先按照 CHAMP-IT 原则排除危及生命的急性病因[1]，包括急性冠脉综合征、高血压急症、心律失常、急性机械性疾病、肺栓塞、急性感染、心包压塞。本文患者冠状动脉造影未见明显冠脉狭窄、动态心电图未见明

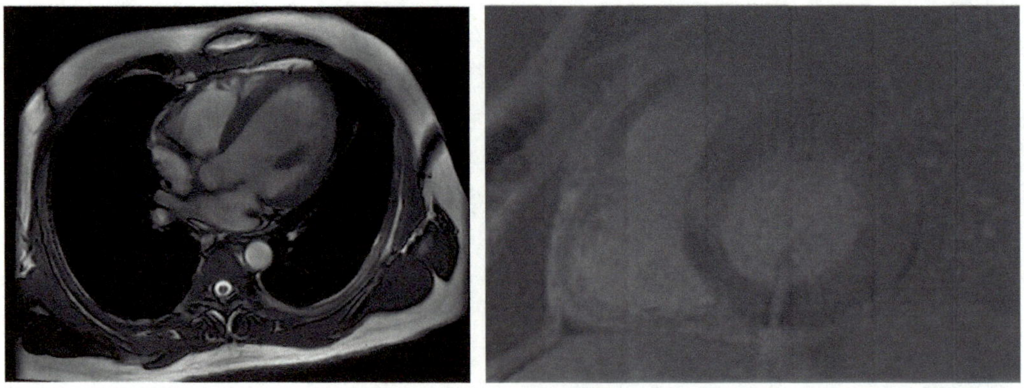

图 2-19　心脏磁共振检查

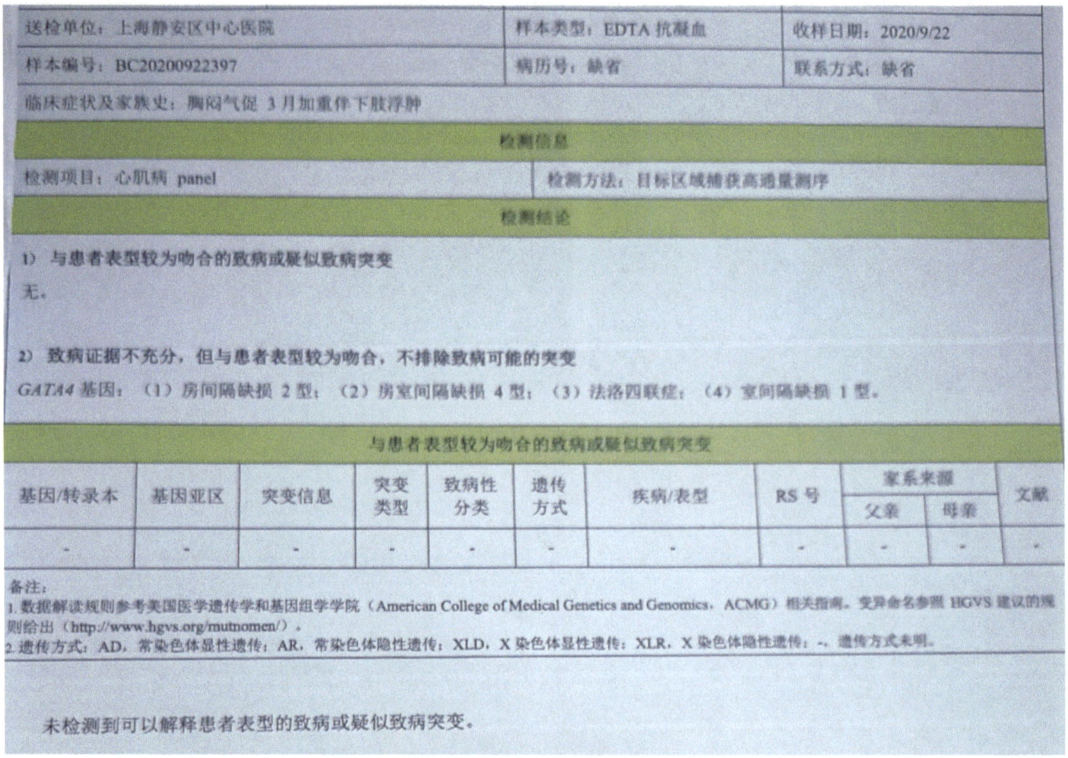

| | | |
|---|---|---|
| 送检单位：上海静安区中心医院 | 样本类型：EDTA 抗凝血 | 收样日期：2020/9/22 |
| 样本编号：BC20200922397 | 病历号：缺省 | 联系方式：缺省 |
| 临床症状及家族史：胸闷气促 3 月加重伴下肢浮肿 | | |
| 检测信息 | | |
| 检测项目：心肌病 panel | 检测方法：目标区域捕获高通量测序 | |
| 检测结论 | | |

1） 与患者表型较为吻合的致病或疑似致病突变

无。

2） 致病证据不充分，但与患者表型较为吻合，不排除致病可能的突变

*GATA4* 基因：（1）房间隔缺损 2 型；（2）房室间隔缺损 4 型；（3）法洛四联症；（4）室间隔缺损 1 型。

与患者表型较为吻合的致病或疑似致病突变

| 基因/转录本 | 基因亚区 | 突变信息 | 突变类型 | 致病性分类 | 遗传方式 | 疾病/表型 | RS 号 | 家系来源 | | 文献 |
|---|---|---|---|---|---|---|---|---|---|---|
| | | | | | | | | 父亲 | 母亲 | |
| - | - | - | - | - | - | - | - | - | - | - |

备注：
1. 数据解读规则参考美国医学遗传学和基因组学学院（American College of Medical Genetics and Genomics，ACMG）相关指南。变异命名参照 HGVS 建议的规则给出（http://www.hgvs.org/mutnomen/）。
2. 遗传方式：AD，常染色体显性遗传；AR，常染色体隐性遗传；XLD，X 染色体显性遗传；XLR，X 染色体隐性遗传；-，遗传方式未明。

未检测到可以解释患者表型的致病或疑似致病突变。

图 2-20　全外显子测序

显恶性心律失常、超声心动图未见明显瓣膜病变、D-二聚体指标亦正常，结合其监测血压显著升高，考虑高血压急症所致急性心衰，在积极降血压、改善心肌重构等治疗后心衰得到改善。

患者入院后超声心动图提示左心室内径明显扩大、LVEF 降低，那么是否合并原发性扩张型心肌病？原发性扩张型心肌病为排他性诊断，患者一般有家族史，基因检测阳性率在 25%～50%之间，预后差；心电图上非特异性表现为复极改变、左心室扩大、左心房扩大、前侧壁 T 波倒置，相对特异性表现为碎裂 QRS 波、房室传导阻滞；超声心动图可表现为左心室扩大、左心室功能障碍、功能性二尖瓣反流、右心室扩大和功能障碍；CMR 可表现为左心室扩大、左心室功能障碍、右心室形态学和功能改变，以延迟钆剂增强成像的纤维化表现具有特异性、多位于心肌中层至心外膜下，T1 mapping 可表现为弥散性间质纤维化[2]。本例延迟钆剂增强成像未见强化病灶，基因检测未见明显异常突变，似乎不太支持扩张型心肌病的诊断。而高血压急症所致急性心力衰竭的典型表现[3]为呼吸困难、发绀、咳粉红色泡沫样痰、肺部啰音、心脏扩大、心率增快、奔马律等；心电图上可表现为左心室高电压，继发性 ST-T 改变；超声心动图可表现为左心房增大、舒张功能不全；CMR 多无特异表现，晚期可出现延迟钆剂增强。该患者在积极控制血压后，短期随访其临床状况和超声心动图明显改善，心脏结构和功能恢复正常，进一步支持高血压心脏病诊断。

（夏盼盼　孙育民）

## 参考文献

[1] Ponikowski P, Voors AA, Anker SD, et al. 2016 ESC Guidelines for the diagnosis and treatment of acute and chronic heart failure: The Task Force for the diagnosis and treatment of acute and chronic heart failure of the European Society of Cardiology (ESC). Developed with the special contribution of the Heart Failure Association (HFA) of the ESC. Eur J Heart Fail, 2016, 18(8): 891-975.

[2] Merlo M, Masè M, Cannatà A, et al. Management of nonischemic-dilated cardiomyopathies in clinical practice: a position paper of the working group on myocardial and pericardial diseases of Italian Society of Cardiology. J Cardiovasc Med (Hagerstown), 2020, 21(12): 927-943.

[3] 何新华，杨艳敏，郭树彬，等. 中国高血压急症诊治规范. 中国急救医学，2020，40(9)：795-803.

# 5　胸闷气促、血压升高、胸前导联 T 波动态改变

## 临床资料

患者，男，85 岁。因“反复咳嗽 1 周伴气喘”就诊。患者于入院前 1 周起无明显诱因下反复咳嗽，无昼夜变化，痰少，不易咳出，伴气喘，活动后明显，休息后可稍好转，夜间无法平卧，需高枕，自觉尿量可，无胸痛冷汗，无发热，无吐泻。患者既往有高血压病 10 余年，最高血压 210/100 mmHg，平素不规律服用降压药物；有 2 型糖尿病 5 年；有慢性肾脏病 5 年，肌酐 128~155.8 μmol/L 之间；有慢性支气管炎 10 年；否认脑血管病、吸烟史。查体：血压 224/112 mmHg，神清，高枕卧位，呼吸急促，口唇无发绀，双侧颈静脉充盈，两肺呼吸音低，闻及散在细湿啰音，未及哮鸣音，心界扩大，心率 90 次/min，心律齐，心音尚可，未闻及杂音，腹膨隆、软，无明显压痛及反跳痛，双下肢无明显浮肿。急诊辅助检查：肌钙蛋白 T（TnT）0.036 ng/mL（参考值 0~0.014 ng/mL），氨基末端 B 型利钠肽前体（NT-proBNP）4090 pg/mL（参考值 0~100 pg/mL），$PO_2$ 70.2 mmHg（参考值 80~100 mmHg）；胸部 CT 平扫提示两肺渗出，两侧胸腔积液，主动脉及部分冠脉钙化，心影增大（图 2-21）。初步诊断：急性左心衰合并肺水肿，胸腔积液，高血压急症，2 型糖尿病，慢性肾功能不全。

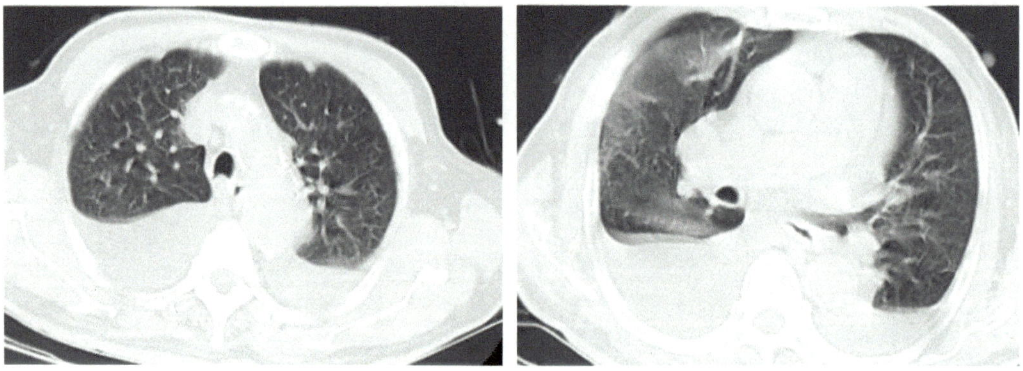

提示两肺渗出，两侧胸腔积液

**图 2-21　胸部 CT 平扫检查**

## 诊疗经过

患者入院后 12 导联心电图提示窦性心律，室性期前收缩，左室高电压，ST-T 改变（图 2-22）。经胸超声心动图检查提示左室壁增厚（室间隔、左室游离壁 14 mm），左室收缩功能减弱，二尖瓣反流（轻度），主动脉瓣钙化伴反流（轻中度），三尖瓣反流（轻度），左心室射血分数（LVEF）22%（图 2-23）。完善血常规、肝功能、电解质、D-二聚体、甲状腺功能、免疫指标等检查结果基本正常。住院期间患者随访心电图出现动态改变，胸前导联 T 波倒置（图 2-24）。患者家属考虑到患者高龄，不进一步行冠脉造影检查，完善冠脉 CT 造影提示左冠主干局部管壁钙化斑块形成，局部管腔轻度狭窄，左前降支（LAD，左）、左回旋支（LCX，中）、右冠状动脉（RCA，右）局部管壁混合斑块形成，局部管腔呈轻度狭窄（图 2-25）。经积极控制血压、抗心

衰治疗 1 周后患者症状明显改善，血压控制正常，120/80 mmHg 左右，复查心电图基本恢复入院时表现(图 2-26)，复查超声心动图左室射血分数较前改善，LVEF 46%。最终诊断：高血压心脏病，高血压急症，急性左心衰合并肺水肿，2 型糖尿病，慢性肾功能不全。

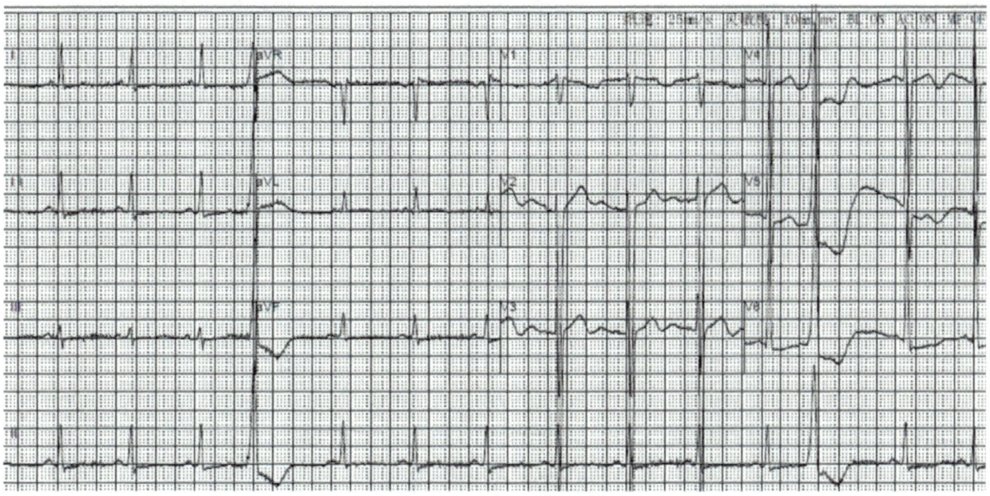

**图 2-22　心电图检查**

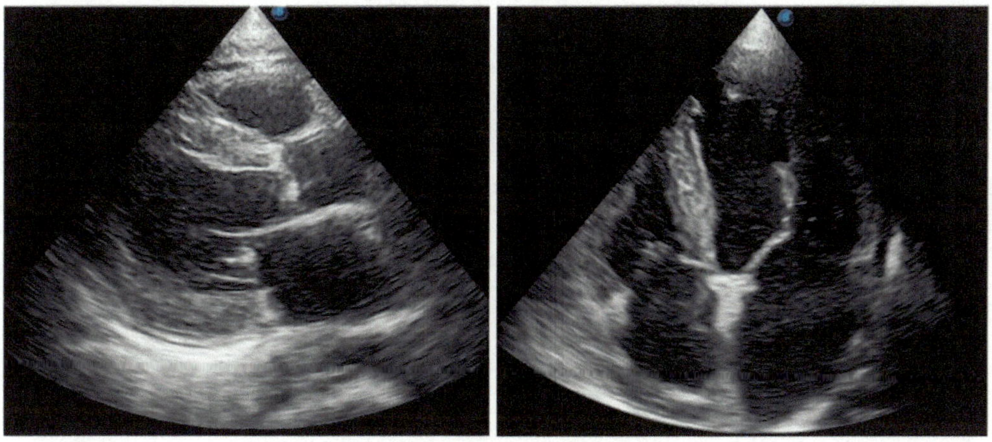

**图 2-23　超声心动图检查**

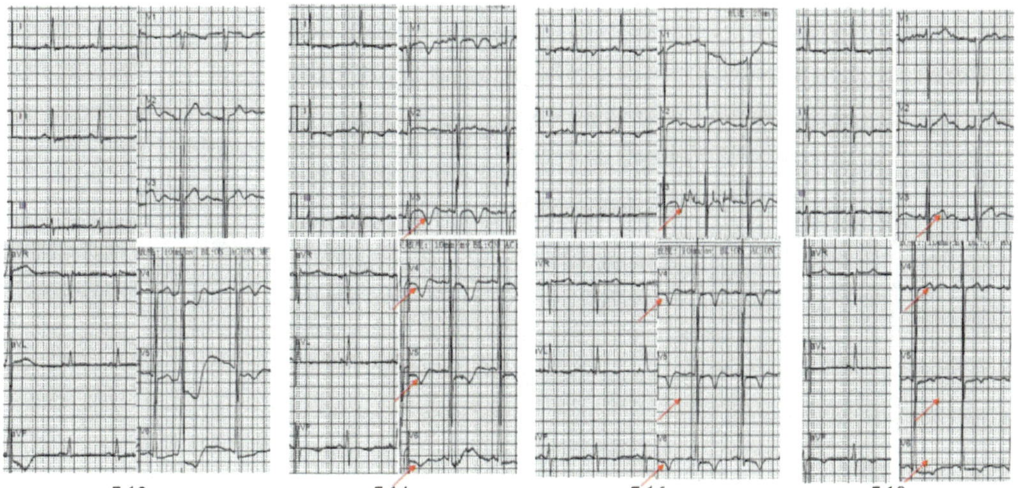

7.13　　7.14　　7.16　　7.18

提示胸前导联 T 波动态改变

**图 2-24　随访心电图**

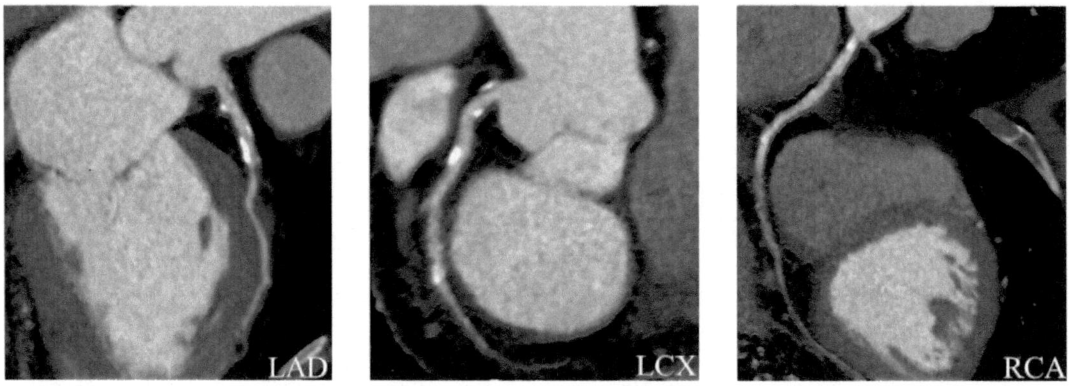


**图 2-25 冠状动脉 CT 造影检查**

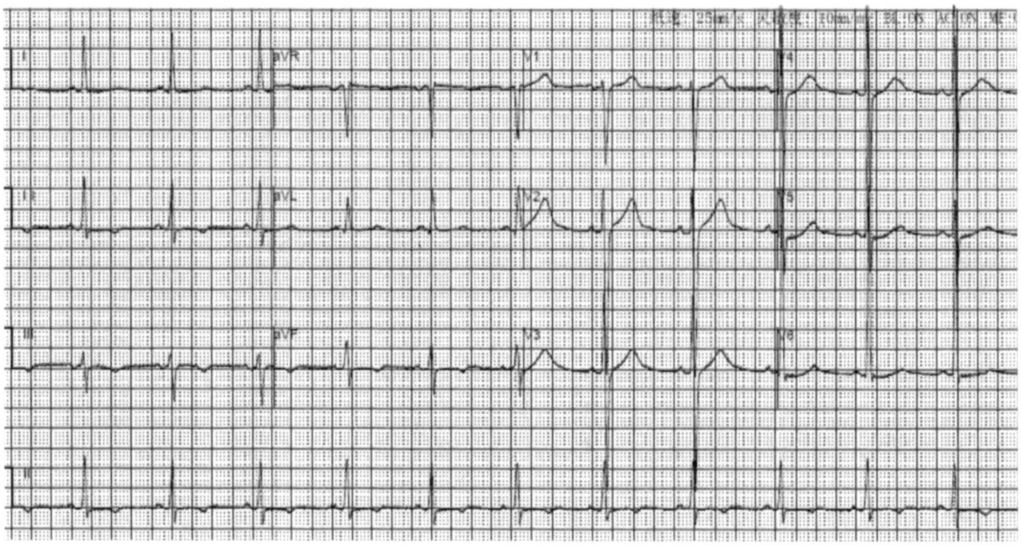

**图 2-26 出院前复查心电图**

## 病例分析

本例为老年男性，因急性左心衰合并肺水肿入院。首先我们按照《2016 年 ESC 急性和慢性心力衰竭诊断和治疗指南》[1]推荐的 CHAMP-IT 原则快速识别和处理引起急性心衰的病因或诱因：C 指急性冠脉综合征，H 为高血压急症，A 为严重心律失常，M 为急性机械性损伤，P 为急性肺栓塞，I 为急性感染，T 为心包压塞。结合患者入院时心电图、超声心动图、D-二聚体、炎症指标等检查，AMP-IT 所致可能性不大。患者既往有高血压病史、血压控制不佳、就诊时血压显著升高，高血压急症所致急性心衰不能排除；患者高龄、有高血压、糖尿病史，肌钙蛋白 T 指标升高，急性冠脉综合征亦不能完全除外。入院第二天患者心电图表现为胸前导联 T 波明显倒置，需考虑急性冠脉综合征，家属考虑到患者高龄、一般状况欠佳，不打算进一步行冠脉造影有创检查，完善冠脉 CTA 提示 LAD、LCX、RCA 有不同程度斑块形成及狭窄，但未见冠脉管腔闭塞，虽然患者有冠心病、冠脉狭窄的基础，这种稳定性冠脉狭窄在未发生急性血栓形成或管腔闭塞的情况下导致突发胸前导联 T 波倒置，这似乎很难解释。再次回顾患者的病史特点，患者有高血压病史、血压控制不佳、心电图提示左室高电压，超声心动图提示左室壁增厚，让我们再次确信该患者急性心衰由高血压急症所致可能。

那么为何住院第二天出现胸前导联 T 波倒置，且持续数天后基本恢复入院前心电图表现呢？为此，我们查阅了相关文献与资料，确实早年就有报道高血压急症（或其他非冠脉缺血性疾病）所致急性肺水肿患者出现胸前导联 T 波动态改变[2-4]的病例，类似本文中患者的心电图表现。急性肺水肿所致胸前导联 T 波动态变化的发生机制目前尚不明确，有学者提出可能与心内膜下心肌缺血有关[3]：①肥厚的心室肌、升高的收缩压、射血分数延长均增加心肌耗氧；②冠脉分支压力增加、舒张期缩短、左室舒张末期压力增加使冠脉灌注压降低，引起心肌灌注受损，心肌氧供与需求失衡，以上因素均可致心内膜下心肌缺血；肺水肿时肺血管阻力突然增加可能会引起继发性右室压力负荷增加，可解释虽经积极改善供氧、减轻肺水肿治疗，心电图变化在发病几小时后发生且持续数天。也有人提出心脏交感神经急剧兴奋参与此心电图变化[2]。

引起心衰的病因有多种，应快速识别及处理急危重病因或诱因。导致 T 波变化的因素亦有多种，不是所有 T 波动态改变均以急性冠脉综合征解释。

（夏盼盼　孙育民）

## 参考文献

[1] Ponikowski P, Voors AA, Anker SD, et al. 2016 ESC Guidelines for the diagnosis and treatment of acute and chronic heart failure. Eur Heart J, 2016, 74(10): 1037-1147.

[2] Littmann L. Large T wave inversion and QT prolongation associated with pulmonary edema: a report of nine cases. J Am Coll Cardiol, 1999, 34(4): 1106-1110.

[3] Pascale P, Quartenoud B, Stauffer JC. Isolated large inverted T wave in pulmonary edema due to hypertensive crisis: a novel electrocardiographic phenomenon mimicking ischemia? Clin Res Cardiol, 2007, 96(5): 288-294.

[4] Tampakis K, Makris N, Kontogiannis C, et al. Late T-wave inversion following resolution of non-ischemic acute pulmonary edema. Clin Case Rep, 2018, 7(1): 224-226.

# 6 胸闷气促、心肌梗死、P波增宽

## 临床资料

患者，男，70岁。2018年2月因急性心肌梗死行冠脉造影提示回旋支中段急性闭塞，植入支架1枚，术后予正规药物治疗。1年后复查冠脉造影提示左回旋支支架内无再狭窄，左前降支心肌桥，右冠轻度病变（图2-27）。2020年6月出现活动后胸闷、气短，伴颜面、双下肢浮肿、夜间高枕睡眠，至心内科门诊就诊，给予口服利尿剂治疗后好转。2020年9月上述症状再发，1个月内体重增加3 kg，高敏肌钙蛋白T（TNT）0.043 ng/mL（参考值0~0.014 ng/mL），氨基末端B型利钠肽前体（NT-proBNP）3719 pg/mL，入院予静脉利尿治疗后症状再次缓解。此后至2021年6月，因上述症状反复发作入院6次进行治疗。既往有高血压病史10余年；有2型糖尿病史1年；否认烟酒史。多次住院查体，除下肢浮肿外，无特殊发现。多次住院诊断：慢性心力衰竭（心衰）急性发作（射血分数保留型心衰）、陈旧性心肌梗死（冠状动脉支架植入术后）、高血压病、2型糖尿病。

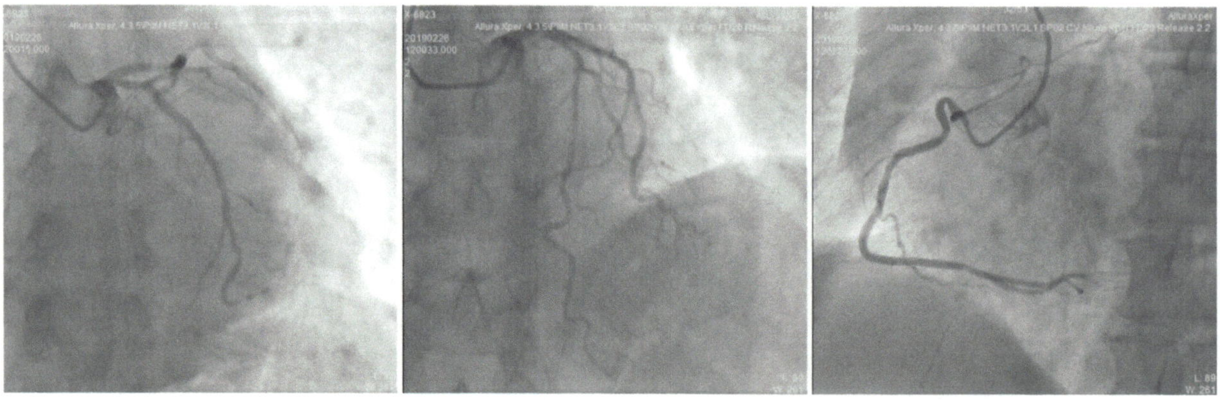

**图2-27　急性心肌梗死介入后1年复查冠脉造影图**

## 诊疗经过

患者心电图提示窦性心律，Ⅱ、Ⅲ、aVF、V2~V4导联ST段水平型压低0.05~0.1 mV伴T波浅倒，未见异常Q波（图2-28）。超声心动图示左心房前后径增大（42 mm），二尖瓣反流（轻中度），主动脉窦部增宽，主动脉瓣钙化伴反流（轻度），三尖瓣反流（轻中度），左心室收缩功能未见异常，左心室射血分数（LVEF）57%。患者反复因心衰加重入院，尽管既往有心肌梗死病史，但当时救治及时，心电图未遗留坏死性Q波，随访超声心动图提示心室收缩功能基本正常，且术后2年无任何不适症状，术后1年常规复查冠脉造影未见冠脉支架再狭窄以及其他病变明显进展，似乎用既往陈旧性心肌梗死的心室重构难以解释如此频繁发作的心衰。

那么究竟是何原因导致患者心衰发作呢？我们仔细审阅其心电图，发现患者心房P波异常增宽，达140 ms（图2-29），再次观察超声心动图，见A波截尾现象，提示二尖瓣提前关闭（图2-30）。应用Swan-

Ganz 导管行右心导管检查，测得肺毛细血管楔压（PAWP）明显升高，达 30 mmHg。

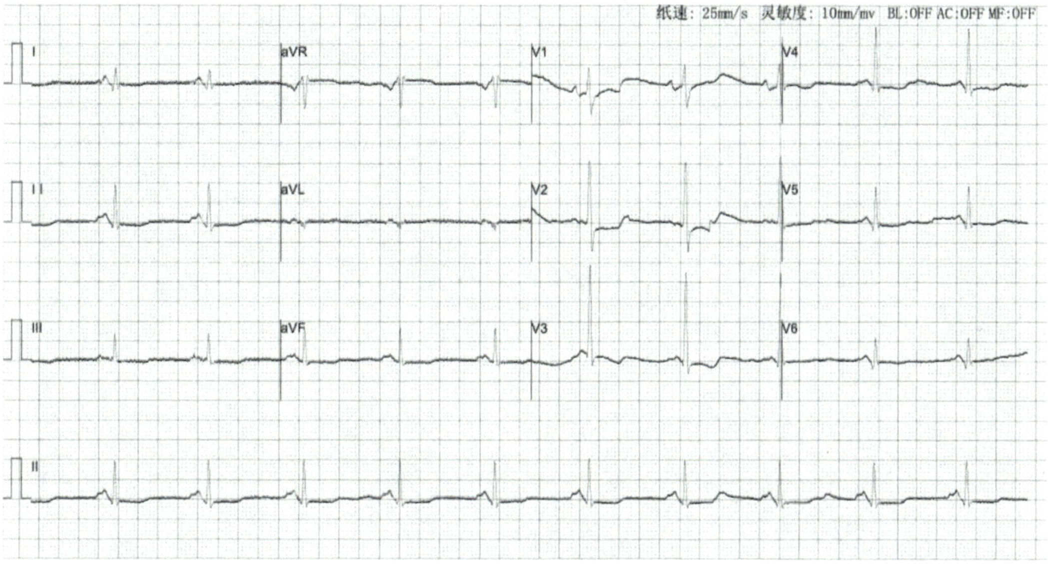


**图 2–28　体表心电图**

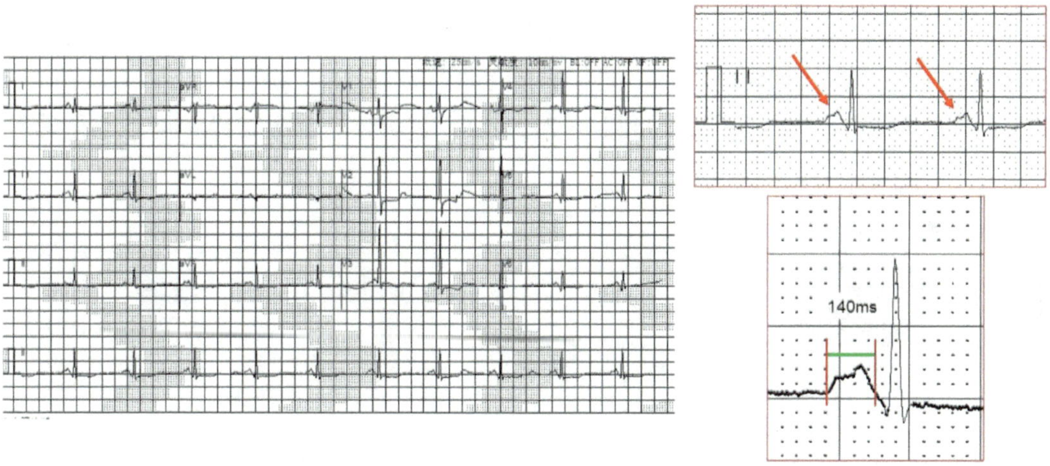


提示 P 波明显增宽（箭头）

**图 2–29　心电图 II 导联的 P 波截图**

## 病例分析

射血分数保留心力衰竭（HFPEF）是慢性心力衰竭的常见类型，其临床危害性与射血分数降低心力衰竭相当。迄今为止，因其确切的发病机制仍未完全阐明，目前占主导地位的仍是心室异常学说，如心室肌僵硬致顺应性减退等。晚近，Bisbal 等[1]撰文提出心房衰竭的概念，其定义为在缺乏显著瓣膜或者心室结构和（或）功能异常的情况下，任何形式的心房功能障碍［如解剖学、机械功能、电传导功能、和（或）血流动力学改变］导致心脏功能受损、出现或加重临床症状、生活质量或预期寿命下降。左心房在左心室充盈和全心功能中扮演了重要的角色，适时的房室耦联传导对左心室的舒张期充盈至关重要。在左心室收缩期和等容舒张期肺静脉血液流入到左心房（左心房此时起蓄血功能，容量可达左心室每搏输出量的 40%～50%）。在左心室舒张期，血液从左心房被动转运到左心室（左心房此时起管道功能，转运容量可达左心室每搏输出量的 20%～30%），继之左心房主动收缩，转运剩余的血液至左心室（此时左心房起泵血功能，部

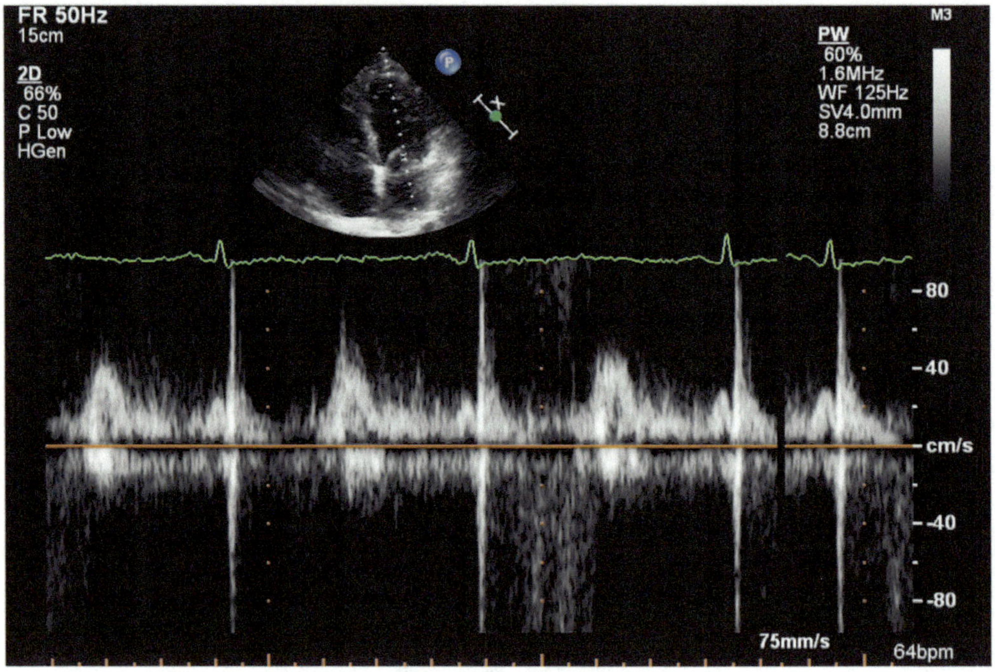


提示 A 波截尾现象

**图 2-30　超声心动图**

分血液亦由于压力作用逆流至肺静脉）。心房的蓄血和管道功能受心房的顺应性、心室松弛度和二尖瓣压力阶差影响。心房衰竭的病因和发病机制如图 2-31，其中心房电传导功能异常亦成为近来研究的热点之一[2]。

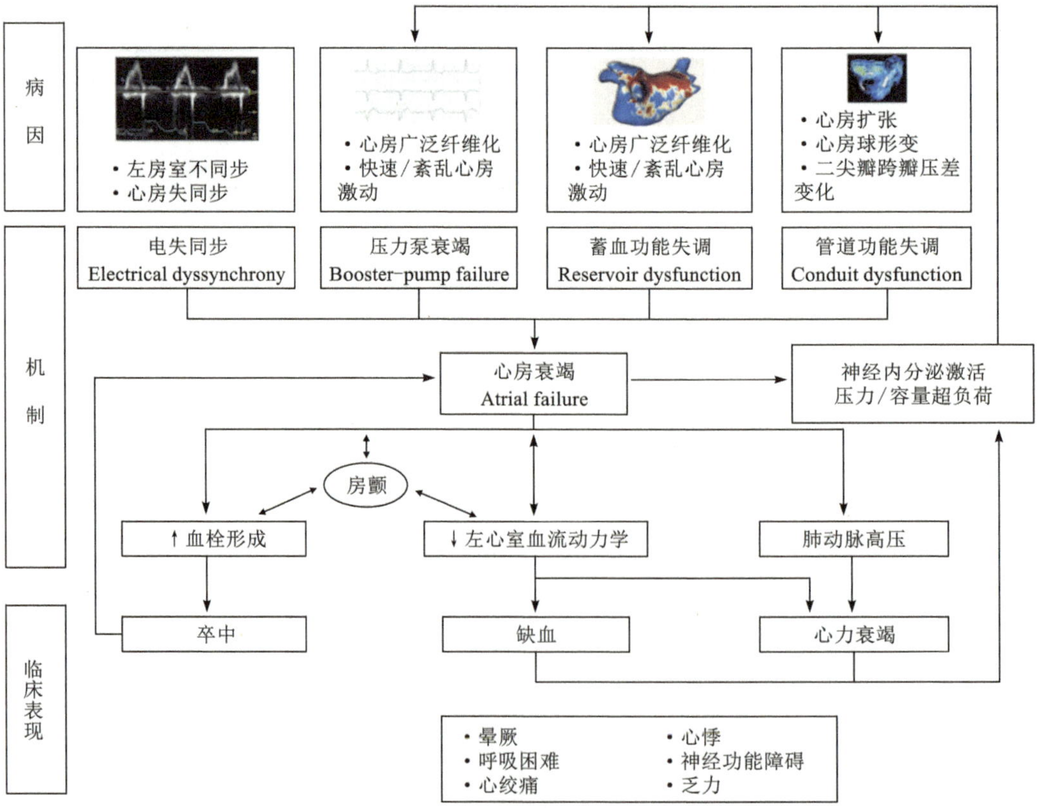


**图 2-31　心房衰竭的病因和机制示意图**

目前已知右心房至左心房间有 4 条电传导通路，即 Bachmann 束、冠状静脉窦附近心房下部肌束、卵圆窝处的穿间隔纤维、毗邻右侧肺静脉后侧的穿间隔纤维。研究显示[3]，窦性心律下的心房传导通路绝大多数为单一通过 Bachmann 束传导，平均右心房到左心房的电传导时间为 60~70 ms，当 P 波时限≥110 ms 时为心房传导延迟（IACD）。文献报道在心内科住院患者中心房间传导时间延长概率可高达 40%~50%，并随年龄增长而增加。当传导时间超过 120 ms 时，可诊断为心房间传导阻滞，在体表心电图表现为 P 波时限增宽。当 P 波时限≥120 ms，称为部分性心房间传导阻滞；当心房间传导延迟进一步导致左心房复极方向受累，于体表心电图可检获下壁导联出现 P 波正负双向时，则为进展性心房间传导阻滞；而两心房激动完全分离，称为完全性心房间传导阻滞。

既往探索性研究显示，心房间传导延迟可能会导致 HFPEF。Eicher 等[4]研究选取了 7 名诊断为 HFPEF 的患者（伴有心电图证实的 IACD 及超声心动图显示延迟及被中断的二尖瓣 A 波），超声心动图结果显示，平均心房间机械延迟时间（二尖瓣和三尖瓣 A 波起始之间的时间差）为 106 ms，所有患者呈限制性二尖瓣多普勒特征，E/A 及 E/e' 比值均升高，A 波持续/减速时间降低，左心房容积增加。作者分析，IACD 可导致左心房收缩延迟，从而导致左心房排空时间缩短，长期引起左心房充盈压升高及左心房顺应性下降，严重的 IACD 可导致左心房收缩明显延迟，而此时左心房收缩时二尖瓣已处于接近关闭状态（左房室间传导时间较短），产生类似二尖瓣狭窄的血流动力学效应，因此作者提出“心房失同步综合征”的概念。本例结合心电图、超声心动图以及右心导管检查，推测其心衰发作与心房间传导延迟导致的“心房失同步”有关。

（顾慧慧　孙育民）

## 参考文献

[1] Bisbal F, Baranchuk A, Braunwald E, et al. Atrial failure as a clinical entity. J Am Coll Cardiol, 2020, 75(2): 222-232.

[2] Kharbanda RK, Özdemir EH, Taverne YJHJ, et al. Current concepts of anatomy, electrophysiology, and therapeutic implications of the interatrial septum. JACC Clin Electrophysiol, 2019, 5(6): 647-656.

[3] Knol WG, Teuwen CP, Kleinrensink GJ, et al. The Bachmann bundle and interatrial conduction: comparing atrial morphology to electrical activity. Heart Rhythm, 2019, 16(4): 606-614.

[4] Eicher JC, Laurent G, Mathé A, et al. Atrialdyssynchrony syndrome: an overlooked phenomenon and a potential cause of “diastolic” heart failure. Eur J Heart Fail, 2012, 14(3): 248-258.

# 7 活动后胸闷、乳头肌肥厚

## 临床资料

患者，女，78 岁。因“活动后胸闷 1 年余”入院。患者 1 年余前出现活动后胸闷，伴有心前区压迫感，休息后可逐渐缓解，无胸痛，无咳嗽咳痰，无发热，无黑矇晕厥。既往心电图提示窦性心律，ST-T 改变(前壁、侧壁导联 T 波倒置)。既往否认高血压病史、糖尿病及吸烟史。查体：血压 126/80 mmHg，神志清楚，呼吸平稳，口唇无发绀，颈静脉无怒张；两肺呼吸音清，未闻及干湿啰音；心界正常，心率 80 次/min，心律齐，心音正常，各心脏瓣膜区未闻及杂音；腹部柔软，肝脏肋下未触及；下肢无浮肿。初步诊断为劳力性心绞痛可能。

## 诊疗经过

患者入我科后完善相关检查，血常规、肝肾功能、血脂、心肌酶谱、甲状腺功能、炎症指标、自身免疫抗体、肿瘤标志物等均基本正常。心电图提示窦性心律，ST-T 改变：以 R 波为主导联 ST 段压低 0.05~0.2 mV 伴 T 波低平、倒置(图 2-32)。经胸超声心动图检查提示前外侧乳头肌增厚、乳头肌附着处心室壁与同部位室壁厚度比>1.5，乳头肌肥厚型心肌病可能，左心室射血分数(LVEF)64%。冠状动脉造影提示右冠优势型冠脉，左主干、前降支、回旋支未见明显狭窄，可见前降支-左室瘘，右冠未见异常，左心室压力 103/9 mmHg，左心室运动未见异常，心尖肥厚可能(图 2-33)。心脏磁共振(CMR)提示左室前乳头肌肥厚，左室短轴层面见前乳头肌直径约 12 mm(图 2-34)。诊断为乳头肌肥厚型心肌病。

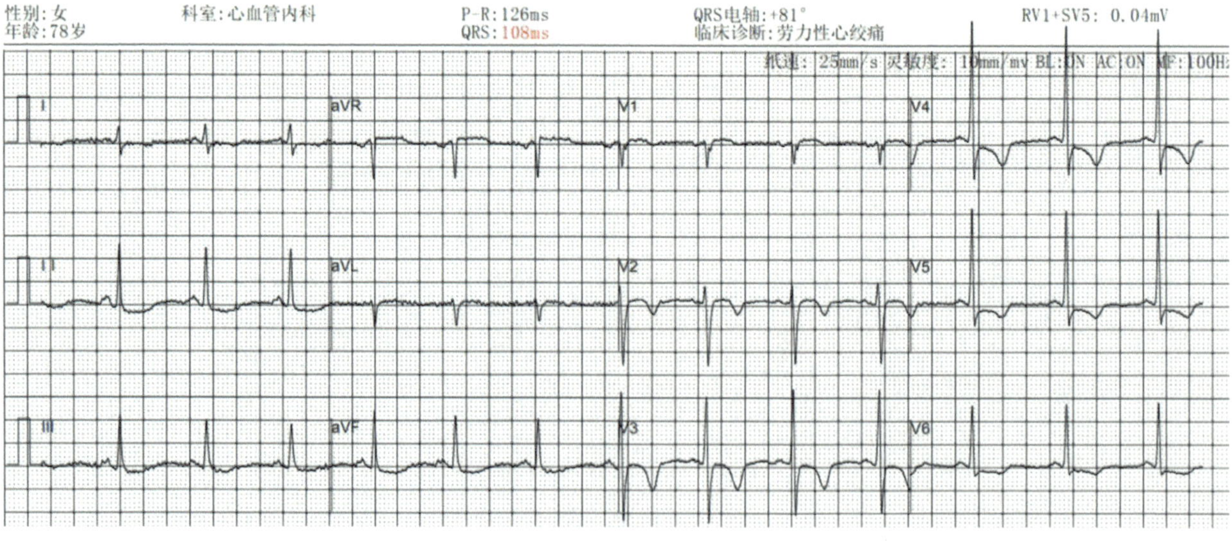


提示窦性心律，ST-T 改变

**图 2-32 体表心电图**

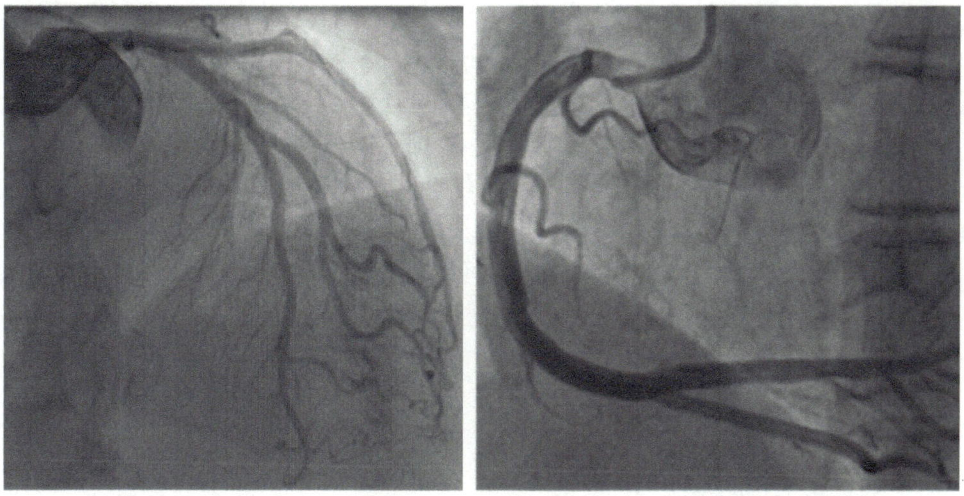

提示未见明显冠状动脉狭窄

**图 2-33　冠状动脉造影图**

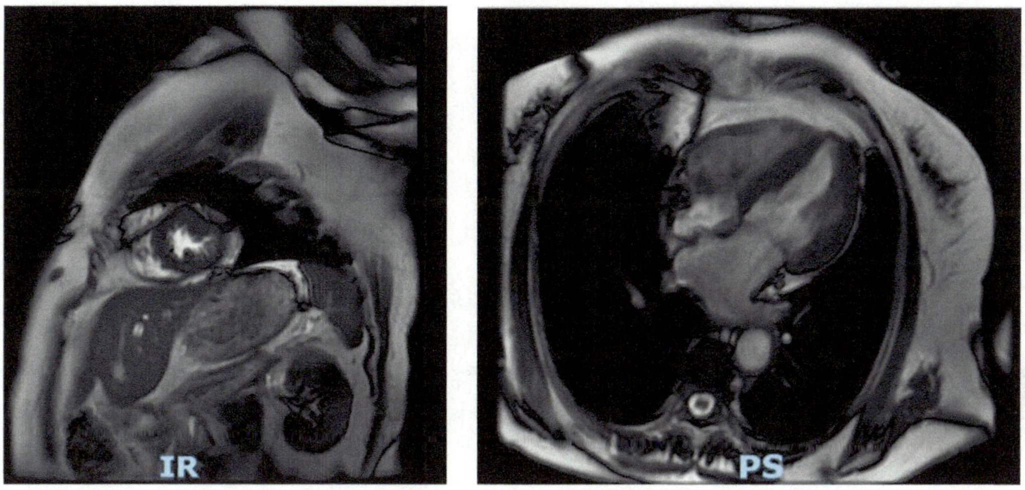


左图提示左室短轴层面见前乳头肌直径约 12 mm，右图提示左室前乳头肌肥厚

**图 2-34　心脏磁共振图**

## 病例分析

心肌异常肥厚是肥厚型心肌病(HCM)最为典型的特征，通常认为舒张末期室壁厚度≥15 mm 和(或)肥厚室壁与正常室壁厚度比值≥1.5，即可诊断肥厚型心肌病。根据左心室肥厚部位可分为室间隔肥厚型心肌病、心尖部肥厚型心肌病及乳头肌肥厚型心肌病。前两种形态的 HCM 比较常见，室间隔肥厚型心肌病常表现为室间隔和左心室前壁同时受累，基底段尤其明显，约 70%，室间隔基底段肥厚通常会引起左心室流出道狭窄及梗阻。心尖部肥厚型心肌病为乳头肌水平以下的心尖部心肌肥厚，约占 10%，典型表现为心尖部均匀对称性增厚引起左心室变形，出现类似扑克牌中“黑桃尖”的表现。乳头肌肥厚型心肌病的发病率较低，其相关报道仍以个案为主。刘博等[1]报道在 13711 例行超声心动图或 CMR 检查者中，最后诊断为乳头肌肥厚型心肌病的患者 21 例。乳头肌肥厚型心肌病定义为左心室至少有 1 个乳头肌舒张末径最大直径≥11 mm[2]。其临床特点缺乏特异性，可表现为胸闷、胸痛、气短等，也可无明显症状，二尖瓣听诊区可闻及收缩期杂音，心电图可正常或者出现 T 波倒置，CMR 可发现其他检查容易遗漏的乳头肌肥厚的表现。目前临床上缺乏特异性治疗，因可能导致不明原因的猝死，需要动态观察[3]。

HCM 的心电图表现具有一定的特异性，如左室高电压、T 波倒置、ST 段异常等。目前对于既往容易忽略的心尖部心肌肥厚认知也越来越充分，夏盼盼等[4]的研究显示，aVR 导联 T 波直立与胸前导联 T 波倒置是心尖肥厚的重要特征。但乳头肌肥厚目前仍容易遗漏，对于遇到本文患者这样常规检查难以解释的异常心电图表现时，可考虑进一步行 CMR 排除乳头肌肥厚的可能。

对于心肌肥厚的病例，应具体分析其病因，包括获得性和遗传性病因，获得性病因包括继发于血液动力学障碍如高血压、主动脉瓣狭窄、主动脉缩窄等及继发于内分泌疾病如肢端肥大症、嗜铬细胞瘤、甲状旁腺功能亢进等；遗传性病因包括编码心肌肌节蛋白的基因突变引起心肌肥厚，即 HCM，另一部分为编码心肌肌节蛋白以外基因突变引起的全身疾病累及心脏伴心肌肥厚，具体病因见图 2-35。

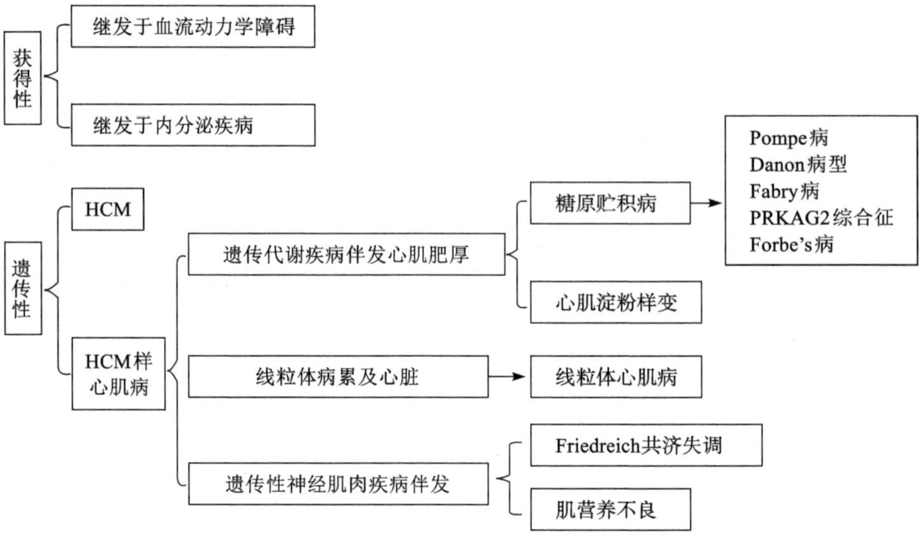


**图 2-35　心肌肥厚病因分类**

对临床遇到本文患者这样难以解释的心电图改变时，在寻找这些异常心电图的病因时，应高度怀疑心肌病的可能，尤其是肥厚型心肌病，同时不单要重视室间隔、心尖部位的筛查，更要进一步考虑乳头肌等平时容易忽略的心肌部位。

（曹宾　王骏）

## 参考文献

[1] 刘博，马爱群. 21 例乳头肌肥厚型心肌病的临床特点分析. 中国循环杂志，2016，31(9)：878-880.

[2] Ker J. Solitary papillary muscle hypertrophy：a new echo-electrocardiographic syndrome? A casereport. Angiology，2007，58(4)：502-503.

[3] Uhm JS，Youn JC，Lee HJ，et al. Accessory papillary muscles and papillary muscle hypertrophy are associated with sudden cardiac arrest of unknown cause. Int J Cardiol，2015，197：285-291.

[4] 夏盼盼，孙育民，连敏，等. aVR 导联 T 波直立：心尖肥厚的心电图特征. 生物医学工程学进展，2019，40(4)：226-230.

# 8 老年、活动后气促、心肌肥厚

## 临床资料

患者，男，64 岁。因“反复咳嗽 4 年余，阵发性胸闷 2 年伴活动后气促”入院。患者 2017 年开始无明显诱因下反复咳嗽，无明显咳痰，持续数月不缓解后至当地医院行胸片检查提示心影增大，肺部无明显特殊病变，县级医院超声心动图和冠脉 CT 造影未见明显异常，心电图报告缺失。给予口服药物治疗，仍反复咳嗽，时轻时重，至市级医院就诊，复查超声心动图提示左心室壁增厚，按“肥厚型心肌病、慢性心力衰竭（心衰）”治疗，规律口服美托洛尔、安体舒通、阿司匹林，但症状仍反复发作。2018 年至省级医院行超声心动图和心肌核素灌注成像检查，考虑“非梗阻性肥厚型心肌病”，治疗药物同前。2019 年开始出现阵发性胸闷不适，反复发作，与活动无关，持续时间长短不一，最长可持续数小时，无胸痛，伴活动后气促，夜间无端坐呼吸，下肢偶有浮肿，当地医院经皮冠脉造影检查未见异常。2020 年 9 月后症状明显加重，多次住院治疗心衰，胸部 CT 提示右侧胸腔积液、心包积液，氨基末端 B 型利钠肽前体（NT-proBNP）检查最高达 5880 pg/mL，心电图（图 2-36）提示窦性心动过缓，完全性右束支阻滞，肢体导联低电压，胸导联 T 波低平、倒置。2021 年初患者下肢浮肿明显加重，增量服用呋塞米和安体舒通无改善，期间 24 小时动态心电图检查提示窦性心律和交界性心律交替，平均心室率 70 次/min，予停用美托洛尔。2021 年 5 月至我院就诊。否认高血压、糖尿病、吸烟史，否认家族遗传性疾病史。查体：血压 96/62 mmHg，神志清楚，精神一般，口唇无发绀，两肺未闻及干湿啰音，心率 66 次/min，心音低，心律齐，各瓣膜区未闻及杂音，双下肢轻度浮肿。

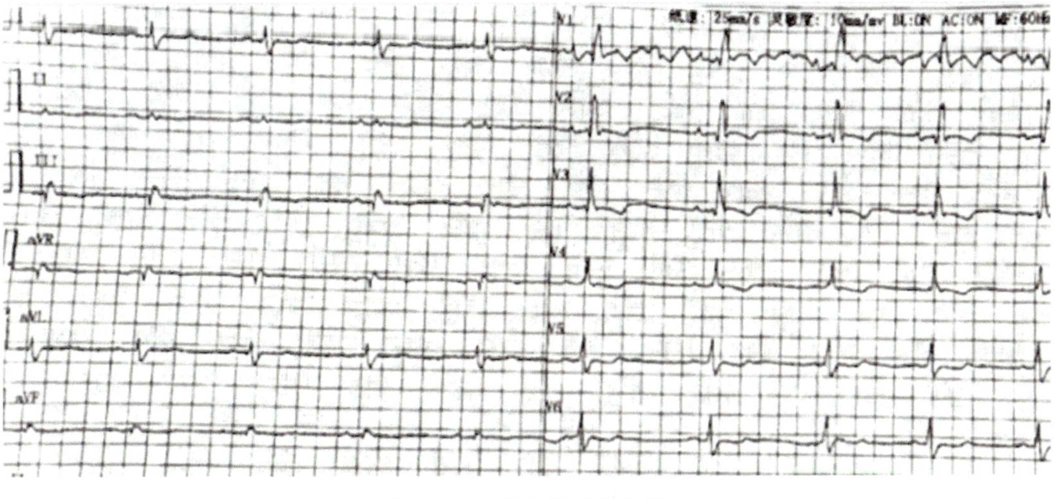


**图 2-36 外院体表心电图**

## 诊疗经过

入院后再次复查超声心动图主要提示双心房增大，左心室壁增厚（16~18 mm），左心室舒张末期内径 52 mm，左心室射血分数（LVEF）为 39%，中等量心包积液。结合心电图低电压和超声心动图左心室壁肥厚之不匹配表现，不排除淀粉样变性可能。遂行下唇黏膜组织活检，提示组织内局灶区间质嗜伊红染色增强，刚果红染色阳性，偏振光下呈苹果绿折射，考虑淀粉样变性(图 2-37)。外送标本行免疫电镜检查，提示转甲状腺素蛋白(TTR)型淀粉样变性，κ(-)，λ(-)。18F-AV45 PET/CT 检查提示心肌淀粉样蛋白异常沉积，左心室明显(图 2-38)。血清蛋白电泳示 Alb 51.8%，α1 4.2%，α2 8.4%，β1 2.0%，γ 23.6%。免疫固定电泳阴性，血 κ/λ 轻链比值 1.59(4.47/2.81 g/L)，游离 κ/λ 轻链 0.64(23.4/36.4 mg/L)。骨髓穿刺和活检形态学检查均未见明显异常，免疫组化未见明确轻链限制性表达，特殊染色：铁染色(+)，刚果红(+)，Masson(-)。基因检查提示存在 TTR 基因突变(图 2-39)。入院后考虑突变型转甲状腺素蛋白心脏淀粉样变(ATTRm-CA)伴慢性心力衰竭，给予利尿剂和氯苯唑酸软胶囊(61 mg，每天 1 次)口服治疗，但症状仍改善不明显，并在当地多次住院，半年后死于心力衰竭。

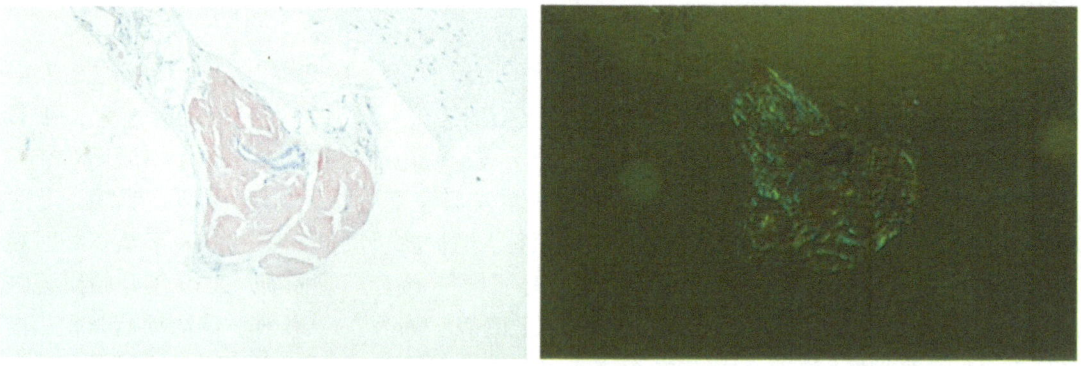

左图示组织内局灶区间质嗜伊红染色增强，刚果红染色阳性，右图示偏振光下呈苹果绿折射

**图 2-37　下唇黏膜组织病理检查**

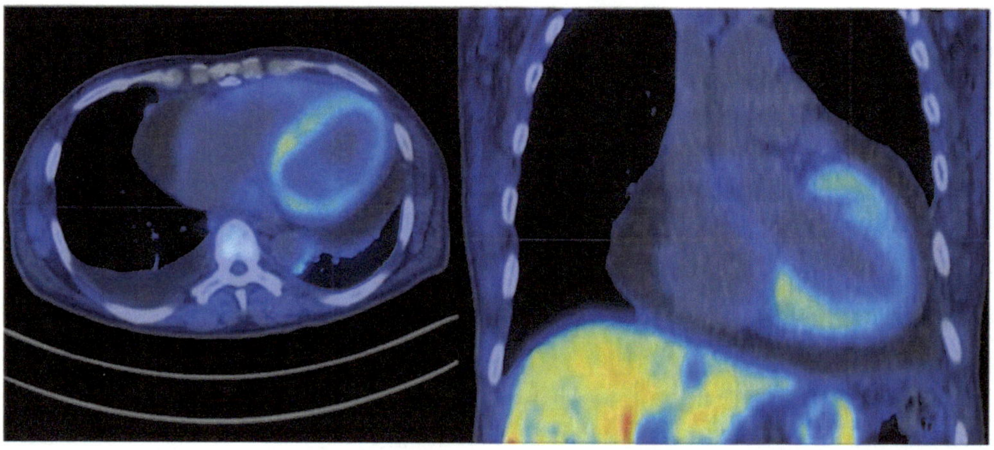

提示心肌淀粉样蛋白异常沉积，左心室明显

**图 2-38　18F-AV45 PET/CT 检查**

| 基因 | 染色体位置 | 位置 | 参考转录本:cDNA水平(蛋白水平) | 状态 | 变异分类 |
|---|---|---|---|---|---|
| TTR | chr18:29172905 | Exon2 | NM_000371.4:c.116C>A(p.Ala39Asp) | 杂合 | 意义未明 |

**所检测到的基因变异的解释：**

TTR　chr18:29172905　Exon2　NM_000371.4:c.116C>A(p.Ala39Asp)

该变异为错义突变（预计会使所编码蛋白质第39位的氨基酸由Ala变为Asp）。有文献报道在淀粉样变性患者中检测到该变异；千人基因组(1000g2015aug_ALL)、ESP6500siv2_ALL和dbSNP147数据库均未见收录；生物信息学软件预测其致病可能性较高，但软件预测结果仅供参考。综合考虑，认为该变异临床意义未明。[Schönland (2012) Blood 119: 488 PubMed: 22106346//Ferreira (2013) PLoS One 8: e82484 PubMed: 24358189]

备注：

因采用的参考序列不同，参考文献中p.(Ala19Asp)即p.(Ala39Asp)。

**图 2-39　全外显子测序结果**

## 病例分析

转甲状腺素蛋白心脏淀粉样变是除免疫球蛋白轻链心脏淀粉样变之外最常见的心脏淀粉样变，在老年人群中更为多见。TTR 主要由肝脏产生，由 127 个氨基酸组成，正常情况下为可溶性四聚体，不会形成淀粉样纤维，当衰老(野生型)或者 TTR 基因单个核苷酸发生突变(突变型)时，四聚体状态的 TTR 解离为单体，随后错误折叠为淀粉样纤维沉积于组织中，导致淀粉样变。当淀粉样变沉积在心肌间质时，会最终导致心肌病变，使心功能恶化。

根据是否存在相关基因突变情况，转甲状腺素蛋白心脏淀粉样变分为野生型和突变型，ATTRm-CA 为常染色体显性遗传病，突变基因以 Val30Met 和 Val1221Ile 常见。一项注册研究显示，ATTRm-CA 患者中突变型比例较高，但地域差异明显，美国突变型占 51%，欧洲突变型占 95%。ATTRm-CA 起病隐匿，症状通常易混淆，而被误诊或漏诊。Damy 等研究显示，在最初诊断为肥厚型心肌病的患者中，通过基因检测发现有 5% 为 ATTRm-CA。ATTRm-CA 的临床表现可分为心脏方面表现和心脏外表现，前者包括心力衰竭和心律失常。心力衰竭主要是限制型心肌病表现，超声心动图检查可出现心肌肥厚、心房增大，LVEF 通常大于 50%，但后期 LVEF 亦会降低。心律失常可表现为心房颤动、心房扑动和传导阻滞，有研究显示，ATTRm-CA 传导阻滞发生率为 74%，心房颤动发生率为 52%。此外，还有心室血栓、主动脉瓣狭窄、直立性低血压等表现。心脏外表现包括多发周围神经病变(比如肢体感觉、运动障碍等)、自主神经功能障碍(比如出汗少、便秘、腹泻、尿潴留等)、眼部病变(比如玻璃体混浊、青光眼、角膜炎等)、中枢神经系统受累(比如癫痫、脑出血、痴呆等)、腕管综合征和肾脏病变等。心脏淀粉样变的心电图和超声心动图表现可出现矛盾，即心电图低电压表现，但超声心动图却提示心肌肥厚，此时需高度警惕心脏淀粉样变的可能。ATTRm-CA 的诊断流程图如图 2-40。

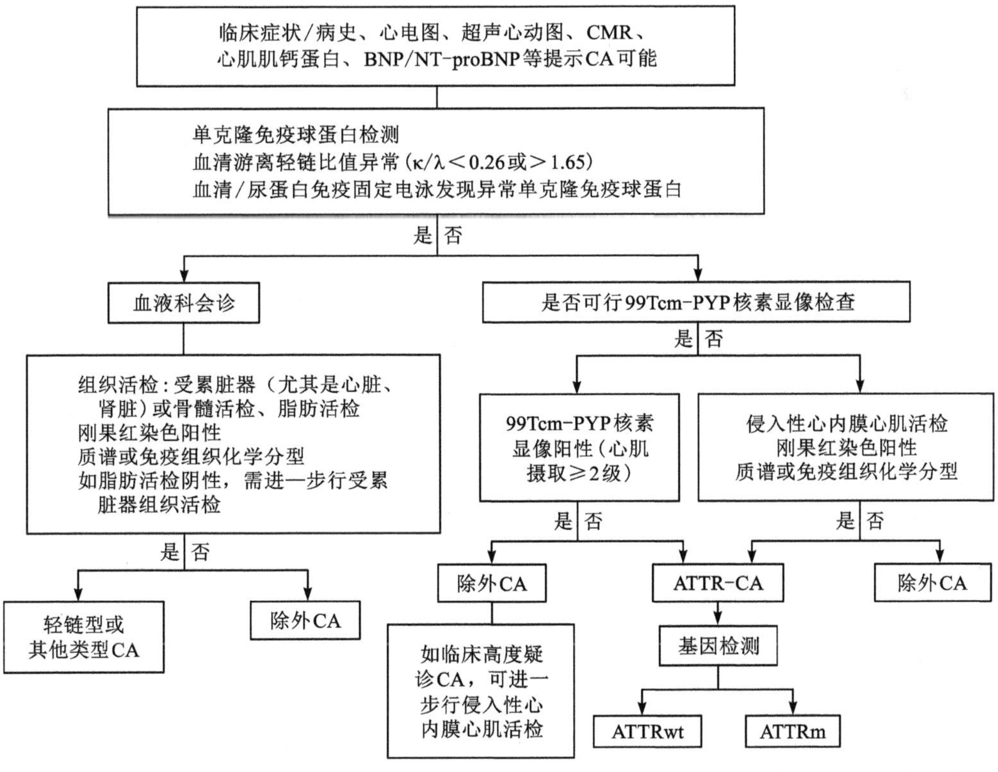


CMR：心脏磁共振成像，BNP：B型利钠肽，NT-proBNP：氨基末端B型利钠肽前体，CA：心脏淀粉样变，99Tcm-PYP：99Tcm焦磷酸盐，ATR-CA：转甲状腺素蛋白心脏淀粉样变，ATTRwt：野生型转甲状腺素蛋白淀粉样变，ATTRm：突变型转甲状腺素蛋白淀粉样变

**图 2-40　转甲状腺素蛋白心脏淀粉样变的诊断流程图**

本例病程迁延数年，辗转多家医院，均诊断为肥厚型心肌病。本次至我院就诊发现心电图低电压和超声心动图提示的心肌肥厚存在矛盾之处，无法用肥厚型心肌病解释，遂怀疑心脏淀粉样变可能，最终通过唇黏膜活检、PET/CT 检查以及基因检测，明确了诊断。遗憾的是，由于误诊时间过长，尽管使用了目前唯一有证据改善 ATTRm-CA 预后的药物氯苯唑酸（tafamidis），但仍短期内死于进展性心力衰竭。

（孙育民）

## 参考文献

[1] 中华医学会心血管病学分会心力衰竭学组. 转甲状腺素蛋白心脏淀粉样变诊断与治疗中国专家共识. 中华心血管病杂志，2021，49(4)：324-332.

[2] Coelho T, Maurer MS, Suhr OB. THAOS-the Transthyretin Amyloidosis Outcomes Survey: initial report on clinical manifestations in patients with hereditary and wild-type transthyretin amyloidosis. Curr Med Res Opin, 2013, 29(1): 63-76.

[3] Damy T, Kristen AV, Suhr OB, et al. Transthyretin cardiac amyloidosis in continental Western Europe: an insight through the Transthyretin Amyloidosis Outcomes Survey (THAOS). Eur Heart J, 2019: ehz173.

[4] Damy T, Costes B, Hagège AA, et al. Prevalence and clinical phenotype of hereditary transthyretin amyloid cardiomyopathy in patients with increased left ventricular wall thickness. Eur Heart J, 2016, 37(23): 1826-1834.

[5] Maurer MS, Schwartz JH, Gundapaneni B, et al. Tafamidis treatment for patients with transthyretin amyloid cardiomyopathy. N Engl J Med, 2018, 379(11): 1007-1016.

# 9 运动后意识丧失、心肌肥厚

## 临床资料

患者，男，52 岁。因“突发胸闷伴意识丧失 2 小时”就诊于我院急诊。患者于入院当天晨起打羽毛球约 40 分钟时突发胸闷、呼吸困难、头晕、面色苍白，随即意识丧失、呼吸减弱，队友立即对其行持续性心肺复苏，约 15 分钟后患者恢复自主呼吸，120 救护人员到达现场后行即刻心电图检查提示心室颤动(图 2-41)，紧急电除颤后患者恢复心跳和自主呼吸，患者意识恢复后自觉胸闷缓解，仍有乏力感。送至我院急诊后行心电图检查提示窦性心律，左心室高电压，ST-T 改变：以 R 波为主的导联见 ST 段压低 0.05~0.4 mV 伴 T 波低平、倒置 0.1~0.2 mV(图 2-42)。心肌酶学检查除肌钙蛋白 T 升高至 0.06 ng/mL 外(参考值 0~0.014 ng/mL)，其余正常。急诊冠状动脉造影检查提示未见明显冠脉狭窄(图 2-43)。患者 3 年前体检发现心肌肥厚，表现为室间隔及心尖部增厚，左心室射血分数(LVEF)64%。否认糖尿病、高血压及吸烟史。查体：血压 128/70 mmHg，神志清楚，呼吸平稳；口唇无发绀，双侧颈静脉无怒张；两肺呼吸音粗，未闻及干湿性啰音；心率 62 次/min，心律齐，心音正常，各心脏瓣膜区未闻及杂音；腹部平软，肝脏肋下未触及；双下肢无浮肿。初步诊断：心室颤动、心源性晕厥、心肺复苏成功、肥厚型心肌病可能。

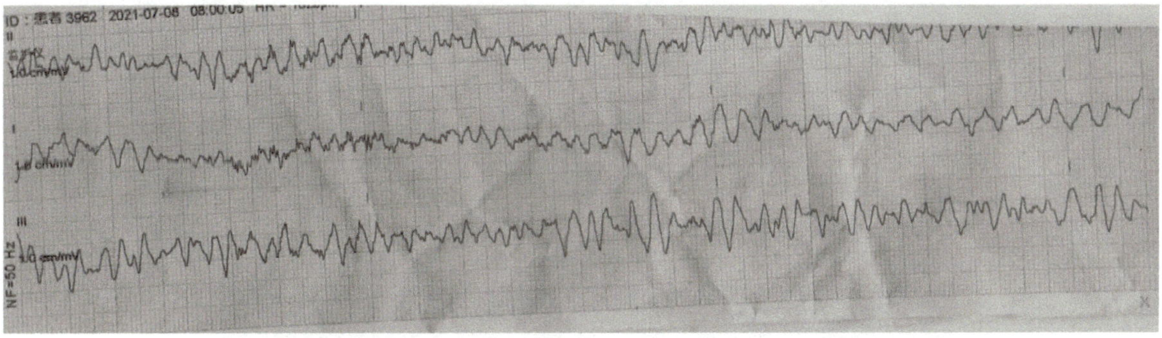


提示心室颤动

**图 2-41 120 现场心电图截图**

## 诊疗经过

患者收入我科进一步诊治，血常规、甲状腺功能、免疫指标、肿瘤标志物基本正常。肝功能检查谷丙转氨酶 239 U/L，谷草转氨酶 127 U/L，经保肝治疗后恢复正常。经胸超声心动图检查提示非梗阻性肥厚型心肌病(室间隔基底部增厚约 17 mm)，二尖瓣轻度反流，三尖瓣轻度反流，LVEF 61%(图 2-44)。患者本人及其儿子基因检测未见异常突变。考虑非梗阻性肥厚型心肌病所致心室颤动、心源性晕厥，具有心脏转复除颤器(ICD)植入 I 类指征，与患者及家属沟通后行单腔 ICD 植入，并予以美托洛尔缓释片减少心肌耗氧。术后随访患者病情平稳，ICD 程控参数正常。2023 年 2 月 19 日患者再次打羽毛球后发生短暂意识丧失，自行苏醒，至医院程控起搏器，提示发生心室颤动，ICD 自动除颤 1 次成功(图 2-45)，遂增加美托洛尔缓释片剂量至每天 95 mg，嘱禁忌剧烈运动。

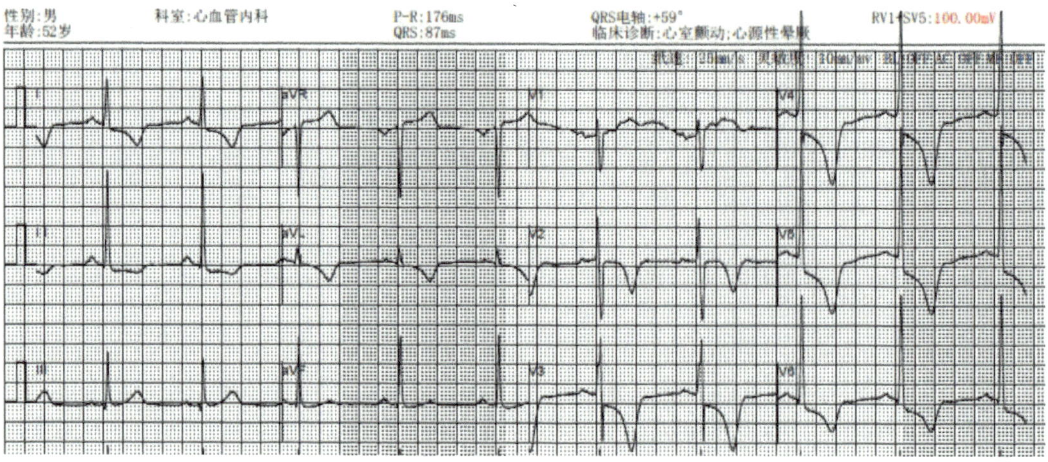


提示窦性心律，左心室高电压，ST-T 改变

**图 2-42　急诊体表心电图**

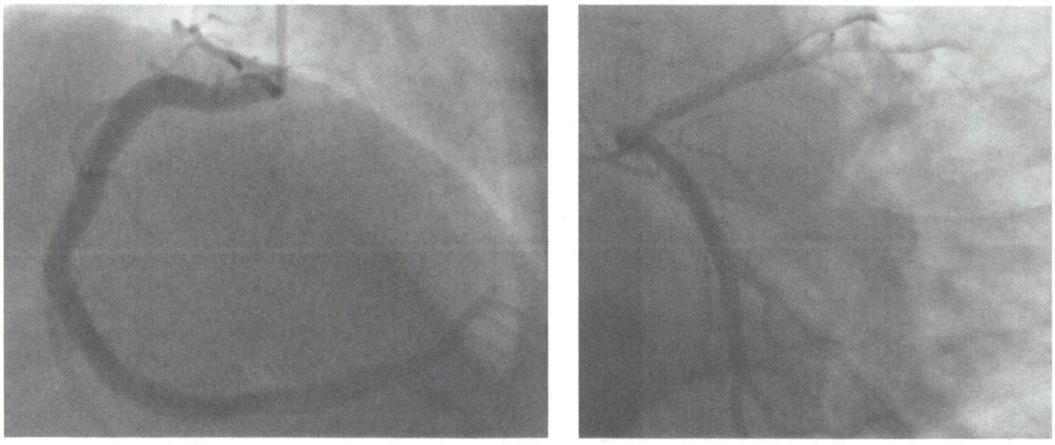

提示未见明显冠脉狭窄

**图 2-43　冠状动脉造影图**

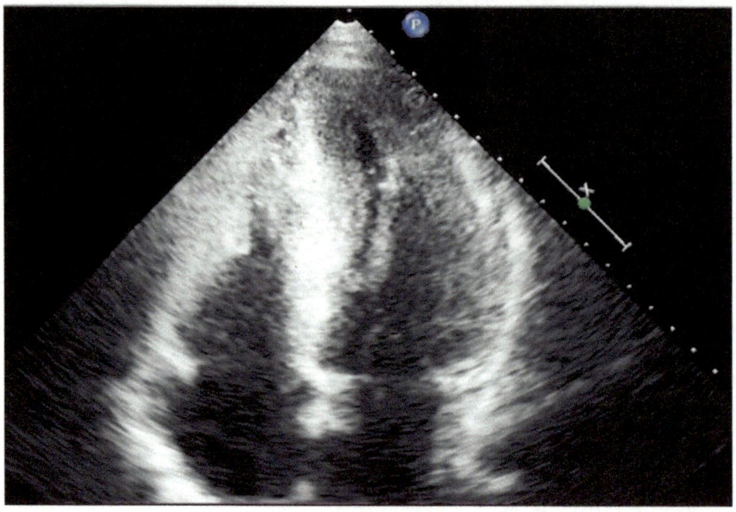

提示室间隔肥厚

**图 2-44　超声心动图**

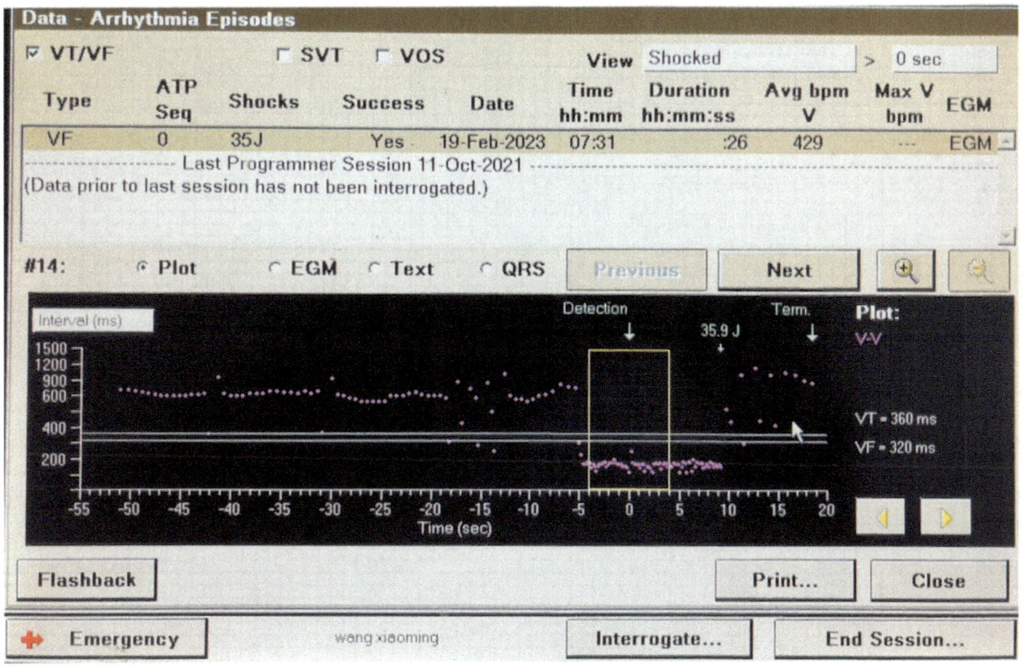


提示成功除颤

**图 2-45　再发意识障碍后 ICD 程控**

## 病例分析

肥厚型心肌病(HCM)是一种以左心室肥厚为主要表现的原发性心肌病，是最常见的遗传性心肌病，也是青少年和运动员发生心脏性猝死(SCD)的首要原因。其病因大部分(40%~60%)是由编码心肌肌小节蛋白的基因突变引起，少数(5%~10%)是由其他基因突变或非遗传疾病导致，还有部分(25%~30%)病因尚不明确。其临床表现主要为胸痛、呼吸困难、心悸、晕厥，少数可能发生 SCD，也有部分患者无任何症状。任意心脏影像学检查发现一个或多个左心室心肌节段室壁厚度≥15 mm，且并非因心脏负荷异常引起的心肌肥厚即可诊断为 HCM。根据静息或激发试验时左心室流出道与主动脉峰值压差(LVOTG)是否≥30 mmHg，可将 HCM 分为梗阻性和非梗阻性，其治疗目标也不尽相同。对于有症状且存在左室流出道梗阻的患者，治疗目标是通过药物、外科室间隔切除术、酒精消融术或双腔起搏器治疗改善症状；对于有症状但无梗阻患者，重点在于管理心力衰竭、心律失常和心绞痛等；对于无症状者，需每年进行临床评估。而对于所有 HCM 患者都应进行 SCD 风险评估和危险分层，进行相应的预防和治疗。国外研究显示 HCM 患者 SCD 年均发生率为 0.5%~1.0%，而植入 ICD 是预防及减少 SCD 最有效的方式[1]。2020 年 AHA/ACC 的 HCM 指南[2]推荐 HCM Risk-SCD 模型用于 SCD 风险评估，该指南推荐的 HCM 不良事件的风险评估因素包括：心脏骤停或持续性室性心律失常病史，怀疑心律失常性晕厥，近亲属 HCM 相关的过早猝死、心脏骤停和持续性室性心动过速(室速)，最大左心室壁厚度≥30 mm，LVEF≤50%，左心室心尖室壁瘤，以及心电监护提示非持续性室速(NSVT)。指南(图 2-46)对于有 SCD 或心室颤动(室颤)或持续性室速病史的患者，建议植入 ICD(Ⅰ类推荐)；存在 1 个及以上危险因素(HCM SCD 家族史、弥漫性左心室肥厚、不明原因晕厥、心尖部室壁瘤、LVEF≤50%)，以及有 NSVT 的未成年患者，应植入 ICD(Ⅱa 类推荐)；有 NSVT 的成年患者与磁共振(MRI)提示弥漫性心肌纤维化的患者可考虑植入 ICD(Ⅱb 类推荐)。本文患者具有 ICD 植入Ⅰ类指征。

本文患者在发生意识丧失后幸得其队友持续心肺复苏，为患者能够顺利进医院抢救治疗争取了宝贵的时间。及时、正确的心肺复苏术是救命之术，不仅是医务人员必备的急救技能，也是应该在大众中普及的技术。

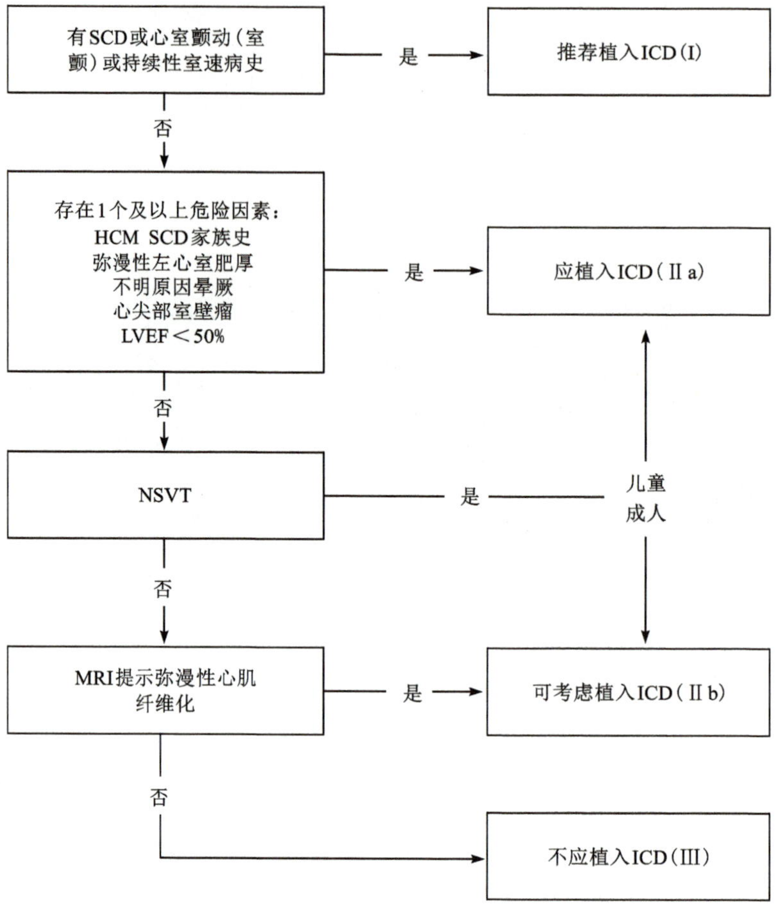


**图 2-46 ICD 指征推荐**

（曹宾　王骏）

## 参考文献

[1] Maron MS, Rowin EJ, Wessler BS, et al. Enhanced American College of Cardiology/American Heart Association Strategy for Prevention of Sudden Cardiac Death in High-Risk PatientsWith Hypertrophic Cardiomyopathy. JAMA Cardiol, 2019, 4(7): 644-657.

[2] Ommen SR, Mital S, Burke MA, et al. 2020 AHA/ACC Guideline for the Diagnosis and Treatment of PatientsWith Hypertrophic Cardiomyopathy: Executive Summary: A Report of the American College of Cardiology/American Heart Association Joint Committee on Clinical Practice Guidelines. Circulation, 2020, 142(25): e533-e557.

# 10　心悸、心肌酶升高

## 临床资料

患者 1，男，80 岁。因“阵发性胸闷、心悸 10 余年，再发 1 天”就诊。患者 10 余年前起无明显诱因下出现阵发性胸闷、心悸，症状突发突止，与活动无明显相关性，持续时间较短，平均每年发作 1~2 次。入院当天患者家中休息时突发心前区闷痛不适，呈紧缩感，伴有心悸、头晕、恶心、冷汗，症状持续半小时不缓解，遂呼叫 120 送至我院急诊。既往否认冠心病、高血压、糖尿病等慢性病史，有吸烟史 30 年，平均 20 支/日，未戒烟。急诊查心肌酶谱提示肌酸激酶同工酶(CK-MB)3.8 ng/mL(正常值<3.6 ng/mL)，肌钙蛋白 T(TNT)0.036 ng/mL(正常值<0.014 ng/mL)，氨基末端 B 型利钠肽前体(NT-proBNP)108 pg/mL，心电图提示室上性心动过速，ST-T 改变(图 2-47)，予维拉帕米静推后转为窦性心律。拟诊阵发性室上速心动过速、急性冠脉综合征可能，收治心内科病房。

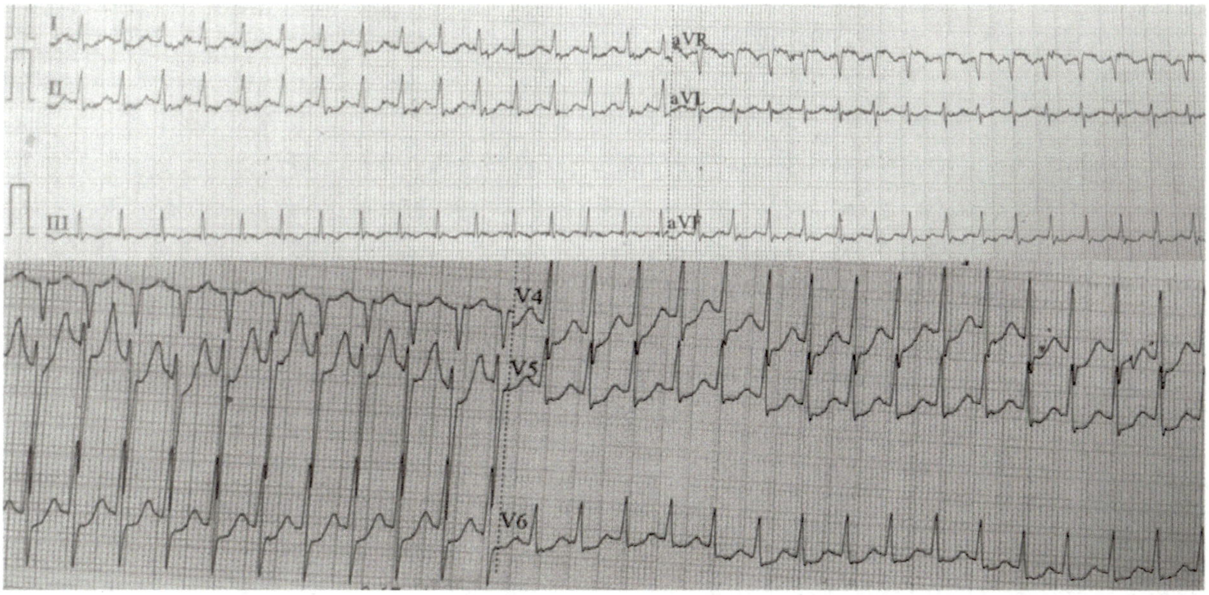


**图 2-47　患者 1 急诊心电图**

患者 2，女，33 岁。因“发热 3 天伴心悸半天”就诊。患者入院前 3 天出现发热伴咽痛，体温最高达 38.5℃。入院当天自觉心悸明显，伴有活动后气促，遂至我院发热门诊就诊。急查心电图提示窦性心动过速(图 2-48)，胸部 CT 平扫提示双侧胸腔积液，TNT 0.160 ng/mL，NT-proBNP 2197 pg/mL。结合病史，初步诊断考虑“急性上呼吸道感染，窦性心动过速，急性左心衰竭，心肌炎可能”，为进一步诊治，收治入院。既往否认高血压、糖尿病、高脂血症等慢性病史。自诉 2013 年生育时曾有心动过速史，当时查甲状腺功能无明显异常。否认烟酒不良嗜好，否认冶游史。

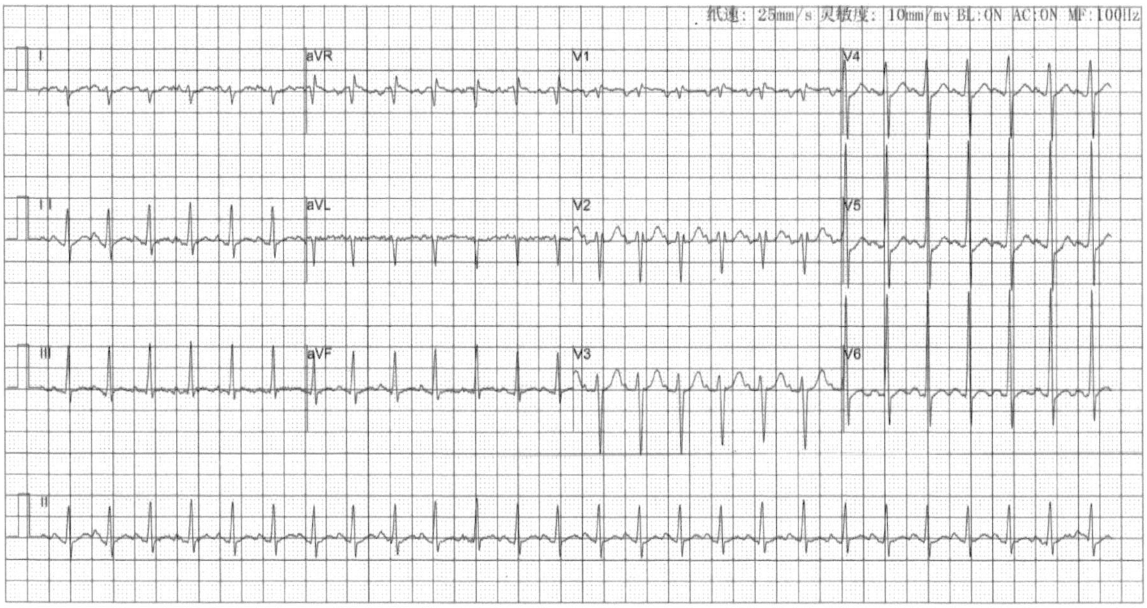


**图 2-48　患者 2 入院时心电图**

## 诊疗经过

患者 1 入院后复查 TNT 峰值为 0. 259 ng/mL，完善超声心动图检查未见明显异常，行冠状动脉造影检查提示前降支近中段轻度狭窄，余冠脉未见明显异常。随后电生理检查证实为房室结双径路，行射频消融术成功阻断慢径传导。术后随访 TNT 水平逐渐降低至正常。

患者 2 入院后查体：血压 130/90 mmHg，神志清醒，呼吸尚平稳，双肺呼吸音粗，右下肺呼吸音低，未闻及明显干湿啰音，心率 130 次/min，节律齐，无杂音，腹部平坦，无压痛，肝颈静脉回流征阴性，双下肢无凹陷性水肿。予琥珀酸美托洛尔、伊伐布雷定控制心率，沙库巴曲缬沙坦抑制心肌重构、改善心功能，托拉塞米、安体舒通利尿减轻心脏负荷及抗感染等对症支持治疗。入院后复查 CK-MB 3. 3 ng/mL，TNT 0. 234 ng/mL；超声心动图提示左心房扩大，心肌收缩功能正常低值(左心室射血分数 53%)；甲状腺功能检查示三碘甲状腺原氨酸(TT3)7. 88 nmol/L(正常值 1. 18~3. 48 nmol/L)，甲状腺素(TT4)508. 60 nmol/L(正常值 57. 60~161. 30 nmol/L)，游离三碘甲状腺原氨酸(FT3)42. 61 pmol/L(正常值 3. 39~6. 47 pmol/L)，游离甲状腺素(FT4)>128. 7 pmol/L(正常值 10. 29~21. 88 pmol/L)，促甲状腺激素(TSH)0. 021 mIU/L(正常值 0. 3~3. 60 mIU/L)。甲状腺 B 超检查提示甲状腺弥漫性病变伴两叶结节，US TI-RADS 3 类。结合患者病史及甲状腺功能水平后修正诊断为甲状腺功能亢进(甲亢)、甲亢性心脏病，请内分泌科会诊后加用甲巯咪唑抗甲亢治疗。经对症支持治疗后患者心率逐渐下降，随访 TNT 及 NT-proBNP 水平较入院时明显下降，复查胸部 X 线片提示胸水明显吸收，心悸症状改善，病情稳定后出院。

## 病例分析

患者 1 为老年男性，以突发胸闷、胸痛，伴有心悸、头晕、恶心、冷汗起病，心电图提示室上性心动过速，广泛导联 ST 段压低，TNT 呈进行性升高。根据 2018 年发布的第四版心肌梗死全球统一定义[1]，如有异常升高的心肌损伤标志物且存在急性心肌缺血证据，可诊断为急性心肌梗死(AMI)。该患者存在心肌缺血的症状及心电图改变，伴有 TNT 升高，但冠状动脉造影未见显著血管狭窄，诊断为急性心肌梗死(AMI) 2 型。目前认为 2 型心肌梗死多继发于氧供需失衡，常见的病因有：冠脉痉挛、冠脉内皮功能障碍、冠脉栓塞、冠状动脉夹层、心动过速、低血压或休克等(表 2-1)。患者持续发作的心动过速为导致急性心肌损伤的主要原因，在心动过速纠正后患者心肌损伤标志物水平逐渐恢复正常。

患者 2 为年轻女性，本次入院以发热伴心悸为主要表现，病程较短，伴有 TNT、NT-proBNP 升高，心电图、超声心动图检查无急性心肌缺血证据，故不考虑急性心肌梗死诊断，心肌炎、应激性心肌病诊断依据亦不足。入院后查甲状腺激素水平明显升高，故考虑为甲亢、心动过速所致的急性心肌损伤。甲亢是由于甲状腺合成释放过多的甲状腺激素，造成机体代谢亢进和交感神经兴奋，随着病情的发展以及神经内分泌失调的加重，患者可有心脏功能的变化，早期患者由于交感神经兴奋，可有心率加快、脉压增大等循环高动力表现。中晚期甲亢患者可有心肌损害、心功能障碍，引起甲亢性心脏病[2]。甲亢导致心肌损伤的机制众多，主要涉及甲状腺激素的直接作用、自主神经系统、肾素-血管紧张素系统、氧化应激、冠状动脉痉挛等[3-5]。过量的甲状腺激素引起心肌细胞内钙离子超载、心肌细胞损伤[6]，导致 TNT 从受损的心肌细胞中释放入血，血清中含量升高。但相关研究显示，甲状腺激素水平与肌钙蛋白水平无关，推测心肌损伤是由脑钠肽(BNP)水平升高所反映的心脏容量、压力负荷介导的间接影响，随着甲状腺功能改善及 BNP 水平的降低，高敏肌钙蛋白 I (hs-TnI)水平回落[7]。此外，心肌细胞对儿茶酚胺的敏感性增强也是造成心脏损伤的重要原因之一，甲亢时，交感神经活性增强，心肌细胞上 β 肾上腺素能受体数目增加，对儿茶酚胺的敏感性增强，导致心肌损伤[8]。另外也有报道指出，甲亢可导致应激性心肌病[9]。

**表 2-1　心肌损伤导致肌钙蛋白升高的病因(引自参考文献 1)**

| 与急性心肌缺血相关的心肌损伤 | 其他导致心肌损伤的原因 |
| --- | --- |
| 动脉粥样硬化斑块破裂伴血栓<br><br>**与氧供需失衡相关的损伤**<br><br>心肌灌注降低如：<br>• 冠脉痉挛，微循环功能失调<br>• 冠脉栓塞<br>• 冠状动脉夹层<br>• 持续的缓慢型心律失常<br>• 低血压或休克<br>• 呼吸衰竭<br>• 严重贫血<br>升高的心肌氧需如：<br>• 持续的快速型心律失常<br>• 严重的高血压伴或不伴左室肥厚 | 心脏情况如：<br>• 心力衰竭<br>• 心肌炎<br>• 心肌病<br>• 应激性心肌病<br>• 冠脉血运重建<br>• 除血运重建外其他心脏手术<br>• 导管消融<br>• 电除颤<br>• 心脏挫伤<br>系统性情况如：<br>• 败血症，感染性疾病<br>• 慢性肾脏疾病<br>• 卒中，蛛网膜下腔出血<br>• 肺栓塞，肺动脉高压<br>• 浸润性疾病如淀粉样变，结节病<br>• 化疗因素<br>• 危重患者<br>• 剧烈运动 |

上述病例及相关研究表明，肌钙蛋白升高并不一定皆为冠状动脉闭塞引起的 AMI，临床上需仔细鉴别心肌损伤的病因，除常见的冠状动脉粥样斑块破裂、血栓导致的心肌损伤外，还需要考虑供需氧失衡，其他心脏疾病、系统性疾病等导致的心肌损伤。注意完善相关检查如心电图、甲状腺功能、心脏磁共振等，避免遗漏导致心肌损伤的可逆病因，减少漏诊、误诊。

(黄少华　王骏)

## 参考文献


[1] Thygesen K, Alpert JS, Jaffe AS, et al. Fourth universal definition of myocardial infarction (2018). Circulation, 2018, 138 (20): e618-e651.

[2] Klein I, Danzi S. Thyroiddisease and the heart. Curr Probl Cardiol, 2016, 41(2): 65-92.

[3] Vargas - Uricoechea H, Bonelo - Perdomo A, Sierra - Torres CH. Effects of thyroid hormones on the heart. Clin Investig Arterioscler, 2014, 26(6): 296-309.

[4] Nabbout LA, Robbins RJ. The cardiovascular effects of hyperthyroidism. Methodist DeBakey Cardiovasc J, 2010, 6(2): 3-8.

[5] Choi YH, Chung JH, Bae SW, et al. Severe coronary artery spasm can be associated with hyperthyroidism. Coron Artery Dis, 2005, 16(3): 135-139.

[6] Barreto-Chaves ML, Senger N, Fevereiro M, et al. Impact of hyperthyroidism on cardiac hypertrophy. Endocr Connect, 2020, 9 (3): R59-69.

[7] Watanabe N, Yoshimura Noh J, Hattori N, et al. Cardiactroponin is elevated in patients with thyrotoxicosis and decreases as thyroid function improves and brain natriuretic peptide levels decrease. Eur Thyroid J, 2021, 10(6): 468-475.

[8] Hui TY, Bruyette DS, Moore GE, et al. Effect offeeding an iodine-restricted diet in cats with spontaneous hyperthyroidism. J of Vet Intern Med, 2015, 29(4): 1063-1068.

[9] Rueda D, Aguirre R, Contardo D, et al. Takotsubo myocardiopathy and hyperthyroidism: a case report and literature review. Am J of Case Rep, 2017, 18: 865-870.

# 11　青年男性全麻拔管后突发咳粉红色痰

## 临床资料

患者，男，32 岁。因“右腕疼痛 2 个月”入我院外科，入院诊断为“腕关节三角纤维软骨损伤”，拟行全麻下右侧腕关节镜下三角纤维软骨复合体修复术。既往病史无殊，平素健康状况良好，否认高血压、糖尿病、冠心病等病史，否认药物及食物过敏史，否认吸烟饮酒史，否认家族遗传性疾病史。入院查体心肺无特殊。辅助检查：肝肾功能、电解质正常，心电图、超声心动图、胸部 CT 检查均未见异常。

麻醉及手术过程中(图 2-49)生命体征平稳，全麻术后予拔除患者气管导管，转至麻醉后护理病房(PACU)，血氧饱和度突降至 70%，血压正常，加压给氧后升至 93%。10 分钟后，患者出现剧烈咳嗽，咳粉红色液体，血氧饱和度降至 81%，伴意识不清、发绀。

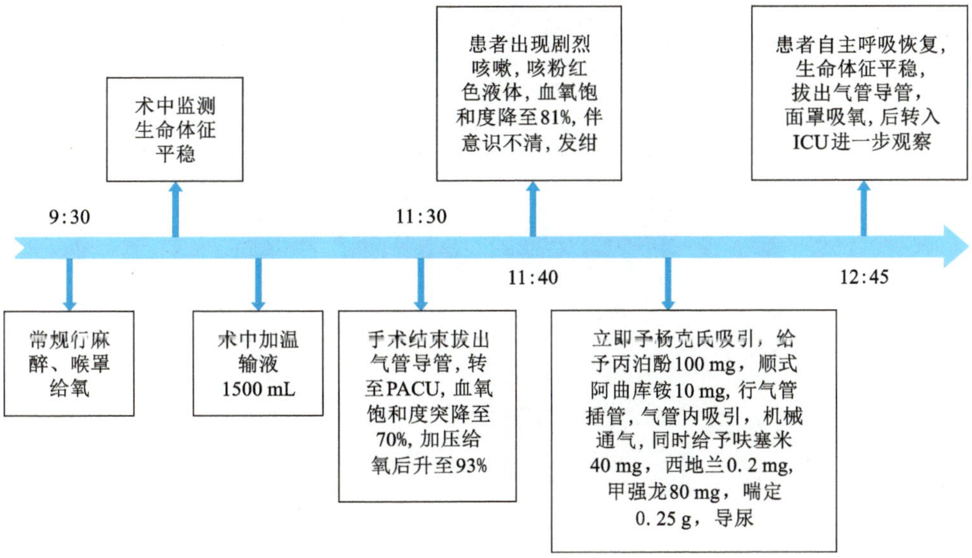


**图 2-49　麻醉过程时间轴**

## 诊疗经过

因出现典型粉红色泡沫样痰，初步诊断为“急性肺水肿”，全麻术后呛咳考虑患者呼吸道梗阻可能。麻醉科立即予杨克氏吸引，给予丙泊酚 100 mg、顺式阿曲库铵 10 mg 后再行气管插管，气管内吸引，机械通气；同时给予呋塞米 40 mg，西地兰 0.2 mg，甲强龙 80 mg 等，并留置导尿管。急查血气分析：pH 7.224，$PCO_2$ 61.5 mmHg，$PO_2$ 90.8 mmHg，血糖 7.2 mmol/L，乳酸 2.5 mmol/L；心肌酶谱：肌钙蛋白 T 0.041 ng/mL，氨基末端 B 型利钠肽前体 112 pg/mL，肌酸激酶同工酶 1.6 ng/mL；D-二聚体 0.59 mg/L；降钙素原 0.214 ng/mL，C-反应蛋白 22 g/mL，白细胞计数 $16.79\times10^9$/L，中性粒细胞 91.1%，红细胞计数 $6.12\times10^9$/L，血红蛋白 157 g/L，血小板计数 $241\times10^9$/L。心电图检查(图 2-50)提示窦性心动过速，床边胸片检查提示两肺渗出性改变，床边超声示弥漫性 B 线。肺动脉 CT 血管造影和胸部 CT(图 2-51、图 2-52)提示双肺明显肺水肿，未见明显肺栓塞表现。

在 PACU 内观察 2 h，患者生命体征平稳，自主呼吸恢复。遂拔出气管导管，给予面罩吸氧，返回 ICU，4 天后复查胸部 CT（图 2–53）提示肺水肿消失，遂转入普通病房，术后 1 周患者无不适主诉，予出院。

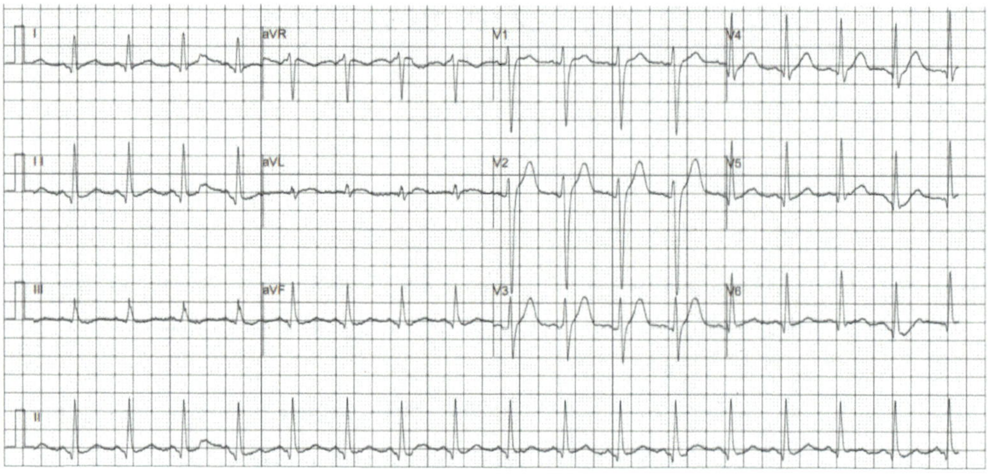


图 2–50　体表心电图

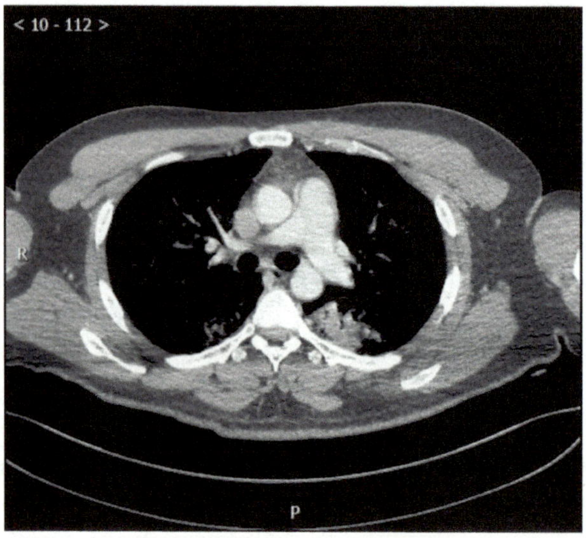


图 2–51　肺动脉 CT 造影图

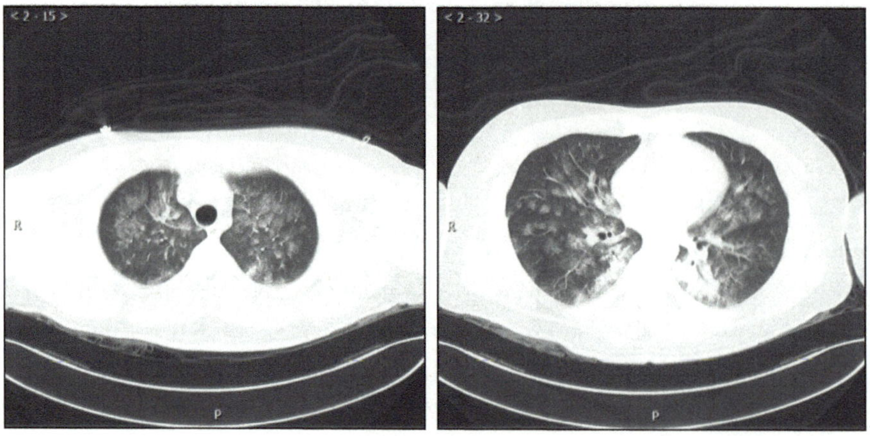


图 2–52　胸部 CT 图

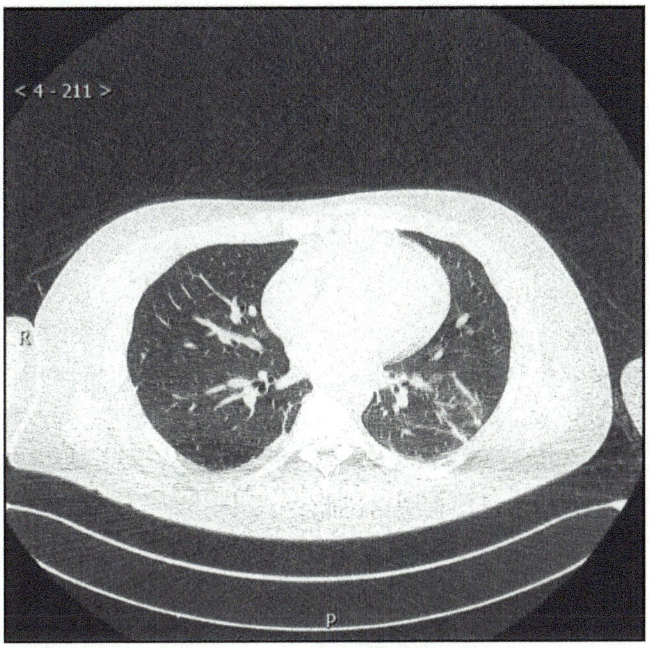


**图 2-53 4 天后复查胸部 CT 图**

## 病例分析

### 1. 引起呼吸困难及咳粉红色泡沫样痰的原因

急性肺水肿的鉴别诊断思路首先需要明确是心源性还是非心源性肺水肿(图 2-54)。导致非心源性肺水肿的可能原因有大量补液、吸入性肺炎、药物及器械、神经源性肺水肿、复张性肺水肿和肺栓塞。考虑此病例手术时间为 3 小时 15 分钟，术中输入平衡液 1500 mL，故排除大量补液所致；患者严格禁食，无误吸史，排除吸入性肺炎；曾有病例报道阿片类药物[1]、舒更普糖钠[2]、新斯的明[3]、喉罩移位[4] 可引起术后肺水肿，该患者全麻术中使用过新斯的明和喉罩，暂不能排除药物及器械引起的肺水肿。全身麻醉可诱导神经源性肺水肿[5]，因为麻醉拮抗作用可能对健康患者的中枢神经系统产生二次刺激。本例患者氧合指数>200 mmHg，虽未行头颅 CT 或 MR，但患者 1 h 后即恢复自主呼吸，生命体征平稳，考虑中枢神经系统损伤可能性很小，可排除神经源性肺水肿。复张性肺水肿[6] 通常在气胸患者单侧萎陷肺(通常持续超过 3 天)迅速复张后发生，见于单侧，该患者不考虑；患者心电图示窦性心动过速，考虑为缺氧所致，查肺动脉 CT 造影未见肺栓塞，故排除肺栓塞所致呼吸困难。

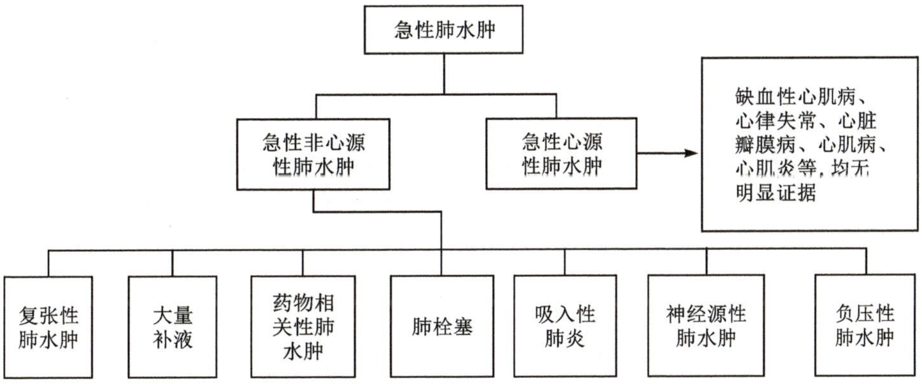


**图 2-54 急性肺水肿鉴别诊断思路**

呼吸困难及咳粉红色泡沫样痰为急性左心衰竭的典型临床表现。引起心力衰竭的病因有很多，如心肌梗死、感染性心内膜炎、高血压急症、快速型心律失常或严重缓慢型心律失常等。结合该患者既往病史、手术前后心电图、超声心动图等，诊断急性左心衰竭证据不足。

**2. 该患者肺水肿的发病机制**

负压性肺水肿（negative-pressure pulmonary edema，NPPE）也是非心源性肺水肿重要原因之一[7]，多见于发生气道梗阻的健康患者中，具有多因素发病机制（图 2-55 和图 2-56）。首先，负压性肺水肿是上气道阻塞的表现，通过对阻塞的气道强制吸气产生的胸内负压是主要机制。这种负压导致肺血管体积和肺毛细血管透壁压增加，强有力的吸气对抗阻塞物可能会导致毛细血管损伤，类似于复张性肺水肿，产生巨大的跨肺压梯度，有利于流体从肺毛细血管渗出到肺泡中，产生肺泡毛细血管膜破裂的风险。其次，缺氧和交感神经兴奋导致血管收缩，增加肺滤过压，从而使肺水肿恶化。肺血管内和血管外的正常静水压差有利于稳态液体从毛细血管滤入间质。当间质液体积聚的速度超过淋巴引流的速度时，水肿液体在间质中积聚并淹没肺泡。

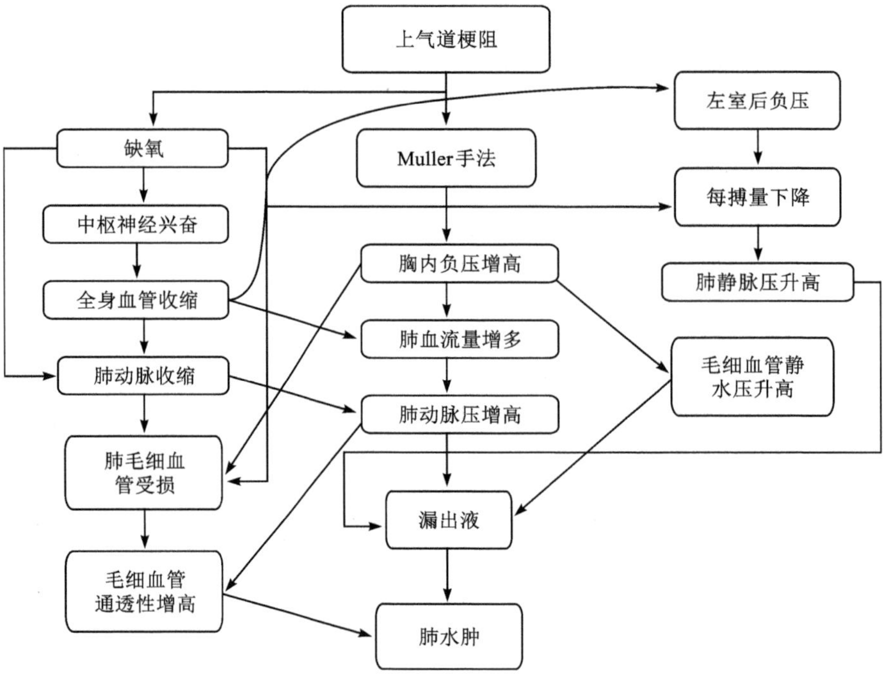


**图 2-55 负压性肺水肿发病机制示意图**

负压性肺水肿其诊断主要基于病人有上呼吸道梗阻的病史，梗阻解除后数分钟或数小时内突然发生呼吸困难、呼吸增快、缺氧、高碳酸血症、气道内出现粉红色泡沫样分泌物，X 线片常显示增宽的血管影以及双侧的、中心性肺泡和间质的浸润征，CT 扫描显示磨玻璃样变（水肿/出血），呈明显的中央和非依赖性分布，与胸膜和间质压力梯度平行，可表现为重力依赖型。本例中的患者全麻使用喉罩通气，有移位导致上呼吸道梗阻的可能，且临床体征及影像学检查均支持负压性肺水肿的诊断。NPPE 能迅速消退，临床症状及体征在 12~48 h 内得到改善。本例患者数小时后生命体征恢复正常，数日后肺部 CT 也提示肺水肿明显减少，与该诊断相符。

**3. 负压性肺水肿的危险因素**

负压性肺水肿的危险因素包括上呼吸道感染、喉痉挛、短颈、舌后坠、肥胖、手术部位（咽部、头部、颈部手术等上呼吸道手术）及阻塞性睡眠呼吸暂停等。喉痉挛是导致术后 NPPE 相关的急性气道阻塞的主要病因。麻醉复苏时肌松剂代谢不完全可致迷走神经兴奋，继而诱发喉痉挛。该患者肥胖，体重指数为

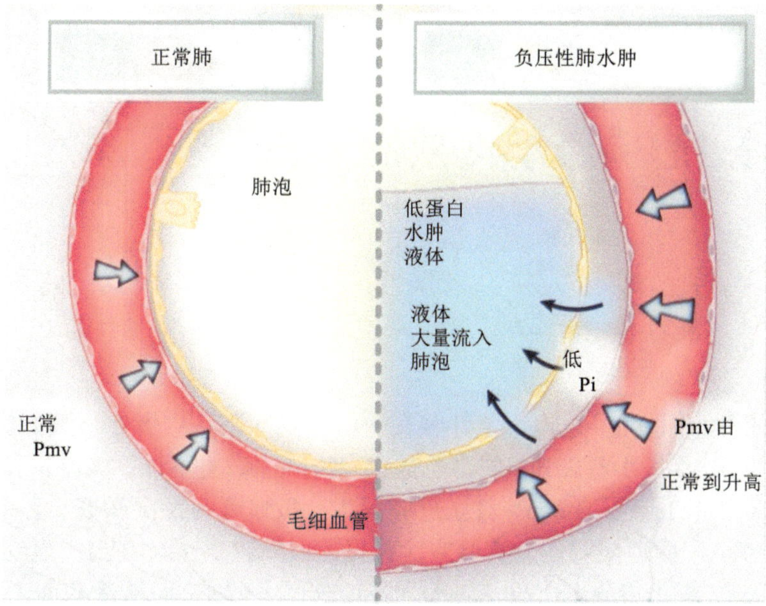


注：Pmv 是毛细血管腔静水压力，Pi 是肺泡间质静水压力

**图 2-56　静水压跨血管梯度形成的可能机制**

29 kg/m²，肥胖易引起全麻术中舌后坠。早期发现这种综合征的迹象对患者的治疗和预后至关重要。在气管插管的全身麻醉手术患者中，发生率在 0.05%~0.1%；其中约一半患者为麻醉后喉痉挛。负压性肺水肿是潜在致命性急症，实际发生率比报道中要高，其中男性约占 80%（可能与男性有更强的胸腔内负压有关）。

（巫雨恬　王骏）

## 参考文献

[1] Sporer KA. Acute heroin overdose. Ann Intern Med, 1999, 130(7): 584-590.

[2] Brull SJ, Prielipp RC. Sugammadex and negative pressure pulmonary edema: what you see is not what you get. J Clin Anesth, 2020, 67: 109971.

[3] Zhang W, Ning C, Zhao G, et al. Acute noncardiogenic pulmonary edema after neostigmine administration during the recovery period of general anesthesia: a case report. Medicine, 2018, 97(21): e10525.

[4] 王琼，高晓秋，刘益朋，等. 喉罩移位致负压性肺水肿一例. 临床麻醉学杂志，2017，33(08)：830-831.

[5] EDÝ J, KUNEŠ J, ZICHA J. Pathogenetic mechanisms of neurogenic pulmonary edema. J Neurotrauma, 2015, 32(15): 1135-1145.

[6] Mahfood S, Hix WR, Aaron BL, et al. Reexpansion pulmonary edema. Ann Thorac Surg, 1988, 45(3): 340-345.

[7] Bhattaharya M, Kallet RH, Ware LB, et al. Negative-pressure pulmonary edema. Chest, 2016, 150(4): 927-933.

# 12 意识障碍、心房颤动伴双肺渗出

## 临床资料

患者，男，40岁，厨师。因“突发意识不清伴气促30分钟”入院。患者在炒菜时突发意识丧失，呼之不应，口吐白沫，无四肢抽搐，无大小便失禁，同事急送医院。既往病史不详。入院查体：血压146/83 mmHg，神志不清，呼吸略促，双侧瞳孔直径3 mm，对光反应消失；两肺可闻及湿啰音，心率130次/min，心律不齐，瓣膜区未闻及明显杂音；病理征阴性。实验室检验提示白细胞 $9.92\times10^9$/L，血红蛋白185 g/L；血气分析示氧分压53.6 mmHg，二氧化碳分压35.9 mmHg，血氧饱和度92%；肌酸激酶同工酶4.2 ng/mL，肌钙蛋白T 0.148 ng/mL，氨基末端B型利钠肽前体(NT-proBNP)909 pg/mL；肝肾功能、电解质、血糖未见异常。心电图提示心房颤动、不完全性右束支传导阻滞，T波倒置(图2-57)。胸部增强CT提示两肺明显渗出、心影增大，肺动脉未见血栓表现，主动脉未见夹层表现(图2-58)。头颅CT未见明显异常(图2-59左)。

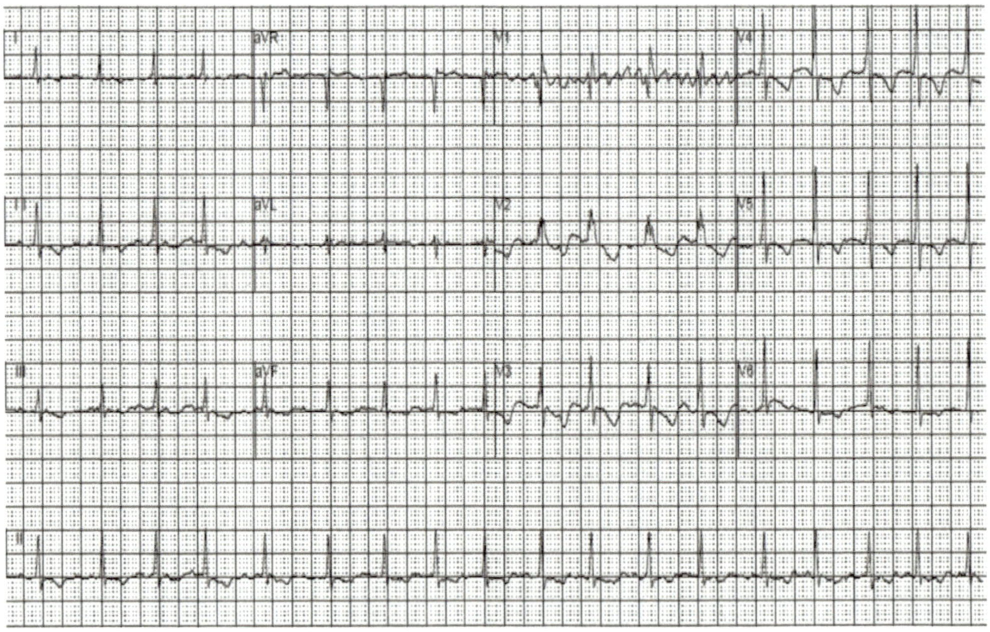


图2-57 急诊心电图

## 诊疗经过

心内科与神经科急会诊，考虑患者目前昏迷不能排除恶性心律失常导致缺氧性脑病或者急性脑梗死。患者完成头颅CT检查后气促明显加重，血氧饱和度降至70%~80%，心室率波动于150~200次/min(房颤心律)，呼吸40次/min。急诊立即予以气管插管，插管内吸出大量粉红色泡沫样痰。插管机械通气后患者气促较前有好转，血氧饱和度升至85%~90%。诊断：(1)昏迷原因待查：急性脑梗死？恶性心律失常？(2)心房颤动，急性心力衰竭。静脉给予呋塞米、甲强龙、西地兰等药物治疗，生命体征稳定后收入病房。

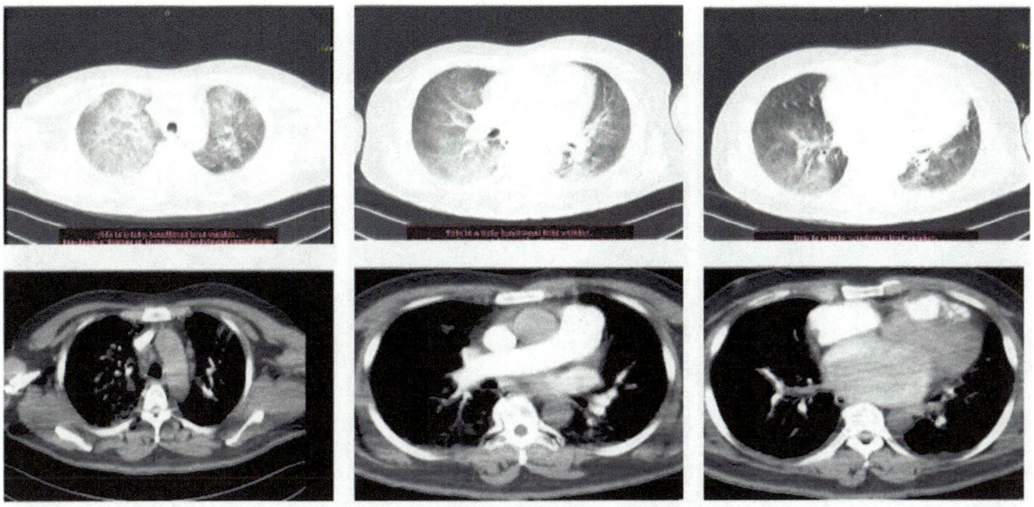

图 2-58　急诊胸部增强 CT 检查

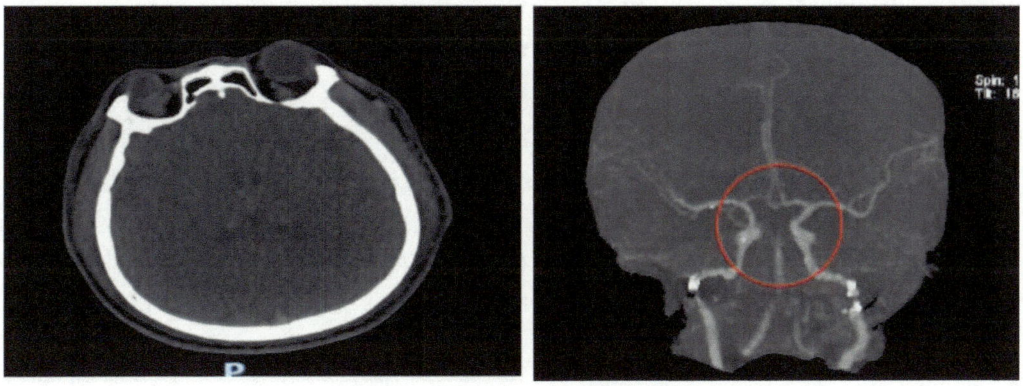

图 2-59　头颅 CT 平扫(左)和头颅 CT 造影检查(右)

患者入病房后仍昏迷，进一步完善床旁超声心动图检查，提示左心房前后径明显增大(62 mm)、风湿性二尖瓣重度狭窄($0.9\ cm^2$)伴轻度反流，左心室射血分数 58%。心电图仍为心房颤动伴快速心室率。入院后第 2 天复查头颅 CT 提示脑干、双侧丘脑、双侧基底节区及左侧枕颞叶低密度灶，提示大面积脑梗死(图 2-60)；头颅 CT 造影提示两侧大脑后动脉 P1 段纤细，左侧大脑后动脉 P1 段局部未显影，左侧大脑前动脉 A2 段纤细(图 2-59 右)。至此，患者诊断较明确：急性脑梗死；风湿性心脏病、二尖瓣狭窄、心房颤动、急性心力衰竭。患者脑梗死考虑心房颤动导致的脑栓塞可能性大。遗憾的是，由于在起病 24 h 后方明确昏迷原因，丧失了溶栓及介入机械取栓指征。遂予阿司匹林抗栓、呋塞米利尿、美托洛尔控制心室率、机械通气及抗炎等治疗。住院治疗第 4 天，患者恢复意识，且呼吸平稳，遂拔除气管插管。后续治疗期间患者一般情况可，言语含糊，无头痛，喂食无呛咳，吞咽正常，无口角歪斜，四肢仍无力，不能抬举，不能站立行走，肌张力正常，大、小便可控制，病理征阴性。18 天后因家属要求予以出院至当地医院进一步治疗(出院时华法林抗凝)。

## 病例分析

### 1. 患者昏迷的病因分析

对于突发意识障碍病因可初步考虑为局灶性和全身性，前者主要是颅脑疾病，包括外伤、感染、占位性病变或者血管病变等，后者主要包括内分泌和代谢性疾病、感染性疾病和药物中毒等，同时可套用神经内科的 Midnights 原则(M-metablism 代谢性；I-inflammation 炎症性；D-degeneration 变性；N-neoplasm 肿瘤；I-infection 感染；G-gland 腺体内分泌性；H-hereditary 遗传；T-trauma 创伤；S-stroke 卒中)来进行大

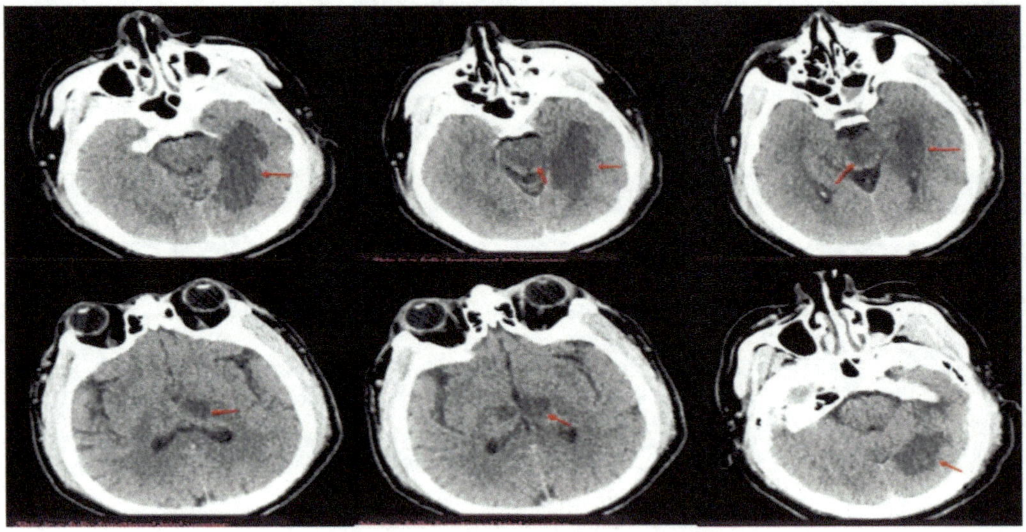

可见大面积脑梗死(箭头)

**图 2-60 入院后第 2 天复查头颅 CT**

致病因分析。该患者起病突然，首先考虑血管性、代谢性、中毒性疾病以及急性缺氧性脑病，由于患者在正常工作期间突发疾病，根据同事描述，发病前生活和饮食并无异样，结合急诊生化检查，代谢性和中毒性因素可能性不大。初始头颅 CT 完全阴性以及完成 CT 检查后发作急性左心衰竭，让医生对意识障碍原因的思考倾向于心脏方面问题(当时这样考虑：患者可能存在某种基础心脏病，恶性心律失常突然发作导致颅脑缺氧时间过长)，直至第 2 天复查头颅 CT 才真相大白。

**2. 如何解释卒中后突发肺水肿**

2020 年发表在《JACC》杂志上的一篇文章总结了卒中后心血管并发症和神经源性心脏损伤[1]。研究表明，卒中后心脏事件在临床上被归类为“卒中心脏综合征(SHS)”，SHS 可分为 5 个主要类别：①缺血性和非缺血性急性心肌损伤，表现为肌钙蛋白升高，通常无症状；②卒中后急性心肌梗死；③左心室功能障碍、心力衰竭和卒中后 Takotsubo 综合征；④心电图变化和心律失常，包括卒中后心房颤动；⑤卒中后神经源性心脏猝死。

神经源性肺水肿(neurogenic pulmonary edema，NPE)个人理解为 SHS 的第 3 种类型，是指患者在无原发性心、肺、肾等疾病的情况下，继发于颅脑损伤或中枢神经系统疾病的一种严重的肺部并发症，又称中枢性肺水肿，临床表现为急性呼吸困难及进行性低氧血症[2]。主要见于脊髓损伤、颅内出血、癫痫持续状态、脑膜炎、蛛网膜下腔出血、延髓病变等中枢神经系统病变，通常在上述神经系统病变后 24~72 h 起病。其特点是起病急骤、病程进展迅速、治疗困难，病死率高达 60%~100%[3]。NPE 的病理生理以及诊断治疗缺乏足够的认知，导致 NPE 常常被误诊。有研究表明 NPE 的病理过程集中在交感神经刺激和儿茶酚胺的大量释放上，引起全身性血管收缩，较高的全身阻力迫使流体进入肺循环，而肺循环负荷过高会引起肺毛细血管压力升高，进而损害肺泡毛细血管屏障，肺泡毛细血管屏障的破坏会导致肺通气障碍，血液灌注障碍和氧合障碍(图 2-61)[4]。关于 NPE 目前没有统一的严格诊断标准，结合患者临床特点总结 NPE 的诊断要点[5]：呼吸困难、心动过速、咳粉红色泡沫样痰，两肺肺水肿表现，进展快；氧合指数($PaO_2/FiO_2$)<200 mmHg；有中枢神经系统损伤，颅内压明显增高；排除急性肺源性或心血管源性病因。近年随着诊疗技术的进步，NPE 越来越受到人们的关注。NPE 的治疗必须在处理原发性脑损伤，且不损害脑血流动力学的同时改善患者的氧合功能，避免加重肺损伤以及可能伴随的心肌功能障碍，NPE 目前尚无特效治疗方法，尽早生命支持可大幅度降低死亡率。

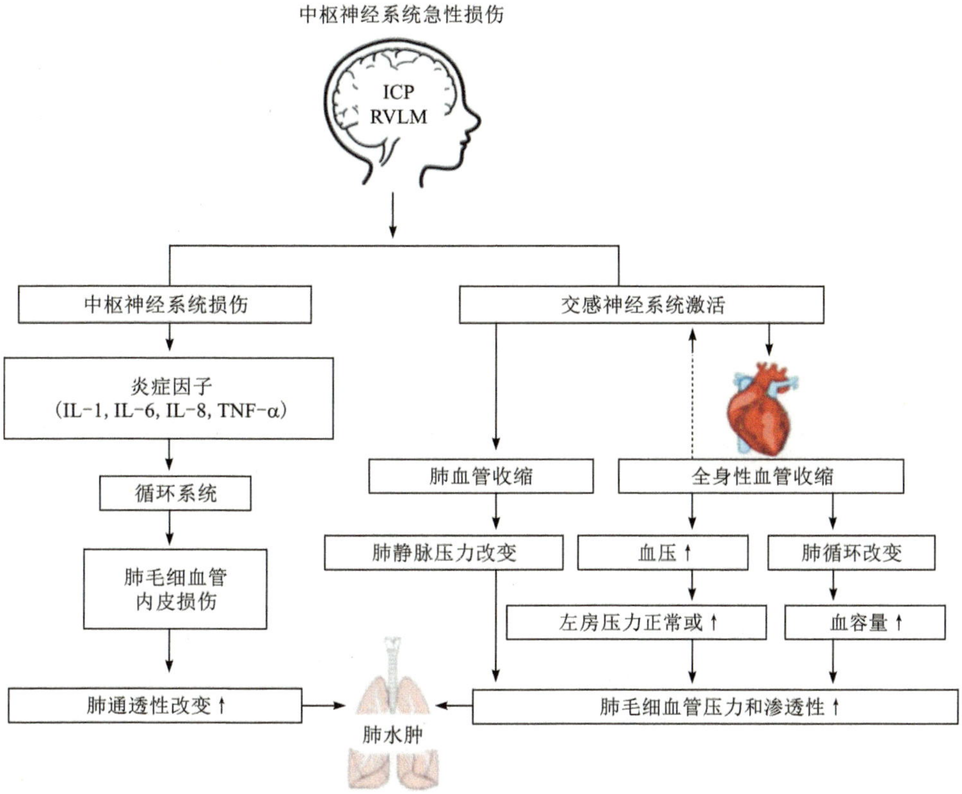


注：ICP 为颅内压，RVLM 为延髓头端腹外侧

**图 2-61　神经源性肺水肿发病机制**

### 3. 该患者发生肺水肿是单纯脑梗死所致还是多因素的叠加效应

由于该患者既往未行常规体检，对自身健康关注少，既往各器官器质性病变相关病史不能详细提供，但入院后床边超声心动图提示患者有明确的风湿性二尖瓣狭窄，说明患者既往心脏存在明显器质性病变。NPE 的诊断要点首先要排除心血管源性病因，因此，我们不能确定患者发生急性左心衰竭系由单纯性大面积脑梗死引起。然而，尽管患者存在二尖瓣重度狭窄，但平素生活和工作无任何不适，肺水肿发生于大面积脑梗死之后，因此，我们认为还是心源性和神经源性的多因素叠加作用导致了肺水肿的发生。

（魏雅丽　孙育民）

## 参考文献


[1] Sposato LA, Hilz MJ, Aspberg S, et al. Post-stroke cardiovascular complications and neurogenic cardiac injury. J Am Coll Cardiol, 2020, 76(23): 2768-2785.

[2] Cushing HI. On the avoidance of shock in major amputations by cocainization of large nerve-trunks preliminary to their division. With observations on blood-pressure changes in surgical cases. Ann Surg, 1902, 36(3): 321-345.

[3] Brambrink AM, Dick WF. Neurogenic pulmonary edema, pathogenesis, clinical picture and therapy. Anaesthesist, 1997, 46(11): 953-963.

[4] Zhao J, Xuan NX, Cui W, et al. Neurogenic pulmonary edema following acute stroke: The progress and perspective. Biomed Pharmacother, 2020, 130: 110478.

[5] Finsterer J. Neurological perspectives of neurogenic pulmonary edema. Eur Neurol, 2019, 81(1-2): 94-102.

# 13 胸闷、气促、浮肿伴瓣膜区杂音

## 临床资料

患者，男，60 岁。因“阵发性心悸、胸闷 3 个月，再发 10 天”就诊，心悸、胸闷发作时查心电图提示心房扑动伴快速心室率，急诊予以胺碘酮静推后复律。复律后外院门诊行超声心动图检查提示非梗阻性肥厚型心肌病，卵圆孔未闭，二尖瓣后内交界脱垂，左心室射血分数(LVEF)68%。外院行心房扑动射频消融，术后口服利伐沙班、琥珀酸美托洛尔、普罗帕酮，1 个月后停用普罗帕酮。入院前 10 天，患者症状再发，并伴双下肢逐渐浮肿。外院予以琥珀酸美托洛尔加量至 95 mg/d 口服，一周后仍有反复心悸不适，多次外院急诊予以胺碘酮、维拉帕米等药物静注治疗。入院前 1 天患者因发热、咳嗽、痰中带血，伴有胸闷、气短，就诊于我院。胸部 CT 示两肺下叶感染(左下肺为著)，心影增大，心包积液；血常规示白细胞计数 $21.95\times10^{9}$/L，中性粒细胞比例 87%，C-反应蛋白 33.05 mg/L。既往有高血压、糖尿病史。查体：血压 140/110 mmHg。神志清楚，高枕卧位，颜面部轻度浮肿，呼吸急促；两肺呼吸音粗，双肺可闻及湿啰音；心率 129 次/min，心律齐，心界向左下扩大，心尖区、胸骨左缘 2~4 肋间可闻及明显 3/6 级收缩期粗糙杂音；肝脏肋下可触及，阴囊水肿，双下肢重度水肿。遂拟诊“阵发性心房扑动，射频消融术后，急性心力衰竭，纽约心脏协会功能分级Ⅳ级；肺部感染；高血压病 3 级；2 型糖尿病”收入院。

## 诊疗经过

入院后完善经胸超声心动图和食道超声心动图检查，提示肥厚型心肌病(非梗阻性)，二尖瓣钙化、腱索断裂伴脱垂(后交界处)伴重度反流，LVEF 57%。予以低分子肝素抗凝，胺碘酮、琥珀酸美托洛尔控制心律失常，呋塞米、螺内酯利尿减轻心脏负荷，沙库巴曲/缬沙坦、恩格列净改善心力衰竭，头孢曲松抗感染等治疗后，患者心衰症状明显改善，后经心外科会诊后转至心外科行二尖瓣修补手术。

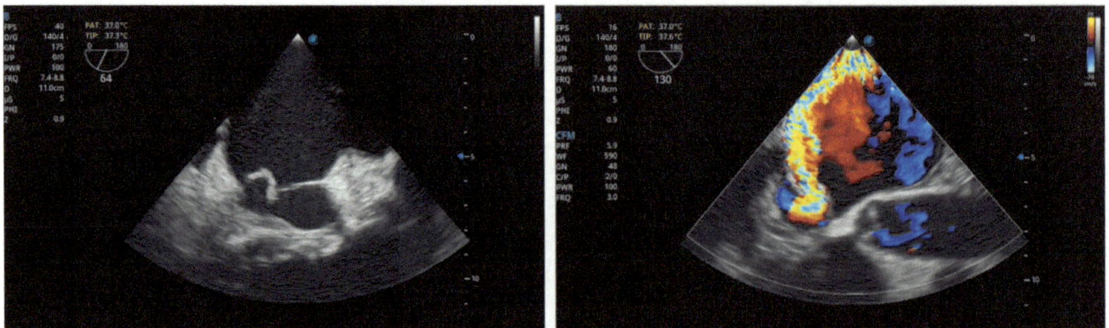

图 2-62　超声心动图

## 病例分析

二尖瓣反流通常分为两种：原发性二尖瓣反流和继发性二尖瓣反流。原发性二尖瓣反流也称为退化的或有器质性病变的反流，是指任何由小叶、腱索和/或乳头肌结构畸形或损伤引起的二尖瓣瓣叶在收缩期闭合不全引起的二尖瓣反流，常见原因：乳头肌断裂、二尖瓣脱垂（MVP）或瓣叶穿孔。继发性二尖瓣反流也称为功能性或缺血性二尖瓣反流，多由左心室壁运动异常（比如缺血性心脏病）或左心室重构（如扩张型心肌病）引起，瓣膜本身没有结构问题，但由于活动异常或者心室重构致二尖瓣瓣环扩张或乳头肌移位，导致二尖瓣瓣叶不正确闭合。Dal-Bianco 等[1]将二尖瓣反流的机制分为三种：①二尖瓣脱垂伴连枷状后瓣：由于二尖瓣腱索功能异常或者断裂，导致二尖瓣脱垂伴前向二尖瓣反流和瓣叶接合丧失。②功能性或缺血性二尖瓣反流：由于缺血或者心肌梗死引起左心室运动异常、局部扩张或者重构，乳头肌向后、向外侧移位，左室壁-乳头肌移位导致二尖瓣小叶位置相对固定，瓣叶间的接合受到限制。如果没有足够的瓣叶组织的活动度进行结合以代偿，二尖瓣反流就会出现。③肥厚型心肌病：心肌肥厚改变了左心室和乳头肌的几何形状，乳头肌扩大并向前移位，彼此靠近。这降低了瓣叶连接的张力，并使接合点和远端小叶更靠近左室流出道。如果前瓣移位严重，则会出现二尖瓣反流，同时流出道的变窄引起流速增快，血流的虹吸作用也会引起二尖瓣前叶移位，引起反流。

该患者考虑为腱索断裂、二尖瓣脱垂引起的原发性二尖瓣反流。二尖瓣腱索断裂是一个相对罕见的事件，有研究[2]对二尖瓣脱垂进行了系统回顾，发现二尖瓣腱索断裂占所有瓣膜手术的 6.6%~8.1%，占所有二尖瓣手术的 9.3%~20%，在紧急二尖瓣手术中占 26%。从病因上来说，1985 年以前，亚急性感染性心内膜炎（SBE）和风湿性心脏病（RHD）是最常见的病因（分别为 54.4%和 42.1%）；1985—2009 年，SBE 和 RHD 分别急剧下降到 37.4%和 24.8%；伴有 MVP 和黏液样变性（MD）分别占 44.5%和 11.7%，二尖瓣脱垂可能存在结缔组织异常，导致瓣叶和腱索中的胶原蛋白有缺陷和排列不良，从而包含额外的结缔组织，导致瓣叶和腱索伸长，进一步引起腱索断裂。二尖瓣脱垂和二尖瓣腱索断裂之间可能互为因果。研究发现，基因异常与二尖瓣腱索断裂风险增加显著相关[3, 4]，肌腱调节蛋白的下调、血管内皮生长因子 A 和基质金属蛋白酶的上调可能在二尖瓣腱索断裂中起一定作用[5]，血压的控制不佳也可能影响二尖瓣腱索断裂的发生[6]。

（连敏　孙育民）

## 参考文献

[1] Dal-Bianco JP, Beaudoin J, Handschumacher MD, et al. Basic Mechanisms of Mitral Regurgitation. Can J Cardiol, 2014, 30(9): 971-981.

[2] Gabbay U, Yosefy C. The underlying causes of chordae tendinae rupture: A systematic review. Int J Cardiol, 2010, 143(2): 113-118.

[3] Yigin AK, Vatan MB, Akdemir R, et al. DNA repair gene polymorphism and the risk of mitral chordae tendineae rupture. Dis Markers, 2015, 2015: 825020.

[4] Lin TH, Yang SF, Chiu CC, et al. Matrix metallo proteinase-1 mitral expression and-1607 1G/2G gene promoter polymorphism in mitral chordae tendinae rupture. Transl res, 2013, 161(5): 406-413.

[5] Kimura N, Shukunami C, Hakuno D, et al. Local tenomodulin absence, angiogenesis, and matrix metalloproteinase activation are associated with the rupture of the chordae tendineae cordis. Circulation, 2008, 118(17): 1737-1747.

[6] Juang JM, Ke SR, Lin JL, et al. Rupture of mitral chordae tendineae: adding to the list of hypertension complications. Heart, 2009, 95(12): 976-979.

# 14 呕吐、肝功能异常、进行性浮肿

## 临床资料

患者，男，50岁。因"反复呕吐5天"入院。患者自诉入院前5天晚吸入油烟3小时左右后，突发胸闷、咳嗽，呕吐胃内容物3次，无腹痛腹胀，无腹泻，无发热。于当地医院就诊，查白细胞及转氨酶轻度异常[谷丙转氨酶(ALT)99 U/L，谷草转氨酶(AST)115 U/L]，根据既往哮喘病史及吸入刺激性气体，当地考虑为呼吸道疾病，予以甲泼尼龙、阿奇霉素抗炎治疗。次日复查转氨酶升高明显(ALT 728 U/L，AST 864 U/L)，总胆红素(TBIL)49.0 μmol/L，转至某三甲医院急诊。查腹部CT示胆囊炎，少许腹水；转氨酶进行性升高(ALT 2197 U/L，AST 2030 U/L)。患者否认近期服用中药及保健药物，发病前1周自觉"感冒"，自服数包感冒灵。转入我院消化内科病房时患者略有腹胀，仍有反复恶心、干呕，精神萎靡，禁食中，小便量少，大便2天未解。患者20余年前有哮喘发作病史。饮酒史3年，白酒100 mL/d，未戒酒。入院查体：体温37.2℃，血压96/47 mmHg，神志清楚，平卧位，呼吸平稳，巩膜轻度黄染，两肺呼吸音对称，未闻及明显干湿啰音，心率86次/min，律齐。腹软，全腹无明显压痛，肝区叩痛(+)，无肌卫及反跳痛，双下肢无凹陷性水肿。入院检查：C-反应蛋白39.59 mg/L，白细胞 $14.96\times10^9$/L，中性粒细胞75%。肝炎抗体：乙肝核心抗体(+)，乙肝表面抗体(+)，余均阴性；甲型、丙型、戊型肝炎抗体均阴性。自身抗体：抗核抗体(-)，抗双链DNA抗体(+)，余均阴性。肝功能：ALT 1556 U/L，AST 1273 U/L，TBIL 56.2 μmol/L，白蛋白33 g/L。心电图：窦性心律，完全性右束支传导阻滞。

## 诊疗经过

结合病史初步考虑急性肝功能不全(酒精和药物源性不除外：饮酒及对乙酰氨基酚)，急性胆囊炎。予以头孢哌酮/舒巴坦、甲硝唑抗感染；谷胱甘肽、乙酰半胱氨酸注射液、丁二磺酸腺苷蛋氨酸保肝退黄。入院第二天出现双足背轻度凹陷性水肿，肾功能不全[肌酐134 μmol/L，估算肾小球滤过率51.77 mL/(min · $1.73m^2$)]。第四天双下肢水肿加重，胰胆管磁共振造影示胆囊积液、胆囊炎、腹腔内积液。增予口服利尿剂(呋塞米20 mg/d和螺内酯80 mg/d)，每日尿量2000~3000 mL，但症状改善不佳。入院第九天患者突发气促，不能平卧，四肢及阴囊高度水肿(图2-63)，复查转氨酶已好转(ALT 210 U/L，AST 119 U/L)，总胆红素较前升高(TBIL 95.3 μmol/L)，氨基末端B型利钠肽前体(NT-proBNP)2990 pg/mL。请我科会诊，心脏听诊发现胸骨左缘第3、4肋间闻及连续性杂音。此连续性杂音需与房间隔/室间隔缺损、主动脉瓣/肺动脉瓣狭窄、梗阻性肥厚型心肌病和主动脉窦瘤破裂鉴别。结合成年患者、急性起病的特点，重点需要考虑后两种疾病。遂行超声心动图检查，提示无冠状窦呈风袋状向右心房膨出(图2-64)，主动脉-右心房分流，考虑主动脉窦瘤破裂，转心外科手术治疗。

## 病例分析

本例为中年男性，以呕吐伴肝功能不全起病，后因全身进行性水肿(急性右心衰竭)，心内科会诊诊断为主动脉窦瘤破裂。主动脉窦瘤破裂，其发病率占先心病的0.31%~3.56%，以青年男性为主(约70%)，好发年龄为20~40岁。主动脉窦瘤形成的原因，主要是胚胎时期主动脉窦部组织发育不全或局部组织松软，并不断接受体循环高压血流的冲击而逐步形成窦瘤。在剧烈活动、感染性心内膜炎等诱因下最终导致

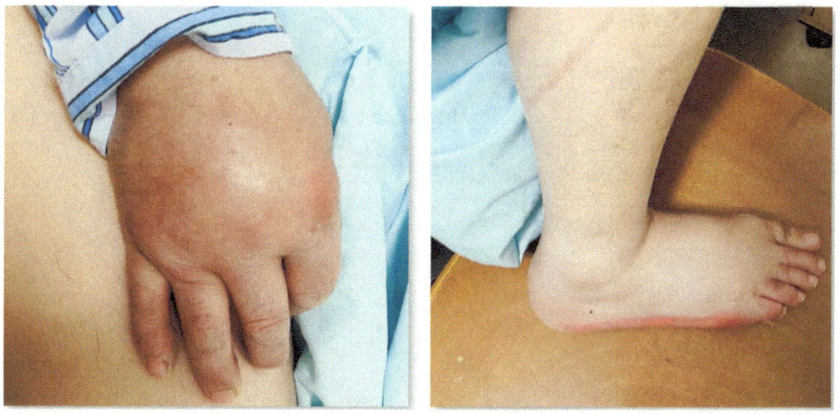

图 2-63 全身浮肿表现

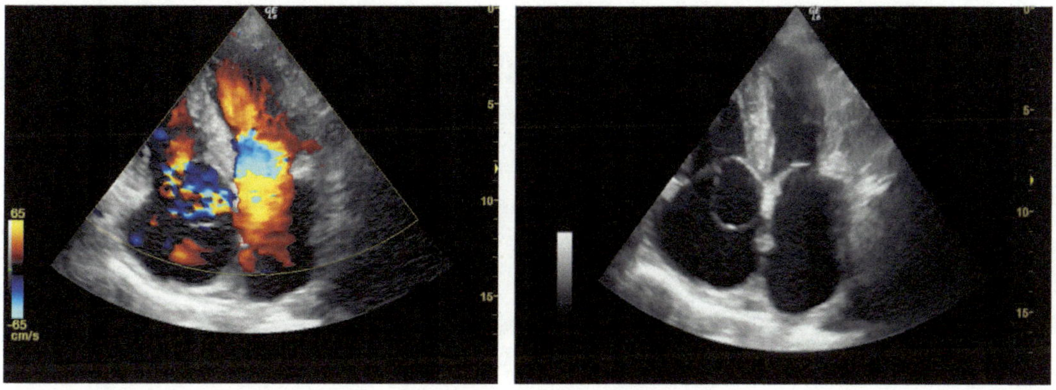

图 2-64 超声心动图检查

主动脉窦瘤破裂。主动脉窦根据冠状动脉开口可命名为右冠状窦、左冠状窦和无冠状窦。右冠状窦发生窦瘤的概率最高(占 70%)，其次为无冠状窦(占 29%)，其窦瘤大多破入右心房。主动脉窦瘤未破裂时一般无任何临床症状，一旦破裂，患者会出现急性发作性胸骨后剧痛和上腹部剧痛，并常伴有呼吸困难，数小时至数天后即可出现右心衰竭，且呈进行性加重。如果主动脉窦破口较小，患者症状可很轻。听诊时可发现心前区连续性杂音，其高峰位于舒张期，伴有明显的周围血管征，肺动脉瓣区第二心音增强。

此患者临床表现为进行性水肿及气促，主要为右心衰的表现，病程中肝功能异常考虑与急性心力衰竭、体循环淤血相关。肝脏由肝动脉和门静脉供血，尽管肝脏质量仅占总体重的 2.5%，但心输出量的 25% 供应肝脏。心肝综合征是指因心血管疾病导致的肝灌注不足、肝淤血所导致的肝功能异常。不同的数据显示，临床上有 20%～50%的因急性心功能不全入院的患者，在实验室检测中发现转氨酶异常升高。一些患者在接受正性肌力药物治疗后转氨酶水平可在 3～7 天内恢复到正常值。心脏和肝脏的关系很密切。心功能受损可能导致肝功能障碍，反之亦然。全身性疾病可能会同时影响心功能和肝功能(包括酗酒、药物、炎症、自身免疫、感染)。

本例提示了临床体格检查基本功的重要性，若一开始能仔细查体，后续诊断和治疗并不困难。

（张雁　王骏）

## 参考文献

[1] Xanthopoulos A, Starling RC, Kitai T, et al. Heartfailure and liver Disease. JACC Heart Fail, 2019, 7(2): 87-97.

[2] Kalil R, Spitz J, Sciria C, et al. Ruptured sinus of valsalva aneurysm: an unusual cause of heart failure in a young woman. CASE (Phila), 2021, 6(1): 27-30.

# 15 老年女性，心力衰竭，反复住院

## 临床资料

患者，女，67 岁。因“活动后胸闷 8 年，再发伴心悸、冷汗 3 天”入院。患者自 8 年前起反复出现活动后胸闷气急，夜间不能平卧，偶有心前区紧缩感，每次持续 1~5 min。7 年前至外院就诊，超声心动图示三尖瓣关闭不全伴中重度反流，诊断为瓣膜性心脏病，行三尖瓣生物瓣置换术，术后患者出现阵发性心房颤动(房颤)，长期口服华法林抗凝及胺碘酮抗心律失常治疗。患者随后仍反复出现阵发性胸闷、气短，时伴双下肢浮肿，曾于外院行冠脉 CT 造影及冠脉造影均示左前降支管腔轻度狭窄，多次就诊予利尿、平喘治疗后症状好转，但病情反复，每年住院 4~5 次。此次活动后胸闷、气短症状再发，伴心悸、冷汗，自测血压偏低(最低 80/47 mmHg)，活动耐量差。既往史：高脂血症病史 2 年，口服阿托伐他汀联合依折麦布调脂治疗。2020 年 7 月诊断为 2 型糖尿病，口服伏格列波糖降糖治疗。曾行甲状腺腺瘤切除术、右侧肩胛骨骨髓炎手术、阑尾炎手术。

入院查体：神清，静息下呼吸平稳，两肺呼吸音清晰，未闻及啰音，心率 50 次/min，心律齐，三尖瓣听诊区闻及 2/6 级收缩期杂音，肝脏肋下未触及，双下肢轻度凹陷性水肿。主要检验及检查结果：血清肌酐(Scr)71.1 μmol/L，肾小球滤过率(eGFR)75.34 mL/(min·1.73 $m^2$)，氨基末端 B 型利钠肽前体(NT-proBNP)455 pg/mL，余无特殊。心电图：窦性心动过缓(图 2-65)。超声心动图：三尖瓣生物瓣置换术后，生物瓣功能未见明显异常，右心室收缩功能减退(tapse 测值 15)。

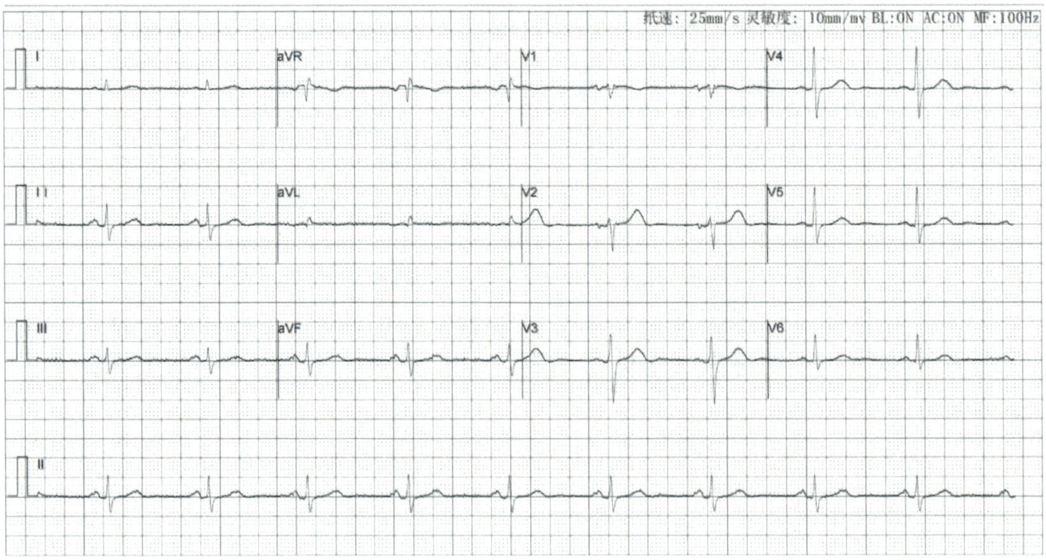


**图 2-65 体表心电图**

入院诊断：瓣膜性心脏病，三尖瓣生物瓣置换术后，阵发性心房颤动，慢性心力衰竭(心衰)急性加重，心功能Ⅱ~Ⅲ级(纽约心脏协会功能分级)。

## 诊疗经过

该患者在瓣膜置换术后6年间反复因慢性心衰症状加重入院治疗，1年内入院次数最多达5次，最短再入院间隔仅1个月，出院后长期口服托拉塞米、螺内酯、美托洛尔、胺碘酮治疗，但心衰症状仍反复发作。多次超声心动图检查未见左室射血分数(LVEF)下降，波动在56%~60%之间，也未见生物瓣功能异常，主要表现为右室收缩功能减退及左心房扩大，实验室检查示NT-proBNP波动在300~500 pg/mL，心衰类型为射血分数保留型心力衰竭(HFPEF)。患者长期口服利尿剂等药物治疗疗效不佳，病情反复，住院次数极多，严重影响患者生活质量(图2-66)。在住院期间静脉利尿治疗平稳后，给予小剂量血管紧张素受体脑啡肽酶抑制剂(ARNI)沙库巴曲缬沙坦每次25 mg，每天2次口服。尽管患者平素血糖控制佳(糖化血红蛋白6.5%)，但考虑为改善糖尿病合并慢性心力衰竭的预后，予更换伏格列波糖为恩格列净降糖治疗。

自2020年10月出院的后续门诊随访至今，沙库巴曲缬沙坦剂量已根据患者血压情况向上滴定至50 mg，每日两次，血压维持在100/65 mmHg左右，尚未有活动后明显胸闷气促再发需入院治疗，心肾功能的实验室检查指标稳定。

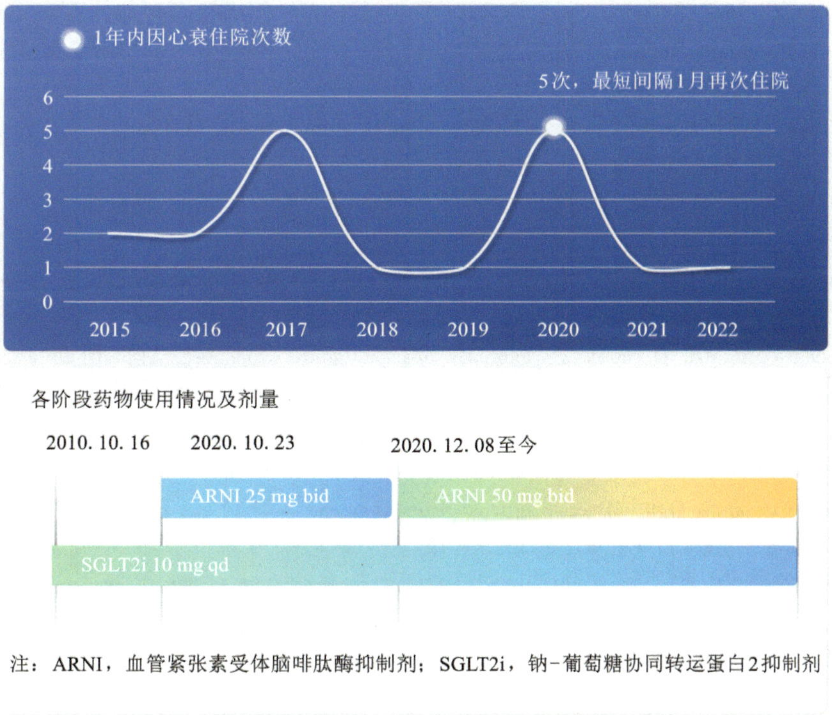


**图2-66　患者心衰住院次数变化及各阶段用药情况**

## 病例分析

目前我国心衰患者中HFPEF的人数占比较高，就《中国住院心力衰竭患者流行病学及治疗现状》[1]中数据显示，心衰患者近1年内因心衰住院的比例为32.8%，其中HFPEF患者占43.0%。相比于射血分数降低型心衰(HFREF)的治疗策略的日益更新，从欧洲心脏病学会(ESC)急/慢性心力衰竭诊疗指南中可见，目前仍然缺乏能够有效改善HFPEF患者预后的治疗药物，仅利尿剂可以改善这类患者的症状和体征(I类证据，C级推荐)[2]。尽管如此，近来已有数项大型随机临床试验及其事后分析提供了下述药物单独或联合应用能够使HFPEF患者获益的证据：①ARNI相较于缬沙坦尽管在总体HFPEF的患者中仅观察到肾脏不良结局的改善，但在女性及LVEF≤57%的亚组中能够显著减低患者的心衰住院率和心血管疾病死亡率[3]。②EMPEROR-Preserved试验表明，钠-葡萄糖协同转运蛋白2(SGLT2)抑制剂恩格列净相较于安慰剂能够使 HFPEF 患者的复合心血管事件发生风险降低 21%，首次和复发心衰住院率降低 27%，同时减缓 eGFR 年下降率[4]，且亚组分析显示亚裔患者获益最为显著。达格列净在 DELIVER Ⅲ期试验中达到主要终点，显著降低 HFPEF(LVEF>40%)患者的心血管死亡或心衰恶化风险[5]。达格列净近期的一项荟萃分析结果也表明，相较于安慰剂，其在 12 周内能够改善 HFPEF(LVEF≥45%)患者 KCCQ 生活质量评分及 6 分钟步行距离[6]。目前该类药物也已成为 ESC 指南推荐的存在心血管疾病高风险的糖尿病患者的一级预防药物，以降低心衰住院率(I 类证据，A 级推荐)[2]。③醛固酮受体拮抗剂(MRA)也可降低部分(LVEF<55%)HFPEF 患者的心衰住院率[7]，且在使用 MRA 的基础上联用 SGLT2 抑制剂不会影响其疗效[8]。

随着 EMPEROR-Preserved 和 DELIVER 获得了振奋人心的试验结果，HFPEF 这一心衰治疗中的顽疾也将迎来新的希望。临床医生应紧跟相关专业的前沿进展，并结合患者的具体病情，积极改善治疗方案，以期使患者获得更好的临床结局。

(刘佳榛　王骏)

## 参考文献


[1] 王华，李莹莹，柴坷，等. 中国住院心力衰竭患者流行病学及治疗现状. 中华心血管病杂志，2019，47(11)：865-874.

[2] McDonagh TA，Metra M，Adamo M，et al. 2021 ESC Guidelines for the diagnosis and treatment of acute and chronic heart failure. Eur Heart J，2021，42(36)：3599-3726.

[3] Solomon SD，McMurray JJV，Anand IS，et al. Angiotensin-neprilysin inhibition in heart failure with preserved ejection fraction. N Engl J Med，2019，381(17)：1609-1620.

[4] Anker SD，Butler J，Filippatos G，et al. Empagliflozin in heart failure with a preserved ejection fraction. N Engl J Med，2021，385(16)：1451-1461.

[5] Nassif ME，Windsor SL，Borlaug BA，et al. The SGLT2 inhibitor dapagliflozin in heart failure with preserved ejection fraction：a multicenter randomized trial. Nat Med，2021，27(11)：1954-1960.

[6] Solomon SD，de Boer RA，DeMets D，et al. Dapagliflozin in heart failure with preserved and mildly reduced ejection fraction：rationale and design of the DELIVER trial. Eur J Heart Fail，2021，23(7)：1217-1225.

[7] Solomon SD，Claggett B，Lewis EF，et al. Influence of ejection fraction on outcomes and efficacy of spironolactone in patients with heart failure with preserved ejection fraction. Eur Heart J，2016，37(5)：455-462.

[8] Ferreira JP，Butler J，Zannad F，et al. Mineralocorticoid receptor antagonists and empagliflozin in patients with heart failure and preserved ejection fraction. J Am Coll Cardiol，2022，79(12)：1129-1137.

# 16　气促、肥胖、利钠肽正常

## 临床资料

患者，女，60 岁。因“胸闷、气促伴出汗 1 天”入院。患者入院前 1 天上午外出时突发胸闷、气促伴出汗，休息后好转，持续约 15 分钟。当日夜间再次出现胸闷，伴呼吸困难，无法平卧，伴冷汗、咳嗽，咳少许白痰。患者有高血压病史 10 余年，血压最高 180/100 mmHg，既往联合口服氨氯地平、缬沙坦降压治疗，近期自行改为氨氯地平单药治疗，血压控制欠佳，其父有高血压病史。查体：身高 160 cm，体重 80 kg，体重指数 31.3 kg/m$^2$，血压 146/85 mmHg，呼吸频率 23 次/min（指脉氧饱和度 93%，鼻导管吸氧 3 L/min），神志清楚，呼吸稍促，口唇无绀，双侧颈静脉未见怒张，两肺呼吸音粗，可闻及明显湿啰音，未闻及干啰音；心界向左扩大，心率 86 次/min，律齐，各瓣膜区未闻及明显病理性杂音；双下肢轻度浮肿。急诊查心肌酶提示肌酸激酶同工酶（CK-MB）2.0 ng/mL，肌红蛋白<21.00 ng/mL，肌钙蛋白 T（TNT）0.006 ng/mL，氨基末端 B 型利钠肽前体（NT-proBNP）237 pg/mL。心电图示窦性心动过速、ST-T 改变（图 2-67）。胸部 CT 平扫示两肺多发渗出性改变、心脏增大，冠状动脉壁钙化、两侧胸腔少许积液（图 2-68）。

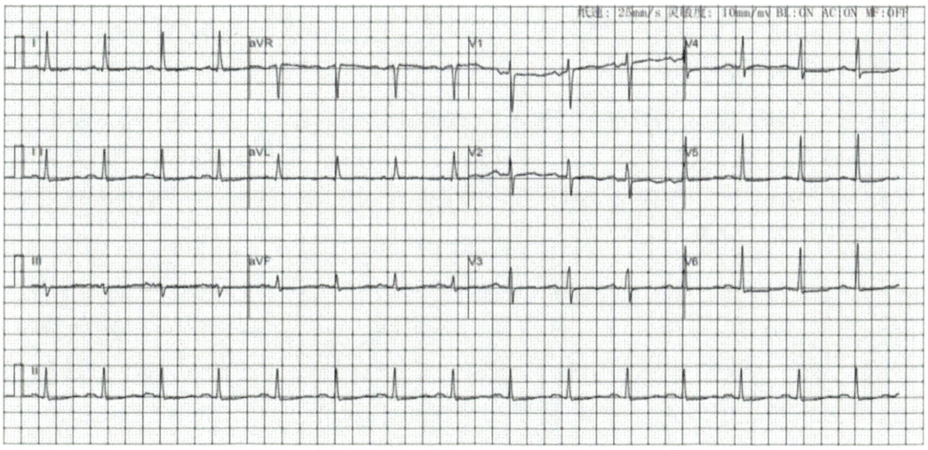


**图 2-67　急诊心电图**

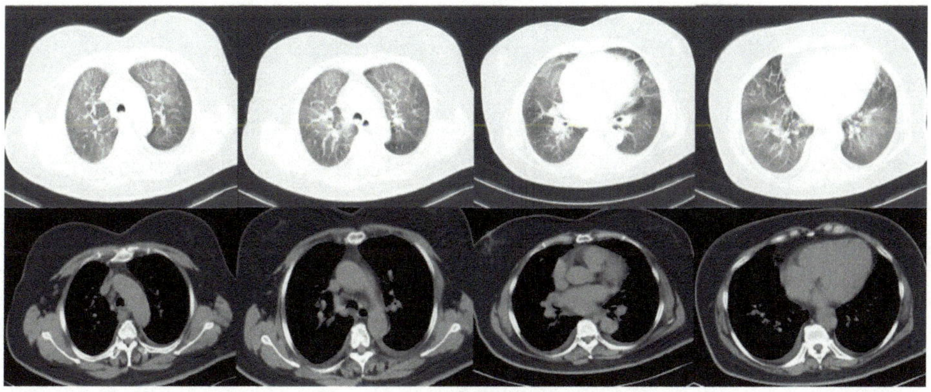

**图 2-68　急诊胸部 CT 平扫**

## 诊疗经过

追问病史，患者1个月前曾有类似症状，当时熬夜较多，发作时夜间无法平卧，持续1小时余，伴冷汗，未重视，近2日出现双下肢浮肿。入院后生化复查：CK-MB 6.4 ng/mL，TnT 0.013 ng/mL，NT-proBNP 79 pg/mL；空腹血糖7.27 mmol/L，糖化血红蛋白7.4%；总胆固醇5.30 mmol/L，甘油三酯3.79 mmol/L，高密度脂蛋白1.03 mmol/L，低密度脂蛋白3.58 mmol/L；血常规、肝肾功能、甲状腺功能、肿瘤指标、风湿免疫等未见明显异常。超声心动图提示左心房、左心室增大(左房内径42 mm，左室舒张末内径58 mm)，左心室射血分数(LVEF)46%。初步诊断：急性心力衰竭(心衰)；高血压病；2型糖尿病；高脂血症。给予利尿等对症治疗，后行冠脉造影提示冠状动脉未见明显狭窄。1周后症状完全缓解，带药出院。

## 病例分析

### 1. NT-proBNP 无明显升高是心衰吗

利钠肽前体多肽(pre-proBNP)在人体内由143个氨基酸残基组成，当心脏负荷加重，刺激心房分泌B型利钠肽(BNP)时，pre-proBNP经内切酶作用脱去N端信号肽，成为含108个氨基酸残基的贮存型前体BNP(proBNP)，再经过裂解后生成具有生物学活性的BNP(含有32个氨基酸的C端片段)和无活性的代谢产物氨基端proBNP(即NT-proBNP)(含76个氨基酸的N端片段)。NT-proBNP分子量大，半衰期长，血中浓度稳定，在体内外均处于稳定状态，且受药物影响较小，已作为常用反映心衰的标志物。2018年中国心力衰竭指南推荐[1]NT-proBNP作为急性心衰的诊断参考，50~75岁人群截断值为>900 pg/mL。2021年欧洲心脏病协会(ESC)心衰指南推荐将BNP<35 pg/mL，NT-proBNP<125 pg/mL作为排除慢性心衰诊断的标准，NT-proBNP<300 pg/mL作为排除急性心衰诊断的标准[2]。本例患者显然未达到诊断标准。但随后通过文献检索发现[3]，心房利钠肽水平受很多因素的影响，包括心脏结构原因、疾病因素及其他一些特定因素(表2-2)。肥胖患者的心衰截断值在近20年里一直有争议。早在2004年就有研究报道[4]，数据来自Framingham研究，共纳入3389名(1803为女性)无心衰者，按BMI分三组，即<25 kg/m$^2$、25~29.9 kg/m$^2$及≥30 kg/m$^2$，结果显示三组的BNP平均水平分别为21.4 pg/mL、15.5 pg/mL和12.7 pg/mL，提示肥胖者循环利钠肽水平较低。2016年一项研究表明[5]：肥胖者血NT-proBNP对心衰发生风险有重要评估价值，即使轻度升高也有意义，100 pg/mL≤NT-proBNP<200 pg/mL，BMI≥35 kg/m$^2$者10年心衰发生率>10%(体重正常者仅<5%)。迄今为止，肥胖者利钠肽低水平的原因尚不明确，考虑可能与高脂饮食刺激及脂肪组织表达脑钠肽清除受体(NPR-C)相关[6]。其他原因还包括：若合并高雄激素血症则影响利钠肽合成，若合并高胰岛素血症则会减弱利钠肽分泌和活性。近期一项研究提示[7]，部分射血分数保留(HFPEF)心衰患者NT-proBNP水平并不高，但丝毫不影响其对患者死亡风险的影响，低NT-proBNP水平的HFPEF患者，其事件发生率(死亡或心衰住院)几乎是无HFPEF患者的三倍。

**表2-2 影响利钠肽的因素**

| 心脏结构因素 | 疾病因素 | | 其他因素 |
|---|---|---|---|
| 左室舒张末室壁压力 | 心力衰竭 | 肾功能异常 | 年龄 |
| 左室射血分数 | 急性冠脉综合征 | 肺炎、菌血症 | BMI |
| E/e' | 心房颤动 | 肺栓塞 | |
| 左室纵向应变 | 心脏瓣膜病 | 睡眠呼吸暂停 | |
| 左室周向应变 | 心肌炎、心肌病 | 严重烧伤 | |
| 左房直径 | 心脏复律后 | 肿瘤化疗 | |
| 右室射血分数和右室压 | 左心室肥厚 | 毒物、代谢损伤 | |

**2. 引起患者心脏扩大的原因是什么**

该例通过超声心动图和冠脉造影，基本排除了缺血性心脏病、高血压心脏病。很难解释心脏扩大原因，因此，我们对患者完善心脏磁共振检查，结果提示左心房、左心室增大，左心室外侧壁中间段局部室壁变薄(最薄处 2.7 mm)，收缩活动减弱，室间隔及左室游离壁肌壁间延迟条索状强化，符合扩张型心肌病表现(图 2-69)，临床诊断为扩张型心肌病。患者拒绝进一步行相关致病基因筛查，给予标准指南推荐药物治疗方案(沙库巴曲缬沙坦、琥珀酸美托洛尔、恩格列净、呋塞米、螺内酯)及降糖、调脂对症治疗后出院。

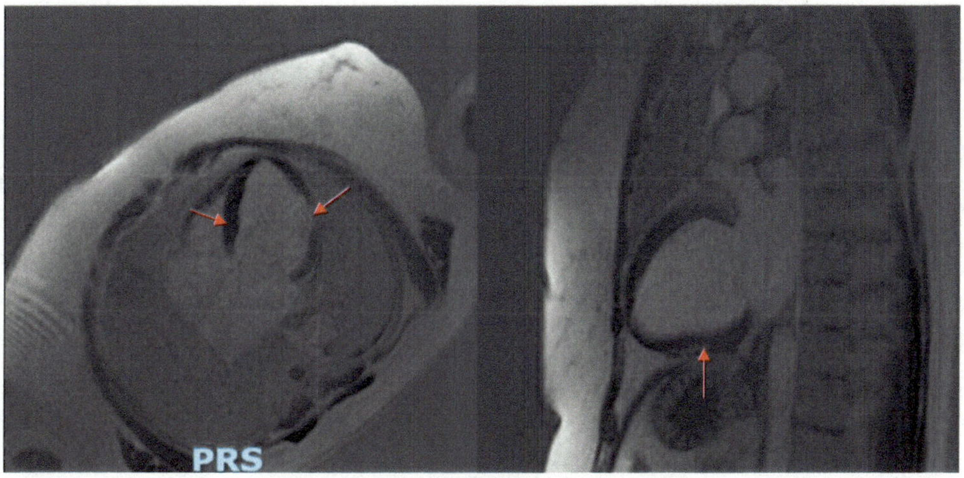


**图 2-69　钆剂延迟增强心脏磁共振图像**

综上，该患者给予我们的启示：BNP 或者 NT-proBNP 水平不高并不一定可以排除心衰的可能，这项指标的影响因素很多：肥胖、基因多态性、人种、胰岛素抵抗等，血中低 NT-proBNP 水平反而导致高血压、液体滞留增加和代谢紊乱，需要临床医生综合分析及详细评估。一旦忽略造成漏诊及误诊，使患者无法得到及时规范的诊治，将严重影响其预后。

(郭瑛　王骏)

## 参考文献

[1] 中华医学会心血管分会心衰学组，中国医师协会心衰专业委员会，中华心血管病杂志编辑委员会. 中国心力衰竭诊断的和治疗指南 2018. 中华心血管病杂志，2018，46(10)：760-789.

[2] 2021 ESC Guidelines for the diagnosis and treatment of acute and chronic heart failure: Developed by the Task Force for the diagnosis and treatment of acute and chronic heart failure of the European Society of Cardiology (ESC). Eur J Heart Fail, 2022, 24(1): 4-131.

[3] Richards AM. N-Terminal B-type natriuretic peptide in heart failure. Heart Fail Clin, 2018, 14(1): 27-39.

[4] Wang TJ, Larson MG, Levy D, et al. Impact of obesity on plasma natriuretic peptide levels. Circulation, 2004, 109(5): 594-600.

[5] Ndumele CE, Matsushita K, Sang YY, et al. N-terminal pro-brain natriuretic peptide and heart failure risk among individuals with and without obesity: The Atherosclerosis Risk in Communities (ARIC) Study. Circulation, 2016, 133(7): 631-638.

[6] Kalra PR, Tigas S. Regulation of lipolysis: natriuretic peptides and the development of cachexia. Int J Cardiol, 2002, 85(1): 125-132.

[7] Verbrugge FH, Omote K, Reddy YNV, et al. Heart failure with preserved ejection fraction in patients with normal natriuretic peptide levels is associated with increased morbidity and mortality. Eur Heart J, 2022, 43(20): 1941-1951.

# 17 冠脉支架植入术后、胸痛、多浆膜腔积液

## 临床资料

患者，男，79 岁。因“反复胸闷胸痛 12 年余，再发 4 天”就诊。12 年前因急性心肌梗死（心梗）于右冠状动脉植入支架 1 枚；2018 年、2019 年发生支架内再狭窄，各植入支架 1 枚；2020 年 10 月右冠支架内再狭窄，植入支架 1 枚。平时规律口服冠心病二级预防药物。入院前 4 天患者无明显诱因下出现心前区闷痛，持续性，无冷汗，无发热，无呼吸困难，无吐泻。患者既往有高血压病史 10 余年。否认糖尿病史及吸烟史。查体：血压 90/60 mmHg，神志清楚，呼吸平稳；口唇无发绀，双侧颈静脉怒张；两肺呼吸音粗，双下肺闻及少许湿啰音；心界正常，心率 82 次/min，心律齐，心音低，各心脏瓣膜区未闻及杂音，无心包摩擦音；腹部平软，肝脏肋下未触及；双下肢无浮肿。急诊辅助检查：心肌酶阴性，C-反应蛋白 >192 mg/L，红细胞沉降率 62 mm/h，白细胞计数 $13.44\times10^9$/L，中性粒细胞比例 73.8%；心电图提示多导联 PR 段压低、aVR 导联 PR 段抬高（图 2-70）；胸部 CT 平扫提示两肺多发偏慢性炎症及纤维灶、心包积液、胸腔积液（图 2-71）。初步诊断：急性心包炎、陈旧性心肌梗死、高血压病。

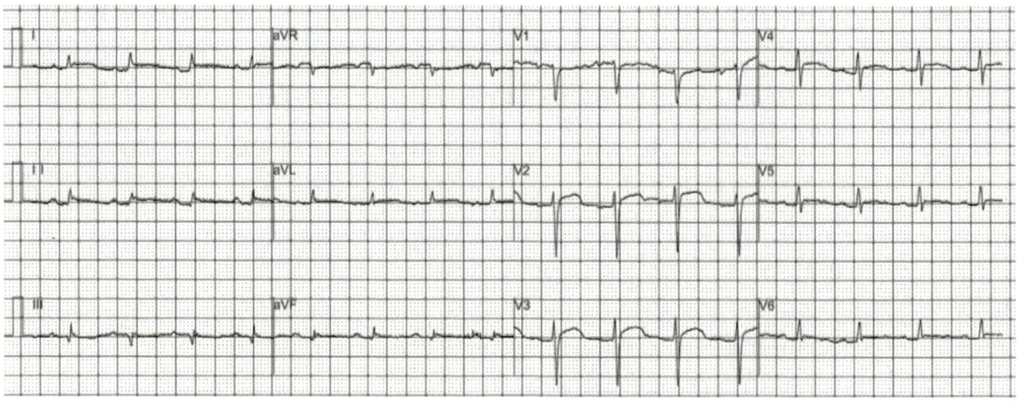


图 2-70 心电图检查

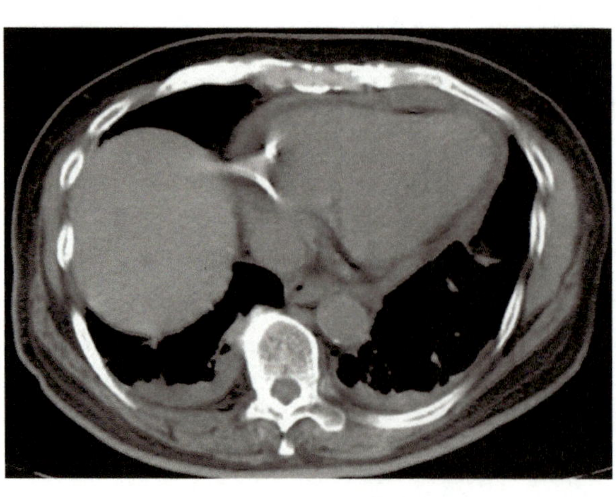

图 2-71 胸部 CT 平扫

## 诊疗经过

患者入院后经胸超声心动图提示各房室腔大小正常，左心室射血分数(LVEF)57%，左心室节段性收缩活动异常，少量心包积液(左室侧壁外方心包回声稍增强，心包腔内无回声区，舒张期于左室侧壁外方约12 mm，心尖外侧约2 mm，右室前壁前方约9 mm，左室后壁后方约8 mm)(图2-72)。完善感染性指标，如结核感染T细胞斑点实验(T-SPOT)、血培养、病毒抗体、尿培养等均阴性；肝肾功能正常；肿瘤标志物提示CA724、TPSA、铁蛋白稍增高；甲状腺功能正常。免疫指标提示抗Sm(+)，抗nRNP/Sm(+)，抗核抗体(+)，为颗粒型，主要核型滴度1：1000；为进一步明确抗体浓度，外送上海金域医学检验所检测，结果提示抗nRNP/Sm 84.01 RU/mL(参考值<20.00 RU/mL)，抗Sm 160.23 RU/mL(参考值<20.00 RU/mL)。风湿免疫科会诊，诊断为系统性红斑狼疮(SLE)，予以强的松、雷公藤、甲氨蝶呤抗炎、免疫抑制治疗。最终诊断考虑为SLE相关性急性心包炎。2个月后随访患者无明显胸痛，复查抗Sm、抗nRNP/Sm转阴，抗核抗体主要核型滴度1：100；复查超声心动图提示心包增厚粘连(右室外侧)，左心室节段性收缩活动异常，LVEF 61%(图2-73)；并进一步完善心脏磁共振检查未见明显心肌病变。

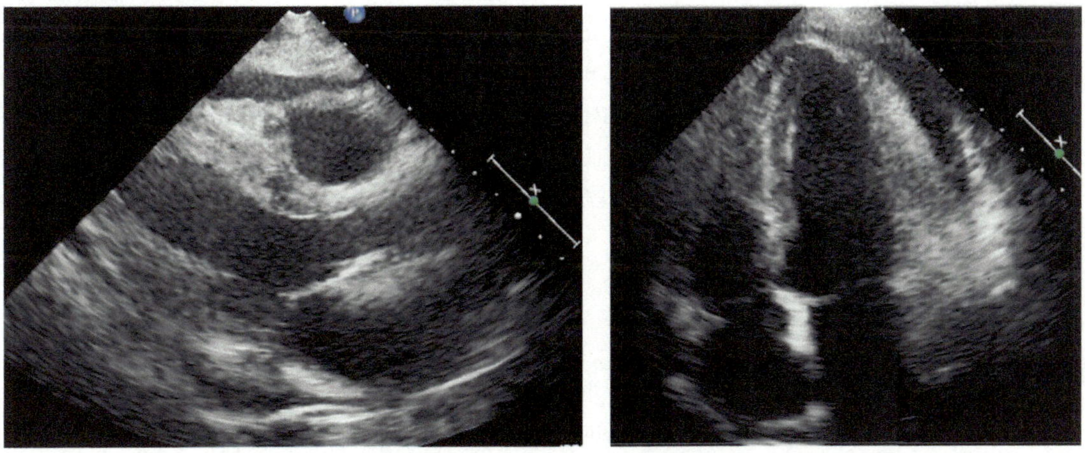

**图2-72　超声心动图检查**

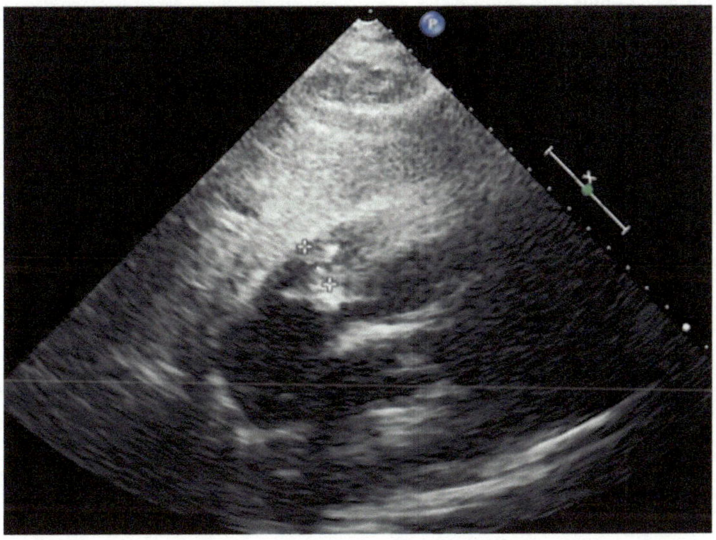

提示局部心包增厚粘连

**图2-73　治疗2个月后复查超声心动图**

## 病例分析

急性心包炎是指伴或不伴心包积液的急性炎症性心包综合征，病程一般不超过 6 周，具有以下四项中的两项即可确诊为急性心包炎[1]：①心包炎胸痛，②心包摩擦音，③心电图新发广泛的 ST 段抬高或 PR 段压低，④心包积液(新发或恶化)，本文患者具备①、③、④标准，急性心包炎诊断明确。急性心包炎病因分为感染性和非感染性[1]，感染性病因包括病毒、细菌、真菌、寄生虫等，发达国家和地区以病毒感染为主，发展中国家和欠发达地区以结核分枝杆菌感染为主，真菌、寄生虫等感染很少见；非感染性病因中特发性最常见，其次为自身免疫性，其他病因包括肿瘤性、代谢性、急性心梗后心包炎、医源性、药物性等。本文患者在诊断为急性心包炎后进一步完善各项相关检查明确病因，感染性、肿瘤性、代谢性、医源性、药物性病因依据不足，而免疫指标抗 Sm、抗 nRNP/Sm 滴度明显升高，在经过专科医生诊疗后诊断为系统性红斑狼疮，考虑急性心包炎为免疫相关性。

研究显示[2]，在 SLE 病程中，心包炎是最常见的心脏受累表现，11%～54%的患者可发生心包积液，且此类心包炎患者容易复发并伴有 ANA 抗体阳性。尸检研究证实 SLE 患者心包中免疫球蛋白和补体颗粒沉积，提示免疫复合物在促进心包炎中起作用。SLE 患者心包炎的诊断标准与非自身免疫性患者无区别。当然 SLE 患者心包炎的病因也可能为非免疫性的，这一点不应被忽视。本文患者在排除其他病因后诊断为 SLE 相关性，且经规范药物治疗后复查抗 Sm、抗 nRNP/Sm 转阴伴临床症状消失，亦进一步支持诊断。

本文患者既往有冠心病手术史、有多次支架内再狭窄病史，此次因再发胸痛就诊，行心电图检查较既往心电图有明显动态改变，当时考虑急性冠脉缺血事件不能排除，但多次复查心肌酶阴性，与急性心肌缺血不相符。再次仔细阅读心电图发现多导联 PR 段压低伴 aVR 导联 PR 段抬高后诊断趋于急性心包炎，并积极寻找病因，对因治疗后患者病情好转。

(夏盼盼　孙育民)

## 参考文献


[1] Adler Y, Charron P, Imazio M, et al. 2015 ESC Guidelines for the diagnosis and management of pericardial diseases: The Task Force for the Diagnosis and Management of Pericardial Diseases of the European Society of Cardiology (ESC) Endorsed by: The European Association for Cardio-Thoracic Surgery (EACTS). Eur Heart J, 2015, 36(42): 2921-2964.

[2] Tselios K, Urowitz MB. Cardiovascular and pulmonary manifestations of systemic lupus erythematosus. Curr Rheumatol Rev, 2017, 13(3): 206-218.

# 18　胸闷、心包积液、肝功能不全

## 临床资料

患者，男，73 岁。因“反复胸闷 2 个月”就诊。患者于入院前 2 个月无明显诱因下出现心前区疼痛，伴有胸闷心悸，无肩背部放射痛，无冷汗，无吐泻，至我院急诊就诊。心电图提示窦性心动过速、肢体导联低电压、aVR 导联 PR 段抬高，其余广泛导联 PR 段压低(图 2–74)；胸部 CT 平扫提示心包少量积液、心包增厚(图 2–75 左)。考虑急性心包炎，患者拒绝进一步检查及治疗。2 个月后患者胸闷症状明显加重，复查胸部 CT 平扫提示心包积液量较前增多(图 2–75 右)；经胸超声心动图提示中量心包积液；患者至外院就诊后诊断为结核性心包积液可能，予以四联诊断性抗结核治疗(异烟肼、利福平、吡嗪酰胺、乙胺丁醇)1 个月，但症状未明显缓解，遂入我科。病程中患者反复发作阵发性心房颤动(房颤)，口服利伐沙班抗凝。患者既往有帕金森病史 3 年。有高血压病史 10 年。否认糖尿病史及吸烟史。查体：血压 122/80 mmHg，心包穿刺引流管在位；神志清楚，呼吸平稳，平卧位；口唇无发绀，双侧颈静脉无怒张；两肺呼吸音粗，未闻及干湿性啰音；心界扩大，心率 100 次/min，心律绝对不齐，心音强弱不等，各心脏瓣膜区未闻及杂音，无心包摩擦音；腹部平软，肝脏肋下未触及；双下肢无浮肿。初步诊断为结核性心包积液可能、阵发性房颤、高血压病、帕金森病。

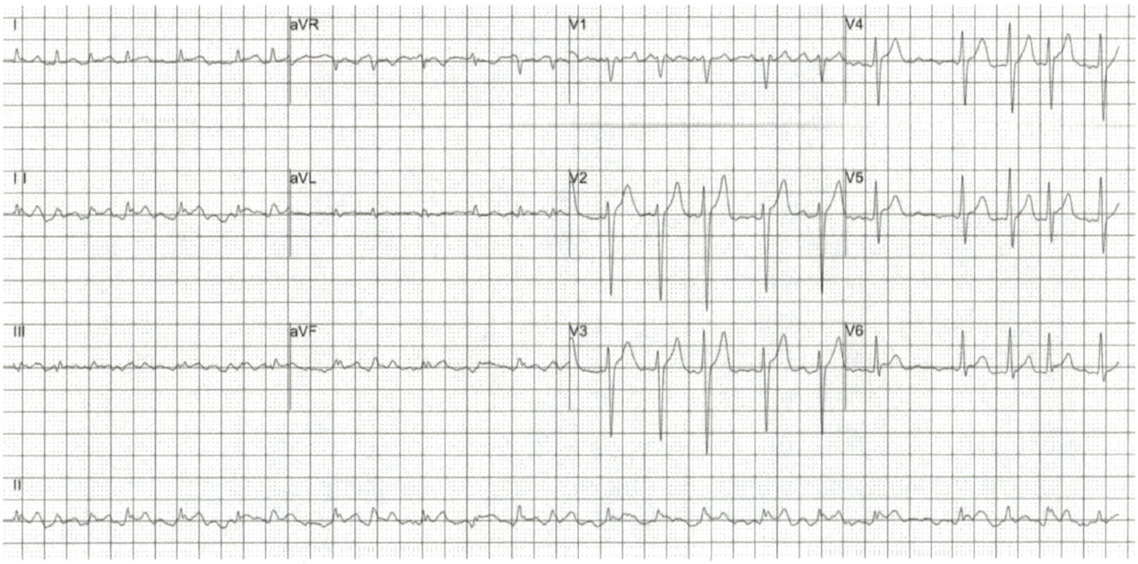


**图 2–74　心电图检查**

## 诊疗经过

患者入我科后完善风湿免疫指标、肿瘤标志物、甲状腺功能等检查未见明显异常。追问病史，患者未曾离开上海，无结核接触史，无低热、盗汗、咯血、消瘦等结核感染症状，诊断性抗结核治疗前的结核感染 T 细胞斑点实验(T-SPOT)阴性，诊断性抗结核治疗疗效似乎不佳，遂考虑结核感染依据并不充分。完善

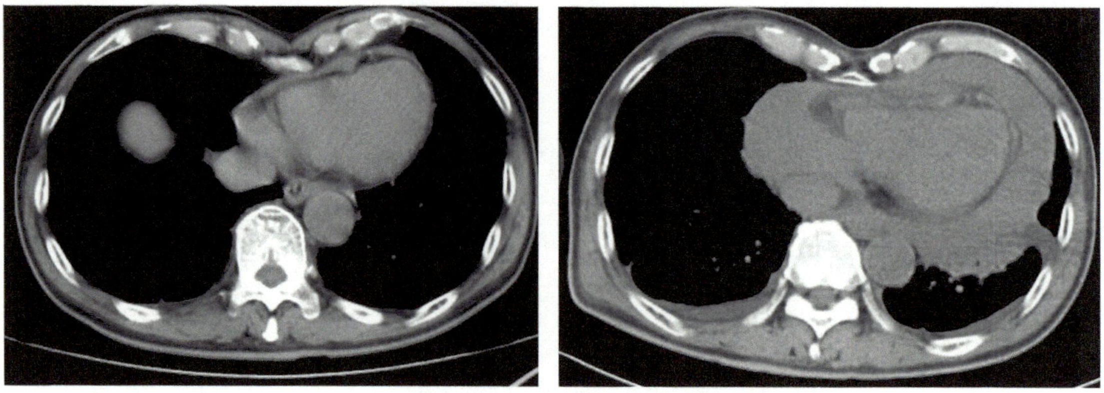

左图为第一次检查，右图为 2 个月后复查，提示心包积液增多

**图 2-75 胸部 CT 平扫**

正电子发射计算机断层显像(PET-CT)提示肿瘤依据不足，考虑感染性病变所致可能性大(图 2-76)。抽取心包积液为血性，生化检查提示为渗出液，化验未找到肿瘤细胞，细菌培养阴性，行 PMseq 病原微生物高通量基因检测，未见有意义的病原菌感染(图 2-77)，因此诊断为特发性心包积液。停用抗结核药物，予秋水仙碱(0.5 mg/次，每天 1 次)和布洛芬(0.3 g/次，每天 2 次)口服抗炎治疗、减少心包积液渗出。治疗过程中随访肝功能：谷丙转氨酶 163 U/L、谷草转氨酶 309 U/L(正常值<40 U/L)。为避免出血发生，暂停利伐沙班。经积极保肝治疗后患者转氨酶逐渐恢复正常，并恢复利伐沙班抗凝。治疗 2 个月后随访患者胸闷症状消失，复查超声心动图心包积液消失(图 2-78)。继续予以秋水仙碱治疗，直至 3 个月。

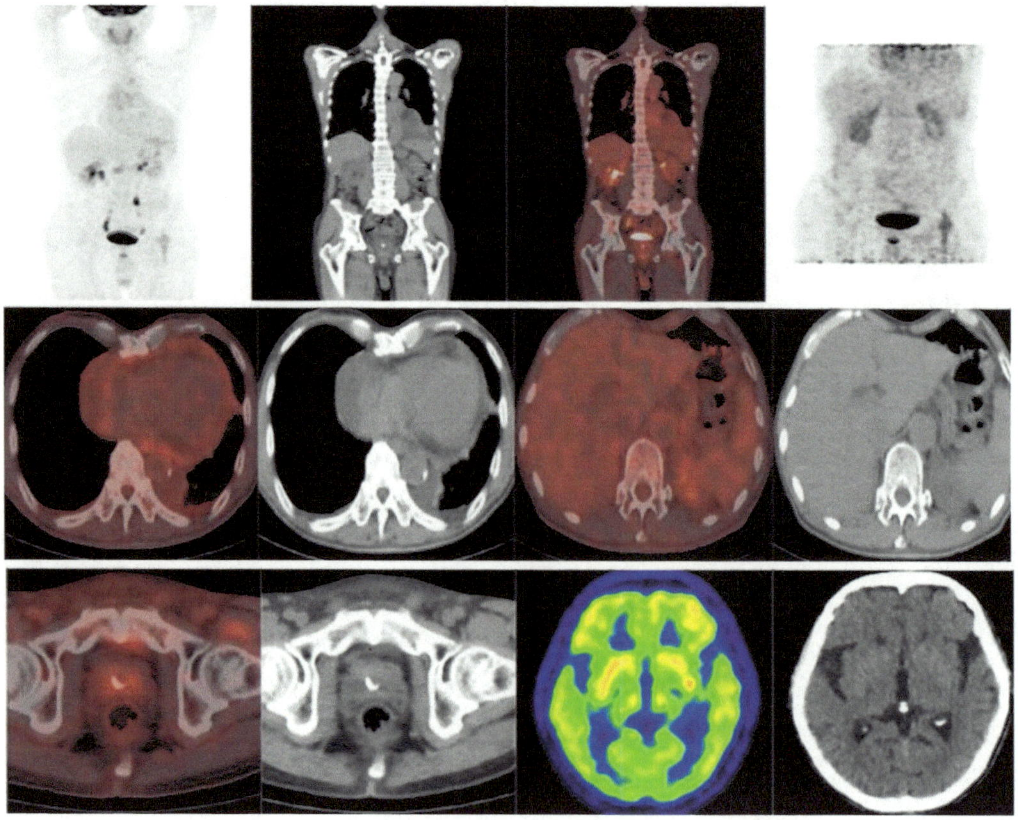

**图 2-76 PET-CT 检查**

1、检出细菌列表

| 类型[a] | 属 | | | 种 | | |
|---|---|---|---|---|---|---|
| | 中文名 | 拉丁文名 | 检出序列数[b] | 中文名 | 拉丁文名 | 检出序列数[b] |
| $G^-$ | 不动杆菌属 | *Acinetobacter* | 67 | 鲍曼不动杆菌 | *Acinetobacter baumannii* | 6 |

2、检出真菌列表

| 属 | | | 种 | | |
|---|---|---|---|---|---|
| 中文名 | 拉丁文名 | 检出序列数[b] | 中文名 | 拉丁文名 | 检出序列数[b] |
| 未发现 | | | | | |

3、检出病毒列表

| 类型[a] | 种 | | | 型/亚型 | | |
|---|---|---|---|---|---|---|
| | 中文名 | 英文名 | 检出序列数[b] | 中文名 | 英文名 | 检出序列数[b] |
| 未发现 | | | | | | |

4、检出寄生虫列表

| 属 | | | 种 | | |
|---|---|---|---|---|---|
| 中文名 | 拉丁文名 | 检出序列数[b] | 中文名 | 拉丁文名 | 检出序列数[b] |
| 未发现 | | | | | |

5、检出结核分枝杆菌复合群列表

| 种复合群 | | | 种 | | |
|---|---|---|---|---|---|
| 中文名 | 拉丁文名 | 检出序列数[b] | 中文名 | 拉丁文名 | 检出序列数[b] |
| 未发现 | | | | | |

6、检出支原体/衣原体/立克次体列表

| 属 | | | 种 | | |
|---|---|---|---|---|---|
| 中文名 | 拉丁文名 | 检出序列数[b] | 中文名 | 拉丁文名 | 检出序列数[b] |
| 未发现 | | | | | |

**图 2-77　心包积液病原微生物高通量基因检测**

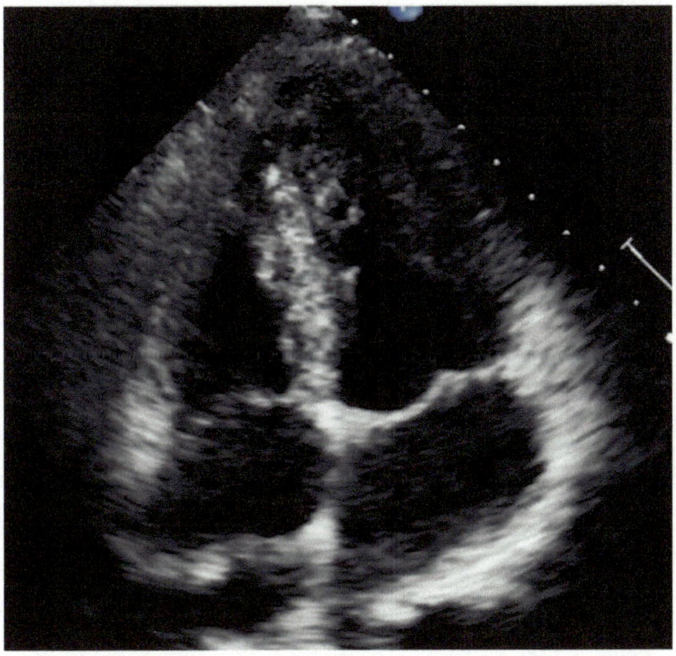

**图 2-78　治疗 2 个月复查超声心动图**

## 病例分析

心包积液是心包疾病的一种，是心血管临床实践中的一类常见疾病，只有作出准确的病因诊断，才能选择恰当的治疗措施，以免延误患者病情。《2015 年欧洲心脏病学会心包疾病诊断和治疗指南》[1] 中提出，发达国家和地区的心包积液患者约 50% 为特发性，其他常见病因包括肿瘤（15%～20%）、感染（15%～30%）、医源性损伤（15%～20%）及结缔组织病（5%～15%）等。而发展中国家和欠发达地区，尤其是结核病流行地区，逾 60%的心包积液患者病因为结核病。指南中推荐心包积液患者均应接受 X 线、超声心动图和 C-反应蛋白检查，对于疑似为包裹性心包积液、心包增厚、心包肿块及合并其他胸部疾病者，建议行 CT 和心脏磁共振检查。为明确心包积液病因，还应完善以下检查内容[2]，包括：①流行病学史采集；②创伤及医源性操作史；③药物接触史；④基础疾病理化检查；⑤炎性表现；⑥心包积液细胞学检查或病理活检。在常规检查方法不能明确病因诊断的情况下，可如本文中患者，行 PET-CT 检查是否肿瘤相关、病原微生物高通量基因检测证实有无病原微生物感染证据。在病因未明确时，不能贸然诊断为结核性心包积液，因为抗结核治疗不仅给患者带来身体上的不良反应，也给患者心理带来不利影响。当然特发性心包积液的诊断亦要谨慎，只有在排除相关病因后方可作出此诊断，以免延误原发病治疗，导致病情进一步恶化。

本病例需要关注两点，其一，患者合并阵发性房颤，同时合并心包积液、肝功能不全、帕金森病，除利伐沙班抗凝外，合并使用多种药物，需考虑非维生素 K 拮抗剂口服抗凝药(NOACs)与其他药物的相互作用，如本文患者使用的利福平可降低利伐沙班血浆浓度达 50%，其他多种药物对 NOACs 的影响详见于《2018 年欧洲心律协会实践指导：房颤患者应用 NOACs》[3]；其二，患者在抗结核及抗炎治疗过程中发生肝功能不全，这无疑增加了出血风险，考虑到患者 HAS-BLED 出血评分 3 分，为高出血风险，暂停利伐沙班，后期随访肝功能恢复正常后恢复使用利伐沙班，无不良事件发生。这也体现了疾病是动态发展的，治疗方案不是一成不变的，要根据病情的需要及时调整为对病情恢复最有利的治疗措施。

本文患者以血性心包积液发病，外院误诊为结核性心包积液，入住我科后经过详细的病史采集和相关辅助检查后，最终明确诊断，经合理治疗后患者病情得到治愈。

（夏盼盼　孙育民）

## 参考文献

[1] Adler Y, Charron P, Imazio M, et al. 2015 ESC guidelines for the diagnosis and management of pericardial diseases. Eur Heart J, 2015, 36(42): 2921-2964.

[2] 王创畅，吴伟，魏伟超. 症状性大量心包积液的病因和诊治及预后研究进展. 中国全科医学，2016，19(35)：4403-4407.

[3] Steffel J, Verhamme P, Potpara TS, et al. The 2018 European Heart Rhythm Association Practical Guide on the use of non-vitamin K antagonist oral anticoagulants in patients with atrial fibrillation. European Heart Journal, 2018, 39(16): 1330-1393.

# 19　心脏瓣膜置换术后腹胀、浮肿

## 临床资料

患者，女，72 岁。因“二尖瓣置换、三尖瓣成形术后 3 年，胸闷、腹胀、尿少 3 个月余”就诊。患者 2018 年 6 月因“二尖瓣退行性变，二尖瓣脱垂，二、三尖瓣重度关闭不全”于外院行二尖瓣置换加三尖瓣成形术。入院前 3 个月余患者出现胸闷气促，活动耐力下降，伴腹胀、尿量减少，症状进行性加重，无胸痛，无发热，无吐泻，无呼吸困难。2021 年 3 月 30 日外院腹部 CT 平扫提示腹腔、盆腔积液，附见心包积液、心影增大，左侧胸腔积液。考虑慢性心力衰竭（心衰）急性加重，予以利尿等治疗。患者症状未见明显好转。2021 年 5 月 10 日外院超声心动图提示左心房内径增大（67 mm），左心室射血分数（LVEF）63%，二尖瓣置换加三尖瓣成形术后，右心房增大伴中度三尖瓣关闭不全，肺动脉高压可能，心包积液（中等回声），心包粘连。既往有永久性心房颤动（房颤）10 余年，高血压病 10 余年，2 型糖尿病 10 余年。查体：血压 136/88 mmHg，神志清楚，呼吸尚平稳，高枕卧位；口唇无发绀，双侧颈静脉见充盈怒张；两下肺呼吸音低，未闻及明显干湿性啰音；心界扩大，心率 100 次/min，心律绝对不齐，心音偏低、强弱不等，各瓣膜区未闻及杂音，无心包摩擦音；腹部膨隆、软，移动性浊音阳性；双下肢无浮肿。初步诊断为缩窄性心包炎可能、心房颤动、高血压病、2 型糖尿病。

## 诊疗经过

入院后生化检查示免疫指标、肿瘤标志物、甲状腺功能、肝肾功能均未见明显异常。心电图检查提示房颤、完全性右束支传导阻滞、T 波改变（图 2–79）。经胸超声心动图提示缩窄性心包炎，二尖瓣生物瓣置换术后、三尖瓣成形术后，左心房增大，右心房增大，右心室收缩功能减退，左室收缩功能未见异常，LVEF 56%。胸部 CT 平扫提示心包钙化、心包积液、胸腔积液（图 2–80）。腹水 B 超提示腹腔积液（腹侧 42 mm，下腹部 72 mm）。外周血标本的结核感染 T 细胞斑点实验（T-SPOT）呈阳性（图 2–81）。感染科医生会诊考虑结核性心包炎可能性大，予以五联抗结核治疗（异烟肼、利福平、吡嗪酰胺、乙胺丁醇、莫西沙星）。抗结核治疗 3 个月后在外院心外科行心包剥脱术，因病情危重，术后 2 天死亡。

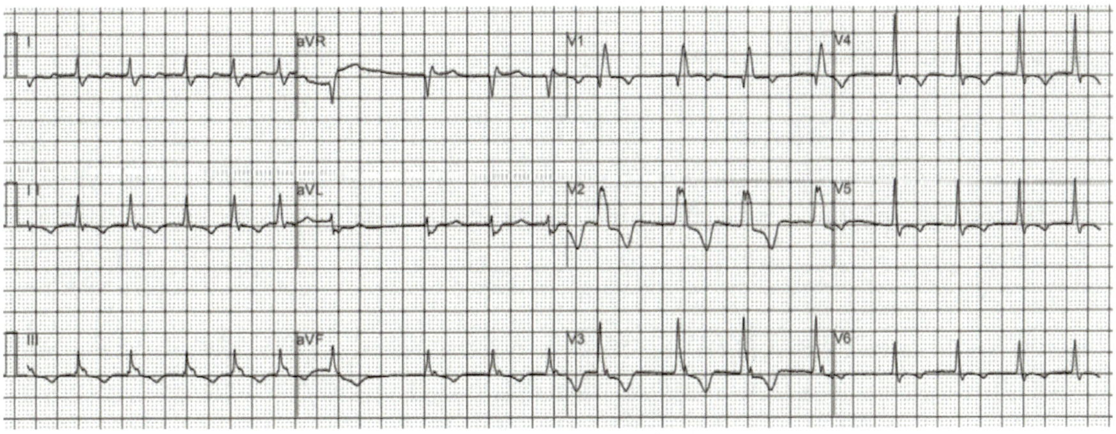


**图 2–79　心电图检查**

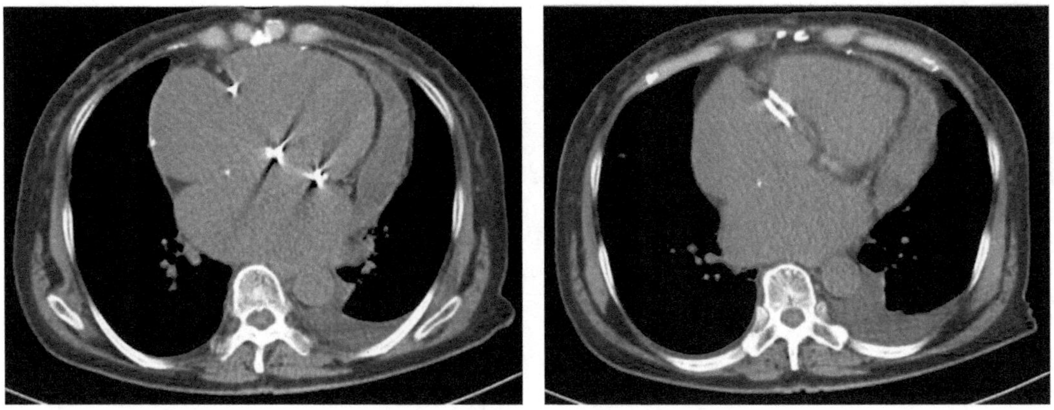

图 2-80 胸部 CT 平扫检查

结核感染T细胞斑点实验

| 项目 | 检测方法 | 结果 | 单位 | 提示 | 参考值 |
|---|---|---|---|---|---|
| 阴性对照孔（N） | 免疫学方法 | 0 | 个 | | ≤10 |
| 抗原孔（T） | 免疫学方法 | 16 | 个 | ↑ | <6 |
| T-N | 计算法 | 16 | 个 | ↑ | <6 |
| 阳性对照孔（P） | 免疫学方法 | >20 | 个 | | ≥20 |

结核感染T细胞斑点实验结果提示 □阴性（-） ☑阳性（+） □灰区 □不确定

结果判读：

根据抗原孔（T）反应度，判断结果：

| N 孔斑点数 | P 孔斑点数 | T孔-N孔斑点数 | 结果判定 |
|---|---|---|---|
| 0-5 | ≥20 | ≥8 | 阳性 |
| | | 5、6、7 | 灰区 |
| | | <5 | 阴性 |
| | <20 | ≥8 | 阳性 |
| | | 5、6、7 | 不确定 |
| | | <5 | 不确定 |

| N孔斑点数 | P孔斑点数 | T孔斑点数 | 结果判定 |
|---|---|---|---|
| 6-10 | ≥20 | T≥2N | 阳性 |
| | | T<2N | 阴性 |
| | <20 | T≥2N | 阳性 |
| | | T<2N | 不确定 |
| >10 | 任何值 | 任何值 | 不确定 |

图 2-81 外周血 T-SPOT 检测结果

## 病例分析

缩窄性心包炎是指心包慢性炎症导致心包增厚、粘连甚至钙化，使心脏舒张、收缩受限，主要表现为右心衰的症状及体征。缩窄性心包炎最常见的病因为特发性、手术相关性、放射性，其他病因还包括感染性、免疫性、肿瘤性及药物性等[1]。缩窄性心包炎一旦诊断明确，早期完全心包切除术为治疗的根本，手术风险为 5%~10%，手术晚期死亡率为 15%~70%，受多方面因素影响，包括心功能、年龄、肾功能、肝功能、左心室射血分数等[2]。

对于本文患者缩窄性心包炎病因为手术相关性还是结核性，我们亦无明确诊断。因患者 3 年前行心脏瓣膜手术，我们首先想到的是手术相关性心包炎，这也符合缩窄性心包炎常见病因分类。但进一步检查又发现 T-SPOT 阳性，结核性心包炎亦不能排除。结核性心包炎的诊断依据如下，如心包积液染色涂片或培养中发现结核分枝杆菌，和/或心包组织学检查中发现结核分枝杆菌或干酪样肉芽肿，可明确诊断；如肺结核患者在身体其他部位有心包炎的证据，和/或心包积液中淋巴细胞比例升高伴腺苷酸脱氢酶活性升高，和/或对抗结核药物治疗反应良好，可诊断疑似结核性心包炎[3]。该患者虽未抽取心包积液进行结核分枝杆菌相关检测，似乎不符合上述结核性心包炎的诊断及疑似诊断标准，但有研究分析外周血 T-SPOT 对结核性心包炎的诊断价值，其中敏感度为 81.3%、特异度为 85.7%、阳性预测值为 86.7%、阴性预测值为 80%[4]。因此，结合病程全貌和相关检查，仍首先考虑结核性心包炎的诊断。

（夏盼盼　孙育民）

## 参考文献


[1] Welch TD, Oh JK. Constrictive pericarditis. Cardiol Clin, 2017, 35(4): 539-549.

[2] Depboylu BC, Mootoosamy P, Vistarini N, et al. Surgical treatment of constrictive pericarditis. Tex Heart Inst J, 2017, 44(2): 101-106.

[3] Isiguzo G, Bruyn ED, Howlett P, et al. Diagnosis and management of tuberculous pericarditis: what is new? CurrCardiol Rep, 2020, 22(1): 2.

[4] 李杰，张芝辉，孔欣怡，等. T-SPOT. TB 在结核性心包炎中的诊断价值. 实用医学杂志，2016，32(1)：3534-3536.

# 20 老年、反应迟钝、大量心包积液

**临床资料**

患者，男，69 岁。因“胸闷、气促 1 个月余”于门诊就诊。患者自入院前 1 个月起无明显诱因下出现胸闷、气促，活动耐量逐渐下降，逐渐无法完全平卧，坐起后好转，稍有咳嗽、咳白痰。有高血压病史 15 年，不规律服用厄贝沙坦，血压控制情况不详；2009 年起发现慢性肾功能不全及痛风，平素服用肾衰宁治疗，近期复查肌酐 133.9 μmol/L；无吸烟史；有饮酒史 50 年，每日饮 150 mL 黄酒，未戒酒。查体（图 2-82）：血压 161/110 mmHg，静息时呼吸平稳，表情淡漠、寡言，面色偏白，口唇无发绀；双侧颈静脉无明显怒张，两肺呼吸音粗，未闻及干湿啰音，心界向两侧扩大，心率 72 次/min，心律齐，心音遥远，各瓣膜区未闻及明显病理性杂音，无心包摩擦音；双下肢水肿。查心电图提示窦性心律、全导联低电压（图 2-83）；胸部 CT 平扫提示两下肺炎症，两侧少量胸腔积液，心包大量积液（图 2-84）；肌钙蛋白 T 0.039 ng/mL，氨基末端 B 型利钠肽前体 89 pg/mL；超声心动图提示左室后壁后方见无回声区，收缩期 27 mm，舒张期 21 mm；右室前壁前方见无回声区，收缩期 25 mm，舒张期 16 mm，考虑大量心包积液。为进一步诊治收入院。

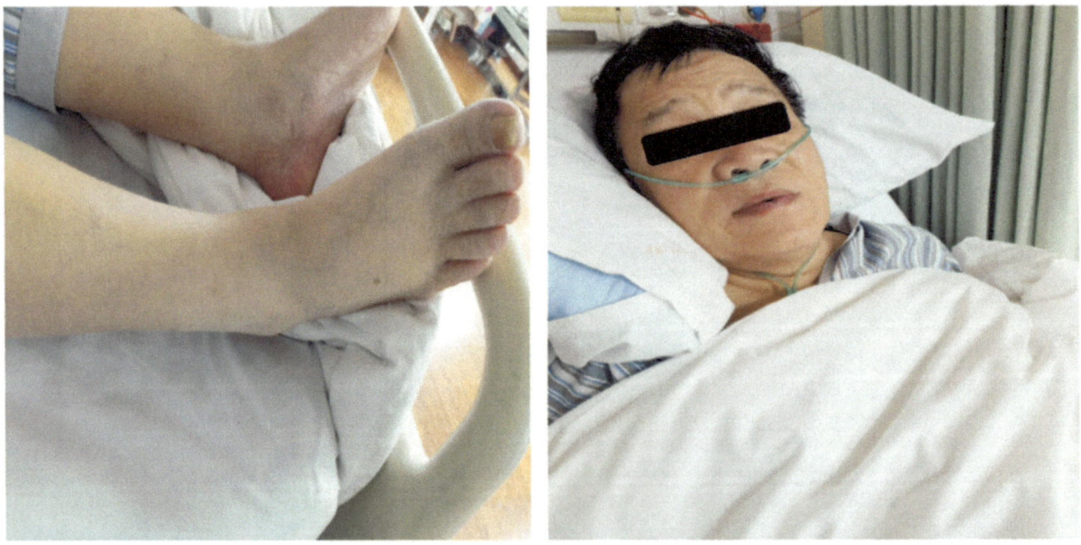

**图 2-82 下肢浮肿表现及面部淡漠表情**

## 诊疗经过

追问病史，患者自 9 个月前起出现易疲倦，既往行走无疲倦感的约 2 公里距离需要休息 5 次，反应稍迟钝，伴眼干、视物模糊、听力下降、间断头痛、口干、下肢行走时踩棉花感，近半年出现懒言少语。入院后甲状腺 B 超提示甲状腺不均匀伴两叶结节，最大结节大小约 5.4 mm×4.2mm。肝功能正常，红细胞沉降率 44 mm/h，尿素氮 6.45 mmol/L，肌酐 135.6 μmol/L，尿酸 438 μmol/L。总胆固醇 5.82 mmol/L，甘油三酯 2.86 mmol/L，高密度脂蛋白 0.94 mmol/L，低密度脂蛋白 3.70 mmol/L。肿瘤标志物检查阴性。甲状腺功能：抗甲状腺球蛋白自身抗体（Anti-Tg）121.5 IU/mL，抗甲状腺过氧化物酶自身抗体（Anti-TPO）>2000 IU/mL，三碘

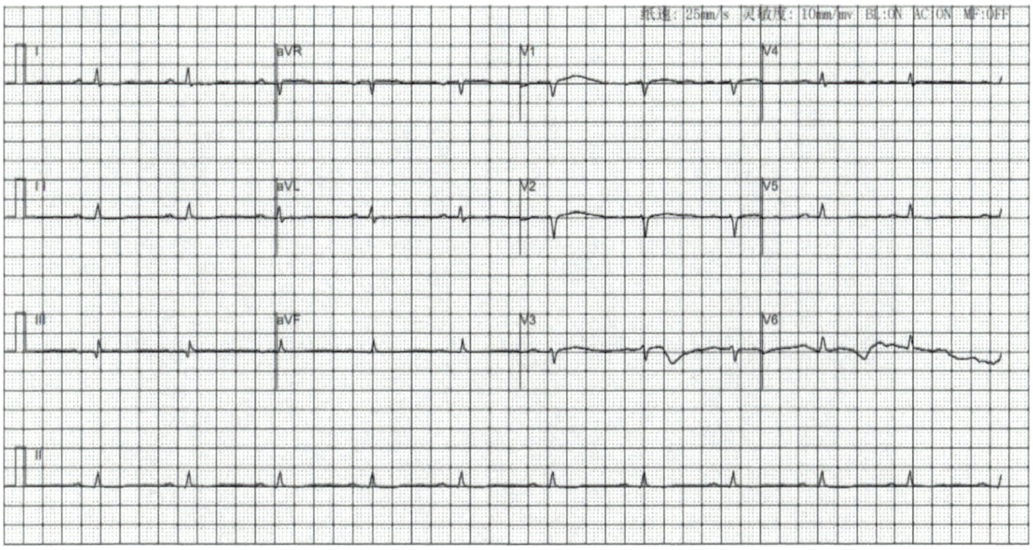


图 2-83　心电图

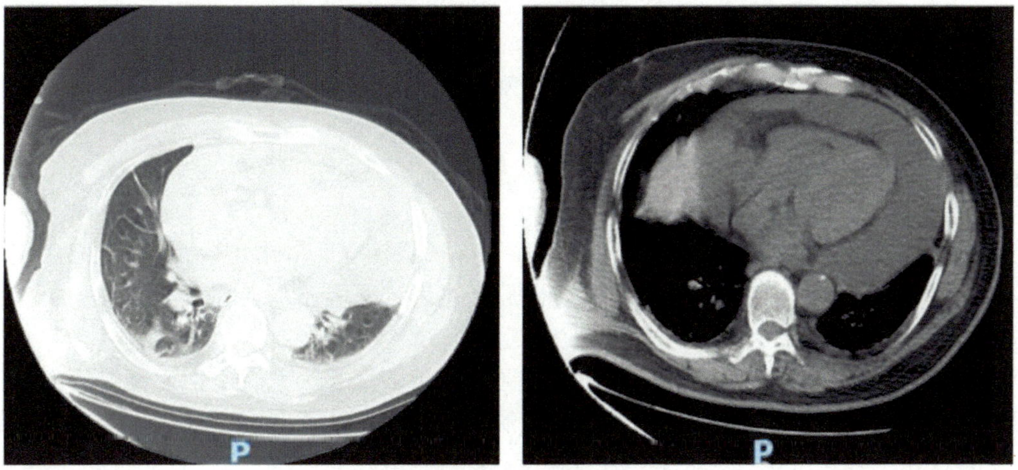


图 2-84　胸部 CT 平扫

甲状腺原氨酸(TT3)0. 52 nmol/L，甲状腺素(TT4)8. 27 nmol/L，游离三碘甲状腺原氨酸(FT3)<0. 46 pmol/L，游离甲状腺素(FT4)1. 68 pmol/L，促甲状腺激素(TSH)>100 mIU/L。免疫全套：抗核抗体(+)，主要核型为颗粒，主要核型滴度 1：320；抗中性粒细胞胞浆抗体(胞浆型)(cANCA)(-)，抗中心粒细胞胞浆抗体(核周型)(pANCA)(+)，抗 nRNP/SM(+)，抗 SSA(+)，抗 SSB(+)，抗蛋白酶 3 抗体(抗 PR3)(-)，抗髓过氧化物酶抗体(抗 MPO)(-)，抗肾小球基底膜抗体 IgG(抗 GBM)(-)。

为明确心包积液性质，于超声定位下行心包穿刺置管引流术，抽取心包积液量约 350 mL，结果回报：颜色黄，透明度清，无凝固物，李凡他试验阳性，红细胞 $160\times10^{6}$/L，有核细胞 $140\times10^{6}$/L，多形核白细胞 80%，淋巴细胞 10%，间皮、组织细胞 10%；总蛋白 58 g/L，白蛋白 38 g/L，乳酸脱氢酶 258 U/L，葡萄糖 8. 02 mmol/L，腺苷脱氨酶 9. 3 U/L；一般细菌、结核菌培养及涂片检查未见阳性表现，结核感染 T 细胞斑点实验(T-SPOT)阴性；积液病理未见肿瘤细胞。

从检查结果分析考虑原发性自身免疫性甲状腺功能减退引发心包积液。在心包置管分次引流的基础上，给予补充甲状腺素片、降压、降脂等治疗。由于患者多项反映干燥综合征(sjögren's syndrome，SS)的自身免疫抗体阳性，故完善唇腺活检，结果提示 SS 病理表现(大量淋巴浆细胞浸润)(图 2-85)，请免疫风湿科会诊考虑合并 SS，建议加用糖皮质激素(甲泼尼龙 12 mg/d)抗炎治疗。出院后患者规律随访，患者精神状态逐步好转，已恢复正常生活。出院后 3 个月复查甲状腺功能基本恢复；自身免疫抗体：抗核抗体(+)，抗 SSA(+)，抗 nRNP/SM 转阴，抗 SSB 转阴。心包积液完全吸收。继予糖皮质激素及甲状腺素片减量治疗。

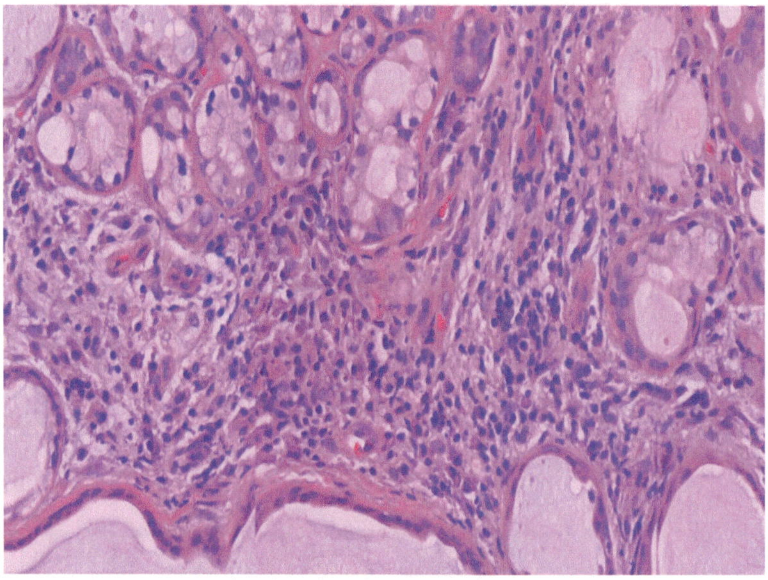

图 2-85 唇腺活检刚果红染色(10×20)

## 病例分析

本例特点：①老年男性，易疲倦，反应迟钝，伴眼干、视物模糊、口干；②面色苍白，心音低，下肢浮肿；③大量心包积液；④甲状腺功能检测异常。根据上述表现，甲状腺功能减退症(甲减)的诊断并不困难。

甲减为临床常见疾病之一，发病女性多于男性，且随着年龄增长，患病率也逐渐升高。我国一项流行病学调查显示[1]，老年人甲状腺功能减退较其他年龄层更为多见，患病率接近 20%，但多为轻度甲减患者，仅 10%的患者 TSH 水平≥10 mIU/L。甲减合并心包积液的发生率为 3%~37%，严重时可引起心包填塞[2]。生理性心包内液体是由心外膜毛细血管的动脉端渗出的液体形成的。一部分液体会在毛细血管的静脉末端被重新吸收，其余的会被心包壁层的淋巴管排出。甲减时，肥大细胞释放组胺导致心包毛细血管内皮白蛋白渗透性增加；同时，甲减引发肺动脉压力升高，导致白蛋白回流淋巴管量减少，使心包胶体压力增加，心包与其外胶体渗透压梯度降低，导致心包积液增多[3]。我国 2011 年一项发表的研究显示，甲减若合并心包积液，以少量多见[4]，本例 TSH 升高显著且合并大量心包积液，临床并不多见。

治疗初始，我们对照甲减的临床表现，认为所有的临床症状均可用甲减解释，但有趣的是，随后检查结果提示 SS 患者的多项自身免疫抗体阳性。我国学者 2020 年发表一项多中心研究显示[5]，SS 患者女性多见，患者中约有 6%合并甲状腺功能减退。现已证实 SS 和甲状腺功能异常具有共同的遗传和免疫病理特征，如共同的上皮周围淋巴细胞浸润、寡克隆 B 细胞扩增和人类白细胞抗原(HLA)，造成两种疾病之间存在共同的病理生理机制[6]。本例患者为老年男性，发病年龄相对较高，SS 合并甲减，相对少见。

(郭瑛　王骏)

## 参考文献

[1] Li Y, Teng D, Ba J, et al. Efficacy andsafty of long-term universal salt iodization on thyroid disorder: epidemiological evidence from 31 provinces of mainland China. Thyroid, 2020, 30(4): 568-579.

[2] Chahine J, Ala CK, Gentry JL, et al. Pericardial diseases in patients with hypothyroidism. Heart, 2019, 105(13): 1027-1033.

[3] Purkait R, Prasad A, Bhadra R, et al. Massive pericardial effusion as the only manifestation of primary hypothyroidism. J Cardiovasc Dis Res, 2013, 4(4): 248-250.
[4] 方团育, 高勇义, 何扬利, 等. 原发性甲状腺功能减退性心包积液与甲状腺功能、心肌酶、胆固醇的关系. 中国心血管杂志, 2011, 16(2): 122-124.
[5] Xu D, Zhao S, Li Q, et al. Characteristics ofchinese patients with primary sjögren´s syndrome: preliminary report of a multi-centre registration study. Lupus, 2020, 29(1): 45-51.
[6] Alfaris N, Curiel R, Tabbara S, et al. Autoimmune thyroid disease and sjögren syndrome. J Clin Rheumatol, 2010, 16(3): 146-147.

# 第三章

# 心律失常

# 1 胺碘酮、克拉霉素、室性心动过速

## 临床资料

患者，女，36 岁。因“反复活动后胸闷、气短 1 个月，伴心悸加重 3 天”入院。患者入院前 1 个月感冒后出现发作性胸闷、气促，以活动后明显，休息后可好转，曾就诊于当地医院，经药物治疗后好转(具体不详)。入院前半个月，患者出现双下肢水肿，偶有头晕，伴视物旋转，未就诊。入院前 3 天，出现胸闷、气短发作加重，轻微活动即有发作，伴心悸、乏力，间断下肢浮肿，有夜间阵发性呼吸困难。查体：血压 115/72 mmHg，神志清楚，精神差，口唇无发绀，心率 122 次/min，心律绝对不齐，二尖瓣区可闻及中度舒张期杂音，双下肢轻度水肿。外院心电图示心房扑动(2∶1~5∶1下传心室)，电轴右偏。胸部 CT 平扫提示两肺间质性肺水肿，心脏增大，两侧胸腔积液。急诊心电图示心房颤动快室率(心率 135 次/min)，电轴右偏。生化检查示血钾 3.62 mmol/L，氨基末端 B 型利钠肽前体(NT-proBNP)2457 pg/mL，高敏肌钙蛋白 T 0.020 ng/mL。

## 诊疗经过

入急诊后给予心电监护，呋塞米 40 mg 推注，可达龙 150 mg 静脉推注后继续按 0.5 mg/min 泵入，4 小时后患者心律转为窦性心律，停用可达龙，急诊复查心电图(图 3-1)：窦性心律，室性期前收缩，室性融合波，下壁导联 ST 段压低 0.1~0.2 mV，I、aVL、V1~V4 导联 T 波倒置，以 V3 导联最为明显，QT 间期延长(QT/QTc 558/553 ms)。追问病史，患者入院前 3 周因外院检查提示幽门螺杆菌感染，予阿莫西林、克拉霉素、果胶铋、泮托拉唑服用至今。完善超声心动图检查：风湿性心脏病、重度二尖瓣狭窄(二尖瓣瓣口面积约 0.7 $cm^2$)合并轻中度关闭不全。入急诊后 6 小时心电监护提示尖端扭转型室性心动过速(室速，图 3-2)，伴意识丧失，考虑药物相关性长 QT 间期综合征引起的恶性心律失常，给予静脉滴注异丙肾上腺素提升心率，提升基础心率至 90~100 次/min，同时给予氯化钾、硫酸镁补液。QT 间期逐渐缩短至 480 ms，恶性心律失常发作频次渐少。第 2 天 QT 间期进一步缩短至 350 ms，未再发生尖端扭转型室速，转至心脏外科行手术治疗。

## 病例分析

克拉霉素是第二代大环内酯类抗生素，是临床常用的口服抗生素，因其对革兰阳性菌抗菌活性强，对社区获得性肺炎、皮肤软组织感染等具有良好疗效而广泛应用于临床。同时，还对幽门螺杆菌、军团菌以及支原体、衣原体等胞内病原体有很强的作用。然而，克拉霉素同时也继承了大环内酯类抗生素致室性心律失常的特性，关于其心血管不良事件，尤其是在合并窦性心动过缓、房室传导阻滞和病窦综合征患者中的报道近年来逐渐增多。近年来，美国食品药品管理局对多种抗生素类药物导致获得性长 QT 间期综合征及随之而来尖端扭转型室性心动过速(Tdp)发出警告。高血药浓度的克拉霉素通过阻断钾电流，导致复极时间延长，当复极时间达到足够长，钙电流被激活，产生早期后除极，进而触发 Tdp。临床研究显示，考虑到口服大环内酯类药物的低血药浓度，在心率减低情况下，单独使用大环内酯类药物一般不会发生心律失常。胺碘酮属Ⅲ类抗心律失常药，应用于各种类型的室性和室上性快速型心律失常，但它可延长复极时间，导致 QT 间期延长，出现 Tdp，但临床较为罕见，其发生多伴有低血钾、心动过缓或导致 QT 间期延长的其他诱因。获得性 QT 间期延长涉及原因包括：①心源性因素，包括缓慢型心律失常、心肌缺血、心肌炎

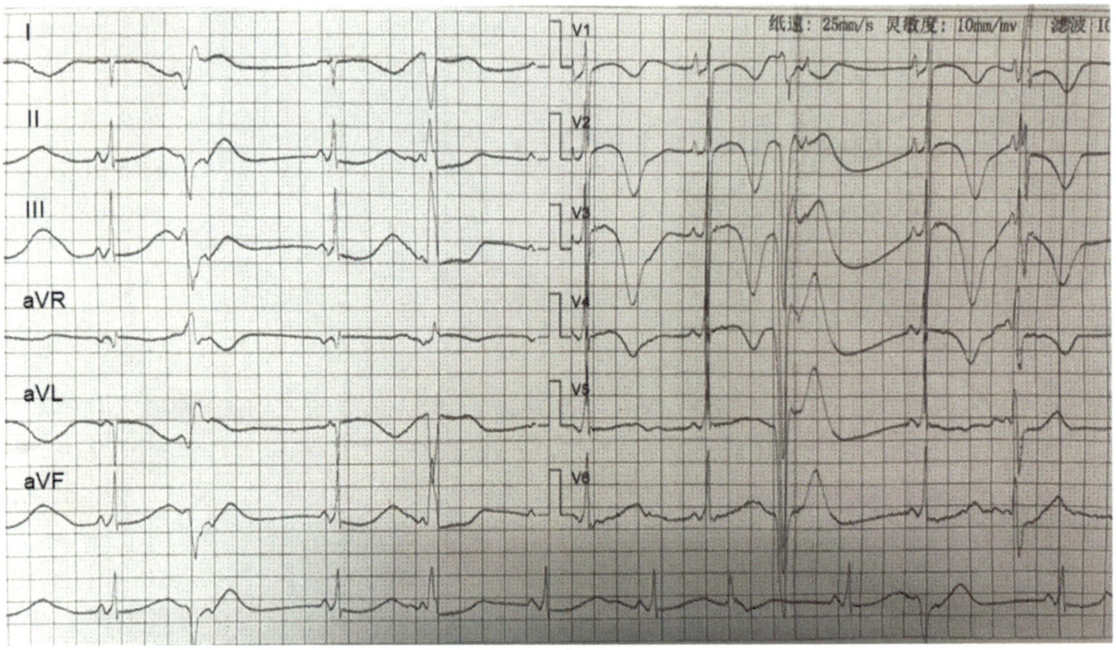


注意 QT 间期明显延长

**图 3-1　心房颤动转复后心电图**

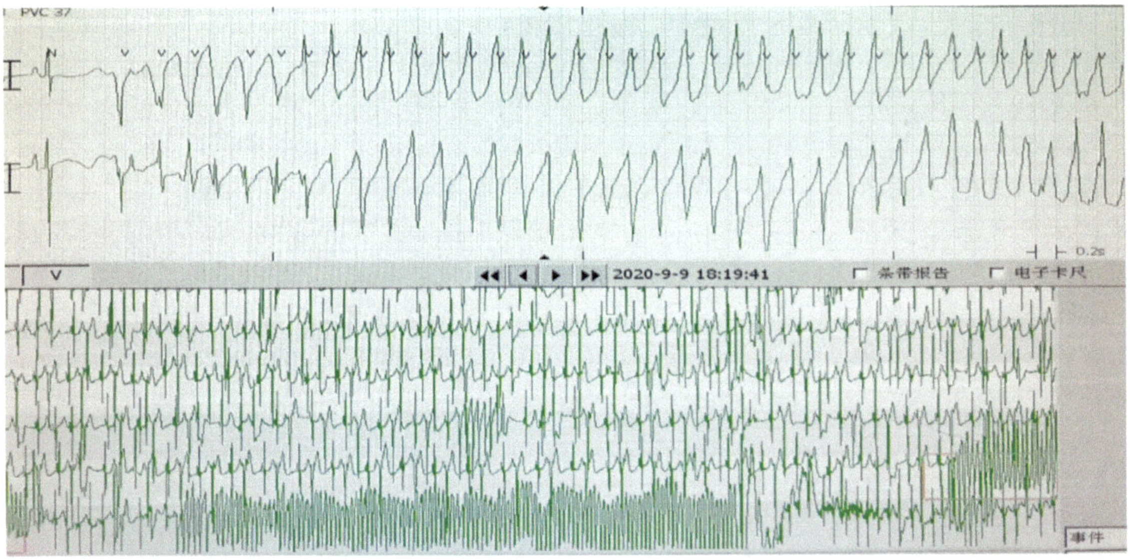


提示尖端扭转性室性心动过速

**图 3-2　患者意识丧失时心电监护截图**

等；②代谢性因素，比如电解质紊乱、可卡因或有机磷农药中毒、酗酒、神经性厌食症或贪食症等；③神经源性因素，包括脑血管意外、脑炎、创伤性脑损伤、自主神经系统疾病等；④药物性因素，包括使用抗心律失常药物和非抗心律失常药物。

胺碘酮和克拉霉素联合应用导致 QT 间期显著延长，从而导致 Tdp 的发生，应当禁忌联用。常见导致 QT 间期延长的药物除了大环内酯类、Ⅲ类抗心律失常药物外，还有氟喹诺酮类抗生素、三唑类抗真菌药物、抗疟药物、抗抑郁药物、抗精神病药物、胃动力药物（比如西沙比利、多潘立酮）、抗组胺药物、麻醉药（比如美沙酮、氟烷）等。一旦发生药物性 QT 间期延长，需立即停用相关药物，同时加强监护，备好除颤仪，做好电除颤准备，并给予静脉补钾、补镁，必要时应用异丙肾上腺素或临时心脏起搏提升心率，缩短 QT 间期。

（宗小娟　孙育民）

## 参考文献

[1] Drew BJ, Ackerman MJ, Funk M, et al. Prevention of torsade de points in hospital settings: a scientific statement from the American College of Cardiology Foundation. Circulation, 2010, 121(8): 1047-1060.

[2] 中华医学会心血管病学分会心律失常学组. 获得性长 QT 间期综合征的防治建议. 中华心血管病杂志, 2010, 11(38): 961-968.

# 2 心房颤动消融术后、中至大量心包积液

## 临床资料

患者，男，84岁。因"反复胸闷、心悸8年余，再发3天"就诊。患者有阵发性心房颤动（房颤）病史8年，此次入院前半月于我院行房颤肺静脉电隔离术，术后予以利伐沙班抗凝、胺碘酮抗心律失常等治疗。入院前3天（房颤消融后2周）患者出现心悸及胸闷不适，站立时及活动后明显，伴有头晕乏力及恶心感。患者既往有高血压病史，未服药；有冠状动脉粥样硬化；有桥本氏甲状腺炎及亚临床甲状腺功能减退（甲减）史，平时口服优甲乐；否认糖尿病史及吸烟史。查体：血压126/73 mmHg，神志清楚，呼吸尚平稳，平卧位；口唇无发绀，双侧颈静脉怒张；两肺呼吸音粗，未闻及干湿性啰音；心界扩大，心率90次/min，心律不齐，心音偏低，各心脏瓣膜区未闻及杂音，无心包摩擦音；腹部平软，肝脏肋下未触及；双下肢无浮肿。初步诊断为阵发性房颤消融术后、高血压病、冠状动脉粥样硬化、亚临床甲减。

## 诊疗经过

入院后完善相关检查，血常规提示红细胞计数 $2.84\times10^{12}$/L，血红蛋白（HB）95 g/L；心肌酶学提示肌酸激酶同工酶、肌红蛋白正常，高敏肌钙蛋白T（TNT）0.019 ng/mL（参考值0~0.014 ng/mL），氨基末端B型利钠肽前体（NT-proBNP）359 pg/mL；心电图提示窦性心律、偶发房性期前收缩（图3-3）；经胸超声心动图提示心包积液（中至大量），于左室后壁后方约21 mm，右室前壁前方约8 mm，左室侧壁外方约16 mm，右室侧壁外方约16 mm，右房顶外侧约8 mm，左心室射血分数（LVEF）60%（图3-4）。进一步完善检查评估心包积液病因，患者血常规虽提示HB下降，但动态随访未见进行性下降；肝功能、肾功能、白细胞计数、中性粒细胞计数、降钙素原、白介素-6、甲状腺功能、肿瘤标志物基本正常；超敏C-反应蛋白（hs-CRP）15.7 mg/L（参考值0~8 mg/L）；红细胞沉降率（ESR）40 mm/h（参考值0~20 mm/h）。因患者血流动力学稳定，未行心包穿刺引流。结合患者房颤消融术后2周出现中至大量心包积液，CRP、ESR升高，考虑心脏损伤后综合征可能，予以强的松（30 mg/d）、秋水仙碱（0.5 mg/d）抑制炎症、减少心包积液渗出。治疗半个月后随访红细胞沉降率、C-反应蛋白下降、血红蛋白升高、心包积液明显减少（表3-1和图3-5）。治疗过程中逐渐予强的松减量并维持治疗满3个月，随访患者病情平稳，无不适主诉。

**表3-1 生化检查指标的动态改变**

| 日期 | 7.14 | 7.21 | 7.27 | 7.31 |
|---|---|---|---|---|
| ESR（mm/h） | 40 | 41 | 41 | 25 |
| HB（g/L） | 95 | 106 | 102 | 120 |
| hs-CRP（mg/L） | 15.7 | 5.86 | 11.89 | 11.61 |

## 病例分析

心脏损伤后综合征（post cardiac injury syndrome，PCIS）是心脏受到各种刺激、损伤后，以胸痛、发热、胸膜炎和心包炎为主要特征的临床综合征。心肌梗死后综合征（PMIS），即Dressler综合征或心脏术后综合

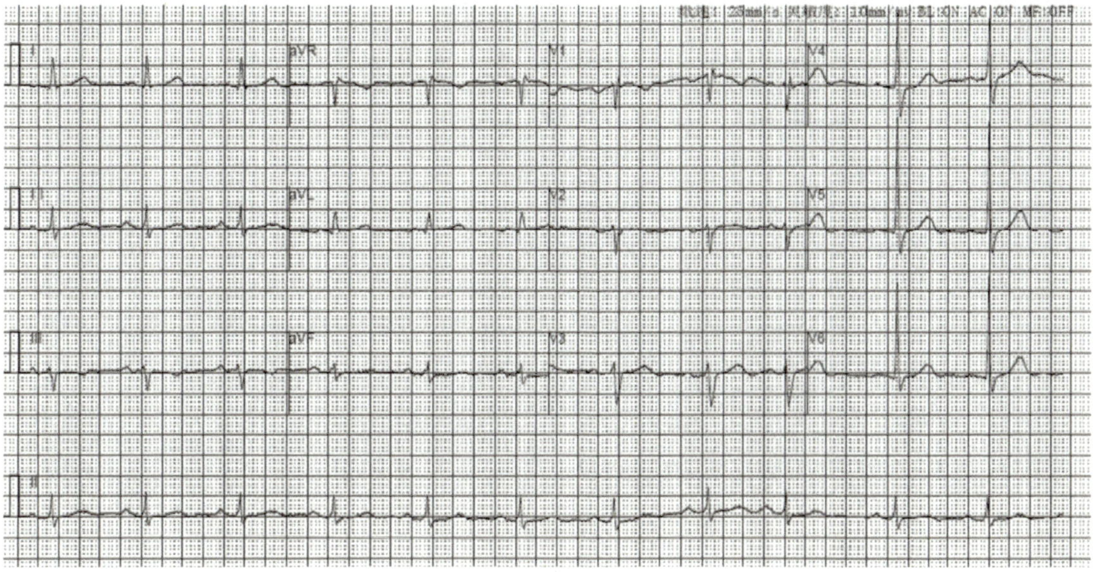

提示窦性心律、房性早搏

**图 3-3　体表心电图**

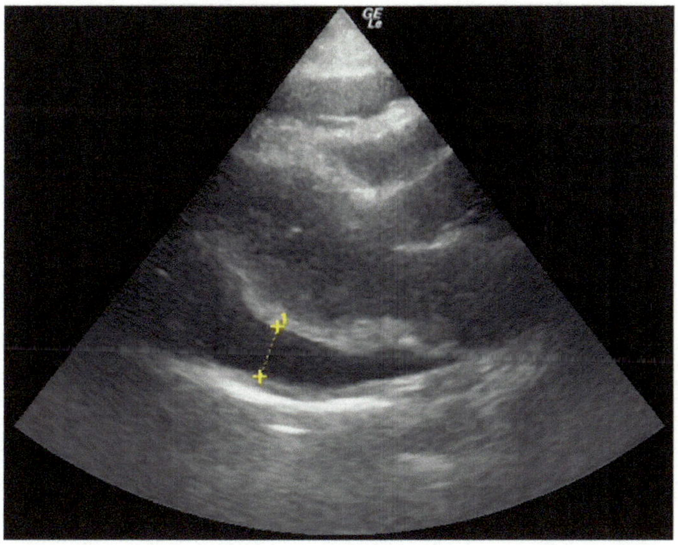

提示中至大量心包积液

**图 3-4　超声心动图**

征(PPS)，也统称为 PCIS。PCIS 为排他性诊断，需排除肺栓塞、急性冠脉综合征、肺炎、心力衰竭等疾病。诊断采用以下标准：①发热(体温≥37.3℃)，除外其他感染性因素；②胸膜炎性胸痛；③新发心包和(或)胸膜摩擦音；④新发心包积液和(或)胸腔积液。Li 综述文献[1]中，在消融相关 PCIS 中心房扑动/房颤消融比例较高(15/21，71.4%)，具体症状包括胸膜炎胸痛(76.2%)、发热(76.2%)、炎症标志物升高(76.2%)、心包积液(90.5%)、胸腔积液(71.4%)和肺浸润(28.6%)。宋红星等[2]回顾性分析 1528 例房颤射频消融术后患者，超声心动图检查确定新发心包积液和(或)胸腔积液 15 例，其中 6 例诊断为消融术后 PCIS 所致，与无 PCIS 的患者相比，PCIS 患者的年龄较大、合并高血压的比例高、且住院时间明显延长。孔强等[3]对房颤射频消融术后无症状性心包积液的危险因素进行分析发现，手术持续时间为术后出现无症状性心包积液的独立危险因素，而消融范围可能不是引起术后心包积液的危险因素。

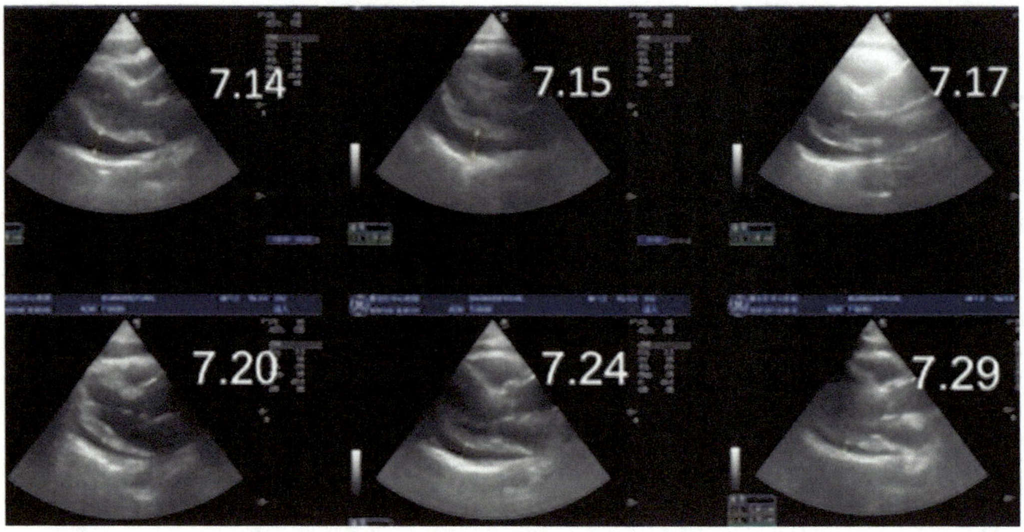


提示心包积液量逐渐减少

**图 3-5 动态随访超声心动图**

PCIS 患者症状可能较重，甚至可危及生命，但其预后通常较好。本病有自限性，一般只需休息及对症治疗；药物治疗主要包括非甾体类抗炎药或秋水仙碱；口服糖皮质激素可用于症状较重的患者，消除症状甚为有效。本文患者在给予口服强的松及秋水仙碱后症状逐渐缓解，心包积液逐渐减少，且随访病情平稳，综合治疗反应进一步佐证了 PCIS 诊断。

（曹宾　王骏）

## 参考文献

[1] Li W, Sun J, Yu Y, et al. Clinical features of post cardiac injury syndrome following catheter ablation of arrhythmias: systematic review and additional case. Heart Lung Circ, 2019, 28(11): 1689-1696.

[2] 宋红星，马龙飞，张杰，等. 心房颤动射频消融致心脏损伤后综合征的临床分析. 中国心血管杂志，2017，22(2)：108-112.

[3] 孔强，史力生，喻荣辉，等. 心房颤动射频消融术后无症状性心包积液的危险因素分析. 临床心血管病杂志，2012，28(11)：824-827.

# 3　心肌梗死介入术后新发房室传导阻滞

## 临床资料

患者，女，83 岁。因“胸闷、乏力 10 天”入院。既往有高血压病史 30 余年，2 型糖尿病史 20 余年，10 余年前因胃癌行胃大部切除术。长期应用氨氯地平、美托洛尔、阿托伐他汀以及胰岛素治疗。症状发作时心电图提示窦性心律，V4～V6 导联 ST 段压低 0. 1 mV（图 3-6），肌钙蛋白 T 0. 106 ng/mL（参考值 0～0. 014 ng/mL）。入院诊断为急性非 ST 段抬高型心肌梗死（NSTEMI）、高血压病、2 型糖尿病、胃癌术后。

入院 3 天后经皮冠状动脉造影提示三支血管病变（前降支、回旋支双开口；前降支近段至中段弥漫性病变，近段最重 90%狭窄，中段与第一对角支呈分叉病变，第一对角支开口 80%狭窄；第一钝缘支开口至近段弥漫性病变，最重 90%狭窄；右冠状动脉弥漫性病变，十字交叉慢性全闭塞），对右冠状动脉、前降支、钝缘支病变进行介入干预，治疗后予以阿司匹林、替格瑞洛、氨氯地平、美托洛尔、阿托伐他汀等药物治疗。术后第三天患者心电监护检获间歇性高度房室传导阻滞（AVB）（图 3-7），予以停用美托洛尔，并行临时起搏。

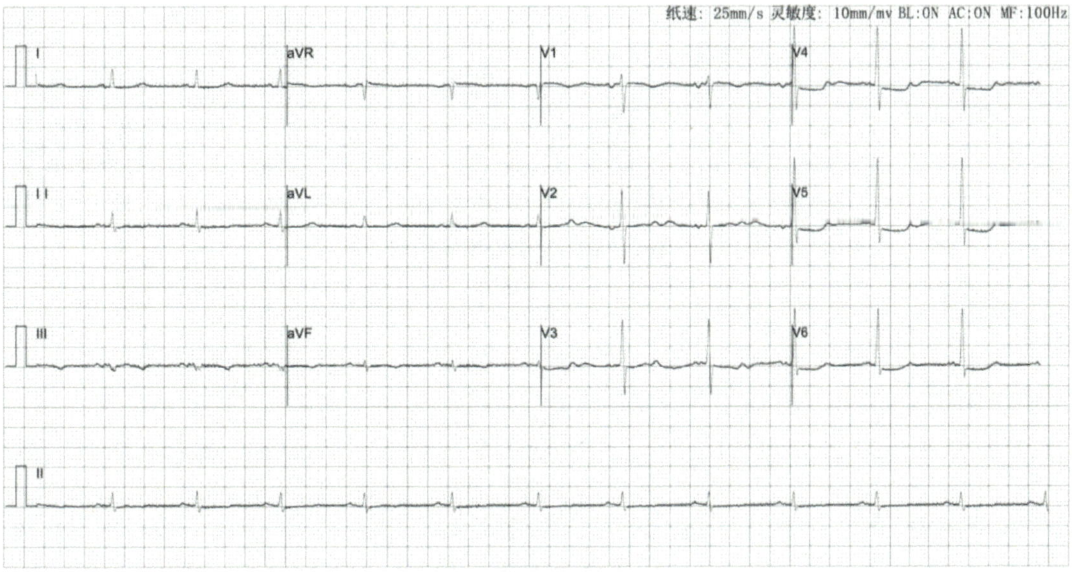


**图 3-6　症状发作时心电图检查**

## 诊疗经过

因患者既往长期口服美托洛尔，入院前及入院最初几天并未见缓慢性心律失常发生，在介入治疗术后 3 天出现高度 AVB，并排除了电解质紊乱、冠脉再闭塞，高度怀疑为替格瑞洛所致，遂将替格瑞洛转为氯吡格雷。随访心电监护显示，患者异常心律逐渐改善，改用氯吡格雷后 4 天动态心电图未复现异常停博及房室传导阻滞（图 3-8），遂拔除临时心脏起搏电极。

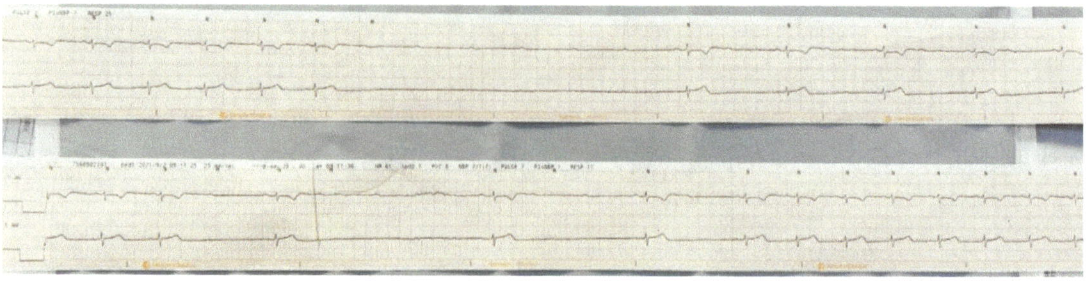

图 3-7　心电监护截图

记录开始日期 08/09/2021　　动态心电图分析报告　　记录开始时间 8:47

患者姓名：[redacted]
年龄：83 岁　性别：女

报告医生：黄芳　审核医生：
门诊号：[redacted]　住院号：[redacted]　床位号：[redacted]
病区号：CCU

| 心率 | | 室性节律 | | 心率变异性 | |
|---|---|---|---|---|---|
| 最慢心率-4 间期： | 54 bpm at 10:40 | 室早总数： | 3 | SDNN-24 小时： | 52 |
| 最快心率-4 间期： | 83 bpm at 0:07 | 成对室早总数： | 0 | SDANN： | 44 |
| 平均心率 - 24 小时： | 63 bpm | 室速总数： | 0 | SDNN Index： | 23 |
| 小时计最慢平均心率： | 49 bpm at 7:00 | 最长的室速： | 无 | rMSSD： | 12 |
| 小时计最快平均心率： | 70 bpm at 11:00 | 最快心率的室速： | 无 | pNN50： | 0 |
| 分析心搏数： | 79631 | 最慢心率的室速： | 无 | 频域功率-24小时： | 513.7 |
| 分析的分钟： | 1263 | 每一千心搏/每小时室早数： | 0.04/0.15 | 最小频域功率小时： | 183.8 |
| 动态心电图记录时间： | 23小时，5分钟 | 室早百分比%： | 0.00% | 最大频域功率小时： | 1421.5 |
| | | R on T： | 无 | | |

| ST 段分析 | | 房性节律 | | 心动过缓 | |
|---|---|---|---|---|---|
| 总 ST 分钟 CH1： | 0 | 房早总数： | 76(含未下传 2) | 停搏大于2.00秒： | 0 |
| 总 ST 分钟 CH2： | 0 | 成对房早总数： | 3 | 最长的停搏： | 无 |
| 总 ST 分钟 CH3： | 0 | 房速总数： | 2(持续时间 4.7秒) | 最长R-R间期 | 1.56秒(10:40:06) |
| 最大绝对ST 下降： | 无 | 最长房速： | 3.2秒 130 bpm (10:35:52) | QT | |
| 最大绝对ST 上升： | 无 | 最快心率房速： | 3.2秒 130 bpm (10:35:52) | 最大QT： | 414 ms (导联3) |
| 最长的 ST 段： | 无 | 每一千心搏/每小时房早数： | 0.95/3.73 | 最大QTc： | 439 ms |
| ST 段的最快心率： | 0 | 房早百分比%： | 0.10% | 最大QTc间期： | 于 10:55. HR 75 bpm. |
| 缺血总负荷 | 0.00CH 2 | 交界性心搏总数/交界速： | 0/0 | 室性逸搏 | 无 |
| | | 房颤/房扑百分比： | 0 | | |

图 3-8　后续动态心电图随访

## 病例分析

房室传导阻滞病因包括生理性因素和器质性病变，前者如解剖结构异常、迷走神经张力过高，后者如自身免疫、淀粉样变性、心肌炎、退行性变、先天性心脏病、急慢性心肌缺血、电解质紊乱、药物影响等。患者入院行介入术前无传导阻滞，介入术后无胸闷、胸痛加重，故急性缺血及手术操作可能性不大，同时亦排除电解质紊乱因素，因此需考虑药物因素。追溯患者用药，可能影响心率的药物包括美托洛尔与替格瑞洛。发现传导阻滞后即刻停用美托洛尔，考虑到患者既往长期口服美托洛尔，疑为替格瑞洛所致，停用替格瑞洛，心电监护提示房室传导阻滞完全消失。

既往亦有替格瑞洛与 AVB 相关事件报道。PLATO[1]研究发现替格瑞洛的一些不良反应，如呼吸困难以及缓慢型心律失常，其中缓慢型心律失常包括窦性停搏、房室传导阻滞、心室逸搏甚至导致晕厥。一名 65 岁男性[2]在冠脉造影前给予负荷剂量的替格瑞洛(180 mg)，介入治疗成功后第 2 天，心电图监测显示二度Ⅰ型 AVB，PR 间期 299 ms，在排除联合用药或基础疾病后，替格瑞洛引起的血浆腺苷浓度(APC)升高可能是导致房室传导阻滞的原因。在调整为氯吡格雷后第 4 天，心电图显示窦性心律，PR 间期 190 ms，APC 从 1.62 μmol/L 降至 0.92 μmol/L。

综合文献报道，替格瑞洛相关心动过缓的发生率为 0.83%，可通过直接影响心脏的自律性和传导性，以及影响腺苷浓度，从而降低窦房结自律性、抑制房室结传导、增强迷走神经介导的心动过缓等机制影响心率。替格瑞洛会抑制红细胞再摄取腺苷的能力，从而导致血液中腺苷浓度升高[3]。而腺苷可作用在多个受体和组织，其中最显著的是作用于心房传导系统的受体，如作用于窦房结，可引起窦性停搏、窦性心动过缓，作用于房室结，导致房室传导阻滞。服用替格瑞洛到出现相关心律失常的时间从 1 小时至 2 个月不等，一般在停用替格瑞洛并改用其他合适的 P2Y12 抑制剂后可恢复正常。也有个别报道，使用大剂量替格瑞洛后出现严重高度房室传导阻滞伴晕厥症状，1 个月后仍未恢复而植入了永久起搏器。

《替格瑞洛临床应用中国专家共识》[4]中指出：①在心动过缓事件风险较高的患者中，如患有病态窦房结综合征、二度或三度房室传导阻滞或心动过缓相关晕厥但未装起搏器，替格瑞洛临床经验有限，使用时需谨慎；②尚无证据显示替格瑞洛不能与引起心动过缓的药物联用；③替格瑞洛引发的心室长间歇常可自行缓解，通常无需特殊处理，但应密切关注。

替格瑞洛相关的心动过缓相对较少见，患者可能有基础心脏疾病或合用药物等影响因素，因此临床工作中易被忽视。应用替格瑞洛需警惕相关心动过缓的可能，持续监测随访；出现症状后通过更换药物可逆转心动过缓，从而避免不必要的起搏治疗。

（顾慧慧　孙育民）

## 参考文献

[1] Storey RF, Angiolillo DJ, Patil SB, et al. Inhibitory effects of ticagrelor compared with clopidogrel on platelet function in patients with acute coronary syndromes: the PLATO (Platelet Inhibition and Patient Outcomes) PLATELET substudy. J Am Coll Cardiol, 2010, 56(18): 1456-1462.

[2] Li X, Xue Y, Wu H. A case of atrioventricular block potentially associated with right coronary artery lesion and ticagrelor therapy mediated by the increasing adenosine plasma concentration. Case Rep Vasc Med, 2018: 9385017.

[3] Bonello L, Laine M, Kipson N, et al. Ticagrelor increases adenosine plasma concentration in patients with an acute coronary syndrome. J Am Coll Cardiol, 2014, 63(9): 872-877.

[4] 中华医学会心血管病学分会介入学组，中华心血管病杂志编辑委员会. 替格瑞洛临床应用中国专家共识. 中华心血管病杂志，2016，44(2)：112-120.

# 第四章

# 高血压、血脂代谢

# 1　高血压、低钾血症、肾上腺占位

## 临床资料

患者，男，51岁。因“反复阵发性乏力10年”入院。患者自2011年起反复出现全身乏力伴肌肉酸痛，无明显诱发因素，且休息后症状无缓解。当时于外院查血钾低于正常（具体不详），经补钾治疗后症状可缓解。此后每年均有类似发作，每次发作经自行口服补钾治疗约1周左右症状可缓解。2014年患者曾于外院行血醛固酮、肾素、皮质醇等检查，自诉结果正常。2019年起患者出现多尿，夜间平均2小时排尿1次，日间排尿3次，自觉每次排尿量均偏多。2020年1月27日患者因发热39.7℃伴乏力于当地医院就诊，查血常规示白细胞计数$13.6\times10^9$/L，中性粒细胞84.2%，血钾2.17 mmol/L，予头孢替安抗感染，同时静脉及口服补钾治疗，第二天复查血钾2.54 mmol/L，上腹部CT示左肾多发低密度影，左肾多发小结石，双侧肾上腺占位，为行进一步诊治予收治入院。病程中患者无恶心呕吐，无意识障碍，无抽搐，无胸痛心悸。否认大量出汗，否认短时内大量饮用含糖饮料，否认剧烈运动后低钾，否认既往甲状腺疾病史，否认糖尿病史。患者有高血压病史10余年，最高180/90 mmHg，曾先后使用氯沙坦、培哚普利等药物，目前口服氨氯地平片（5 mg/次，每天2次）降压治疗中。查体：身高175 cm，体重75 kg，体重指数24.5 kg/m²。血压125/95 mmHg。神清，双肺呼吸音粗，未闻及啰音。心界无扩大，心率68次/min，心律齐，各瓣膜区未闻及杂音。腹软，无压痛，肝脾未触及，双下肢无水肿。全身皮肤无紫纹，四肢肌力正常。

## 诊疗经过

患者入院后查血气分析示代谢性碱中毒（pH 7.459，二氧化碳分压40.9 mmHg，氧分压79.8 mmHg，氧饱和度96.7%，细胞外剩余碱5.2 mmol/L，标准碳酸氢根浓度28.6 mmol/L，实际碳酸氢根浓度29 mmol/L），甲状腺功能检查示亚临床甲状腺功能减退。血钾2.72 mmol/L，同步24小时尿钾66 mmol/24 h，提示肾性失钾。高血压五项示卧位肾素活性1.56 ng/（mL·h），醛固酮151.02 pg/mL，醛固酮与肾素之比值（ARR）9.68。24小时尿皮质醇正常，血皮质醇23 μg/dL，小剂量地塞米松抑制试验可被抑制。性激素正常，血苄肾上腺素、去甲苄肾上腺素正常。动态血压监测示血压测量均值升高，平均动脉压昼夜节律变化消失（图4-1）。肾上腺CT示双侧肾上腺多发大小不等结节灶，左侧结节最大直径约22 mm×25 mm，平扫CT值27 Hu，增强后皮质期明显不均匀强化，边缘光整。右侧结节大小约16 mm×20 mm，平扫CT值为负14 Hu，增强后可见强化，CT值约15 Hu，髓质期CT值约0 Hu，考虑双侧肾上腺结节灶为腺瘤可能性大（图4-2）。双侧肾上腺静脉采血结果示右侧肾上腺醛固酮分泌异常，为优势侧（表4-1），考虑功能性肿瘤。予以腹腔镜下右侧肾上腺肿瘤切除术，保留正常肾上腺组织。术后患者复查醛固酮84.1 pg/mL，停用降压药物后随访血压、血钾正常。

表4-1　双侧肾上腺静脉采血

| 静脉部位 | 醛固酮 pg/mL | 皮质醇 μg/dL | 醛固酮皮质醇比值 | 校正后醛固酮比值* |
|---|---|---|---|---|
| 右侧肾上腺 | >9600 | 229.3 | >41.9 | >7.39 |
| 左侧肾上腺 | 1307.5 | 230.6 | 5.67 | |
| 外周 | 1325.6 | 45.65 | 29.04 | |

注：* 优势侧醛固酮皮质醇比值与非优势侧醛固酮皮质醇比值之比。

测量有效数据：40 个 (100.0%)　　　　睡眠时间:22:00 --- 08:00

(一)24小时血压平均值 124/ 81 mmHg　心率：67 BPM　(正常参考值 130/ 80 mmHg)

(二)白昼　血压平均值 124/ 81 mmHg　心率：68 BPM　(正常参考值 135/ 85 mmHg)

(三)夜间　血压平均值 123/ 82 mmHg　心率：63 BPM　(正常参考值 120/ 70 mmHg)

(四)最高收缩压：146mmHg　在08:11　　最高舒张压：105mmHg　在08:11

　　最低收缩压：108mmHg　在04:16　　最低舒张压：64mmHg　在00:16

(五)昼夜节律:收缩压夜间下降 0.81%，舒张压夜间下降 -1.23%　(正常10%-20%)

(六)血压变异系数

　　24小时:收缩压 6.94%　　舒张压 12.71%

　　白　昼:收缩压 6.60%　　舒张压 12.71%

　　夜　间:收缩压 6.65%　　舒张压 12.56%

(七)24小时脉率：平均值 95　最大值 118　最小值 82　(次/分钟)

　　白昼脉率：平均值 95　最大值 118　最小值 84　(次/分钟)

　　夜间脉率：平均值 96　最大值 111　最小值 82　(次/分钟)

(八)清晨血压:128/ 86 (觉醒后前两小时内的血压平均值　正常参考值 135mmHg / 85mmHg)

**图 4-1　24 小时动态血压监测截图**

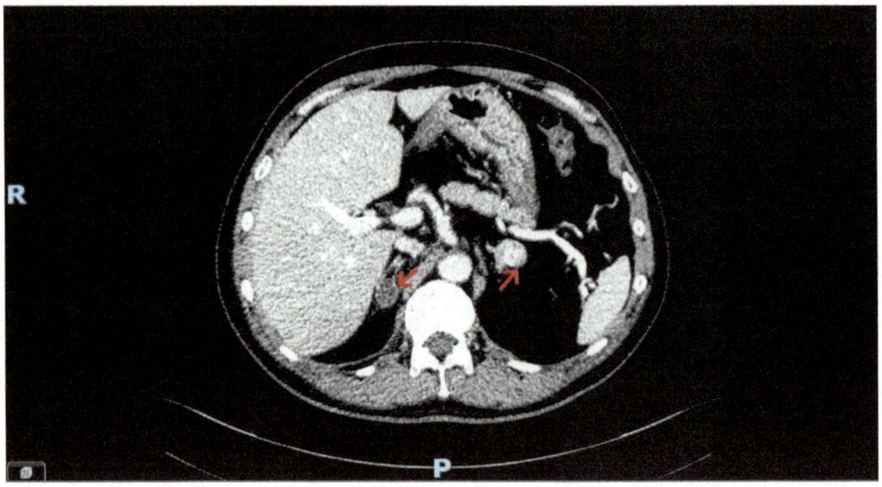


**图 4-2　肾上腺 CT 检查**

## 病例分析

原发性醛固酮增多症(primary aldosteronism，PA)最早被 Jerome Conn 教授首次报道于 1955 年[1]，是一种源于肾上腺皮质病变引发的醛固酮不适当分泌和盐皮质激素活性增加，可导致水钠潴留，血容量增多，肾素-血管紧张素系统受抑制，继而出现周期性肌无力、软瘫、手足抽搐、感觉异常、低钾血症、高钠血症、碱中毒和高血压等表现的一种综合征。是内分泌相关继发性高血压的病因之一。

正常情况下醛固酮受血管紧张素Ⅱ、细胞外高钾血症及促肾上腺皮质激素[2]三大因素调节。而 PA 的醛固酮分泌并不依赖于肾素和血管紧张素Ⅱ调控，其根本病因是发生单侧或双侧肾上腺醛固酮自主分泌灶。目前诸多临床观察性研究表明，原发性醛固酮增多症与心血管疾病(如冠状动脉疾病、左心室肥厚、心力衰竭、心房颤动)、脑血管疾病、肾脏疾病、内分泌相关疾病(如代谢综合征、糖尿病)和骨骼疾病的风险之间密切相关。且与同等血压水平的原发性高血压患者相比，PA患者即便控制血压和使用盐皮质激素受体拮抗剂，其死亡风险仍然增加[3,4]。故而尽早发现并治疗干预原发性醛固酮增多症有着极其必要的临床意义。临床上最常用的PA筛查指标是ARR[5]。2016美国内分泌学会关于原发性醛固酮增多症管理的临床实践指南推荐在低肾素活性[≤1.0 ng/(mL·h)]和高醛固酮浓度(>15 ng/dL)[5,6]的情况下，ARR>30作为原发性醛固酮增多症阳性筛查标准。但应注意醛固酮水平可以在一天内显著变化，因此单次低于10 ng/dL并不能完全排除PA的可能[7]，可重复测试和/或进行确诊试验(口服盐负荷试验、盐水输注试验、氟氢可的松抑制试验、卡托普利试验等)。PA的定位诊断首选肾上腺CT，推荐对于肾上腺CT提示单侧或双侧肾上腺形态异常(包括增生或腺瘤)的拟手术患者，进一步行双侧肾上腺静脉采血(AVS)以明确有无优势侧分泌。PA治疗一般采取限钠饮食、药物治疗(盐皮质激素受体拮抗剂，如螺内酯)和手术治疗。推荐在可能的情况下，通过手术切除单侧性醛固酮过量来源；在不能手术的情况下或存在双侧醛固酮过量来源时，终生使用盐皮质激素受体拮抗剂来阻断醛固酮。

在本病例中，患者以反复低钾引发肌无力为特点。病程中并无厌食、呕吐或腹泻等消化道失钾因素；无大量出汗后皮肤失钾经历；无胰岛素使用导致的钾分布异常因素，亦不存在甲状腺功能亢进所致低钾。结合病史，除反复乏力发作外，同时存在低钾、高血压、代碱、多尿(尤以夜尿增多明显)等。其中血钾与同步24小时尿钾结果显示存在肾性失钾，影像学检查显示双侧肾上腺腺瘤，最终经AVS证实右侧优势分泌醛固酮，故诊断PA，病因为醛固酮瘤。手术切除右侧肾上腺功能性肿瘤获得治愈。

(陆之瑾　孙育民)

## 参考文献


[1] Conn JW. Presidentialaddress. I. Painting background. II. Primary aldosteronism, a new clinical syndrome. J Lab Clin Med, 1955, 45(1): 3-17.

[2] Kronenberg H, Melmed S, Polonsky K, et al. Textbook of Endocrinology. 11thed. Philadelphia, PA: Saunders; 2008.

[3] Reincke M, Fischer E, Gerum S, et al. Observational study mortality in treated primary aldoseronism: the German Conn's registry. Hypertension, 2012, 60(3). 618-624.

[4] Hundemer GL, Curhan GC, Yozamp N, et al. Cardiometabolic outcomes and mortality in medically treated primary aldosteronism: a retrospective cohort study. Lancet Diabetes Endocrinol, 2018, 6(1): 51-59.

[5] Funder JW, Carey RM, Mantero F, et al. The management of primary aldosteronism: case detection, diagnosis, and treatment: an endocrine clinical practice guideline. J Clin Endocrinol Metab, 2016, 101(5): 1889-1916.

[6] Young WF. Primary aldosteronism: renaissance of a syndrome. ClinEndocrinol(Oxf), 2007, 66(5): 607-618.

[7] Kowarski A, de Lacerda L, Migeon CJ. Integrated concentration of plasma aldosterone in normal subjecs: correlation with cortisol. J Clin Endocrinol Metab, 1975, 40(2): 205-210.

# 2 老年、高血压波动、醛固酮升高

## 病例资料

患者，女，67 岁。因“发现血压升高 15 年余，血压波动伴头晕半月余”入院。既往血压最高 180/100 mmHg，长期口服氨氯地平，血压控制在 140/90 mmHg 以下，近年来血压有所升高，门诊调整为替米沙坦联合阿尔马尔，血压控制在 120～140/70～95 mmHg 左右。近半月来患者夜间睡眠不佳，睡后易醒，有头晕不适，自测血压最高达 188/110 mmHg。入院前 2 天至急诊就诊，头颅 CT 未见异常，急诊予降压处理后血压降至 150/90 mmHg 左右。后至心内科门诊，加用贝尼地平治疗，血压仍有较大波动。病程中，无面色潮红、无心悸冷汗、无胸闷胸痛、无乏力气短、无黑矇晕厥等症状。既往有慢性乙肝病史，有肝脏结节手术史。入院查体：体重指数 23.7 kg/m$^2$，血压 165/98 mmHg，余无明显异常。

## 诊疗经过

入院初步诊断为高血压亚急症，予调整降压治疗方案(缬沙坦/氨氯地平、比索洛尔)，血压控制达标。入院后查高血压三项提示醛固酮/肾素比值(ARR)253. 68，明显增高，生理盐水输注试验后血醛固酮大于 100 pg/mL，促肾上腺皮质激素、皮质醇基本正常，血钾正常。尿液醛固酮、17-羟皮质类固醇(17-OH)正常，尿 17-酮类固醇(17-KS)2. 0 mg/24 h(正常值 6. 0～25. 0 mg/24 h)。超声心动图未见明显异常，睡眠呼吸监测提示轻度阻塞性睡眠呼吸暂停低通气综合征。肾脏 CT 动脉血管造影示左侧副肾动脉，余双肾动脉走行如常，未见明显狭窄和瘤样扩张(图 4-3 左)；双侧肾上腺未见明显增粗或瘤样增生(图 4-3 中)。垂体磁共振平扫及增强扫描未见明显异常(图 4-3 右)。考虑特发性醛固酮增多症诊断。建议调整为包含螺内酯的降压方案，但患者血压达标后不愿意再调整。

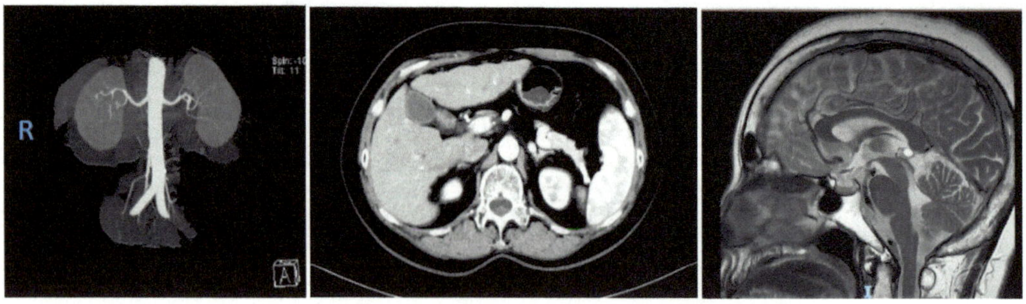


**图 4-3 肾脏 CT 检查、动脉 CT 造影及鞍区磁共振**

## 病例分析

原发性醛固酮增多症(原醛症)[1]指肾上腺皮质自主分泌醛固酮，导致体内潴钠排钾，血容量增多，肾素-血管紧张素系统活性受抑制，临床主要表现为高血压和低血钾。醛固酮过多是导致心肌肥厚、心力衰竭和肾功能受损的重要危险因素，与原发性高血压患者相比，原醛症患者心脏、肾脏等高血压靶器官损害更为严重。原醛症患病率在难治性高血压患者中为 17%～23%，在亚洲普通高血压人群中约为 5%。新近文献报道，原醛症在新诊断高血压病患者中的发生率超过 4. 0%。

**1. 原醛症分型有哪些**

根据病因的不同可分为 6 型，即醛固酮瘤(35%)、特发性醛固酮增多症(60%)、原发性肾上腺皮质增生(又称单侧肾上腺增生，PAH，2%)、分泌醛固酮的肾上腺皮质癌(<1%)、异位醛固酮分泌瘤(<0.1%)和家族性醛固酮增多症。

**2. 如何进行原醛症的筛查**

(1)筛查对象：推荐对以下人群进行原醛症筛查：①持续性高血压(>150/100 mmHg)者；使用 3 种常规降压药(包括利尿剂)无法控制血压(>140/90 mmHg)的患者；使用≥4 种降压药才能控制血压(<140/90 mmHg)的患者及新诊断的高血压患者。②高血压合并自发性或利尿剂所致的低钾血症的患者。③高血压合并肾上腺意外瘤的患者。④早发性高血压家族史或早发(<40 岁)脑血管意外家族史的高血压患者。⑤原醛症患者中存在高血压的一级亲属。⑥高血压合并阻塞性呼吸睡眠暂停的患者。

(2)筛查方法：推荐将 ARR 作为原醛症首选筛查指标。

(3)筛查前准备：①尽量将血钾纠正至正常范围。②维持正常钠盐摄入。③停用对 ARR 影响较大药物至少 4 周，包括醛固酮受体拮抗剂(安体舒通、依普利酮)、保钾利尿剂(阿米洛利、氨苯喋啶)、排钾利尿剂(氢氯噻嗪、呋塞米)及甘草提炼物。④需注意血管紧张素转化酶抑制(ACEI)、血管紧张素Ⅱ受体拮抗剂(ARB)、钙离子拮抗剂(CCB)等类药物可升高肾素活性，降低醛固酮，导致 ARR 假阴性，因此，需停用上述药至少 2 周再次进行检测；但如服药时肾素活性<1 ng/mL/h 或低于正常检测下限同时合并 ARR 升高，考虑原醛症可能性大，可维持原有药物治疗。⑤如血压控制不佳，建议使用 α 受体阻滞剂及非二氢吡啶类钙离子拮抗剂。⑥如患者因冠心病或心律失常等原因长期服用 β 受体阻滞剂，建议临床医师根据患者情况决定是否停药。⑦口服避孕药及人工激素替代治疗可能会降低直接肾素浓度(DRC)，一般无须停服避孕药物，除非有更好更安全的避孕措施。

对于 ARR 阳性患者，推荐进行≥1 种确诊试验以明确诊断，不建议在明确诊断前直接进行疾病亚型分类。但对于合并自发性低钾血症、血浆肾素水平低于可检测水平且醛固酮>20 ng/dL 的患者，建议直接诊断原醛症，而无须进行额外的确诊试验。目前主要有 4 种确诊试验，包括口服高钠饮食、氟氢可的松试验、生理盐水试验及卡托普利试验。其中，生理盐水试验是目前国内比较常用的原醛症确诊试验。推荐所有确诊原醛症的患者，必须行肾上腺 CT 扫描以排除肾上腺巨大肿瘤。如患者愿意手术治疗且手术可行，肾上腺 CT 提示有单侧或双侧肾上腺形态异常(包括增生或腺瘤)，需进一步行双侧肾上腺静脉采血(AVS)以明确有无优势分泌。

**3. 如何治疗原醛症**

确诊醛固酮瘤或 PAH 患者应行腹腔镜下单侧肾上腺切除术，如果患者存在手术禁忌证或不愿手术，推荐使用醛固酮受体拮抗剂治疗。特发性醛固酮增多症患者首选药物治疗，建议安体舒通作为一线用药，依普利酮为二线药物。对于药物治疗患者，需定期复查肾功能、电解质，并检测血压，根据血钾、血压等指标调整药物剂量。需注意安体舒通、依普利酮在肾功能不全 3 期慎用，肾功能不全 4 期及 4 期以上禁用。

本患者初筛试验阳性(ARR 253.68)后采用生理盐水确诊试验，试验前未停用相关降压药，可能导致假阴性或假阳性，但导致假阴性的药物占多数，故考虑确诊试验阳性结果有效。本患者肾上腺 CT 未提示异常，考虑特发性醛固酮增多症诊断，无须进一步行双侧肾上腺静脉采血。药物治疗首选安体舒通。尽管目前降压方案(缬沙坦/氨氯地平、比索洛尔)血压控制达标，但仍建议调整为以安体舒通为基础，以减少醛固酮对心、肾等靶器官损害，若血压不达标再联合其他降压药物。

(蒋巍　王骏)

## 参考文献

[1] 中华医学会内分泌学分会. 原发性醛固酮增多症诊断治疗的专家共识(2020 版)，中华内分泌代谢杂志，2020，3(9)：727-736.

# 3 高血压、低血钾、肾血栓性微血管病变

## 临床资料

患者，男，36 岁。因“乏力伴头晕 3 个月，视物模糊半个月，浮肿 1 周”入院。患者 2019 年 4 月开始出现劳累后全身乏力，伴有头晕，活动后胸闷、气促，尿量稍减少，无泡沫尿及体重下降，未予重视。2019 年 6 月患者自觉双眼视物不清，至当地医院查眼底提示眼底血管异常（具体不详），伴有视野缺损，但未特殊处理。2019 年 7 月 1 日患者全身乏力较前加重，伴全身水肿、腹胀、体重增加、血压升高。至当地医院就诊，查尿蛋白（4+），尿隐血（2+），血肌酐 253 μmol/L，血钾 3.27 mmol/L，予利尿、硝苯地平缓释片、氯沙坦等对症治疗，患者症状无好转，同时出现尿潴留。病程中患者无发热寒战，无恶心呕吐，无腹痛腹泻，无腰酸腰痛，无四肢关节疼痛，无皮疹。为求进一步诊治，于 2019 年 7 月 8 日收入我院肾内科。患者既往发现血压升高 4 年余，血压最高达 240/170 mmHg，未予重视，未服用任何降压药治疗。2015 年行肛周脓肿切除手术。查体：体温 37.3℃，呼吸 24 次/分，血压 110/76 mmHg。神志清，精神萎靡，气促，嘴唇发绀，面容浮肿。双肺呼吸音粗，右中下肺可闻及湿啰音。心界扩大，心率 70 次/分，律齐，各瓣膜区未及明显病理性杂音。腹膨隆，右中下腹有压痛，叩诊鼓音，移动性浊音阴性。双下肢、双上肢、阴囊、颜面部浮肿。

## 诊疗经过

患者入院后出现尿潴留及肛周脓肿，完善腹部、盆腔 CT 及 MRI 示肛旁脓肿伴左侧瘘道形成可能，予头孢曲松联合莫西沙星抗感染治疗后好转。予硝苯地平缓释片 30 mg/次，每日两次，控制血压。查尿微量白蛋白/肌酐比值 61.89，24 小时尿蛋白定量 2.12 g/24 h。血、尿蛋白电泳未见明显异常，补体未见明显异常。查肌电图未见明显周围神经源性损害肌电改变。骨穿流式结果未见明显异常。骨髓活检见少许有核细胞散在分布。入院后患者血肌酐升高至 700～800 μmol/L，于 2019 年 8 月 2 日行连续性肾脏替代治疗（CRRT）。2019 年 8 月 5 日行肾穿刺活检术，电镜显示足突广泛融合，系膜细胞和基质未见明显增多，肾小球基底膜（GBM）可见节段性内疏松层增宽，上皮下可见散在电子致密物沉积，内皮细胞包浆内可见较多 reticular aggregates（网状聚合物）。诊断考虑：（1）血栓性微血管病；（2）膜性病变 I 期，如临床符合系统性红斑狼疮（SLE），则考虑狼疮性肾炎（LN）（图 4-4）。

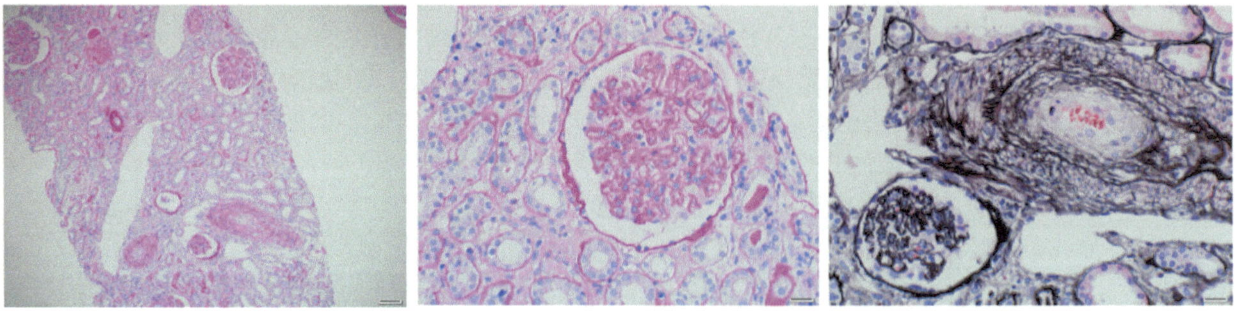

**图 4-4 肾穿刺活检病理图**

查自身抗体显示抗核抗体颗粒(1∶1000),抗 SM(-),抗 nRNP/SM(+),抗 SSA(+),抗双链 DNA 抗体(-),核糖体 P 蛋白(+),ANCA 相关性血管炎抗体阴性,抗肾小球基底膜抗体 IgG(抗 GBM)(-)。风湿科会诊并结合肾脏病理结果考虑系统性红斑狼疮、狼疮性肾炎。于 2019 年 8 月 8 日起行强的松 30 mg/天口服,并予环磷酰胺 0.2 g(2019 年 8 月 13 日、2019 年 8 月 20 日)静脉注射,累积剂量 0.4 g。然而,经治疗患者肾功能未见明显好转。2019 年 10 月 28 日患者晨起时从床上摔下,随后出现神志不清,极其烦躁不安,呼吸急促,大汗淋漓,四肢末梢、口唇苍白发绀,即刻测血压 220/140 mmHg,予乌拉地尔持续静脉滴注降压治疗,并调整口服降压方案:硝苯地平缓释片 30 mg/次,每日 2 次;阿尔马尔 5 mg/次,每日 1 次。在静脉持续滴注降压药物的情况下,患者血压仍难以控制。进一步完善高血压相关检查,查血浆肾素活性 9.41 ng/(mL·h)[参考值 1.3~3.9 ng/(mL·h)],醛固酮 1571 pg/mL(参考值 40~310 pg/mL),醛固酮/肾素活性比值 16.7(参考值 0~30)。血促肾上腺皮质激素、皮质醇未见异常。肾脏 CT 提示左肾类圆形高密度影,直径约 8 mm(图 4-5)。肾上腺 MRI 提示两侧肾上腺未见明显异常。肾动脉 B 超提示双侧肾动脉未见明显异常。行眼底检查示高血压视网膜病变。结合患者入院后间歇性出现低血钾,考虑肾素瘤引起恶性高血压并造成血栓性微血管病变的肾损害,遂加用缬沙坦 80 mg/d,口服降压治疗,患者血压逐渐下降,控制平稳。后转诊泌尿外科手术治疗,病理及免疫组化进一步证实为肾素瘤。

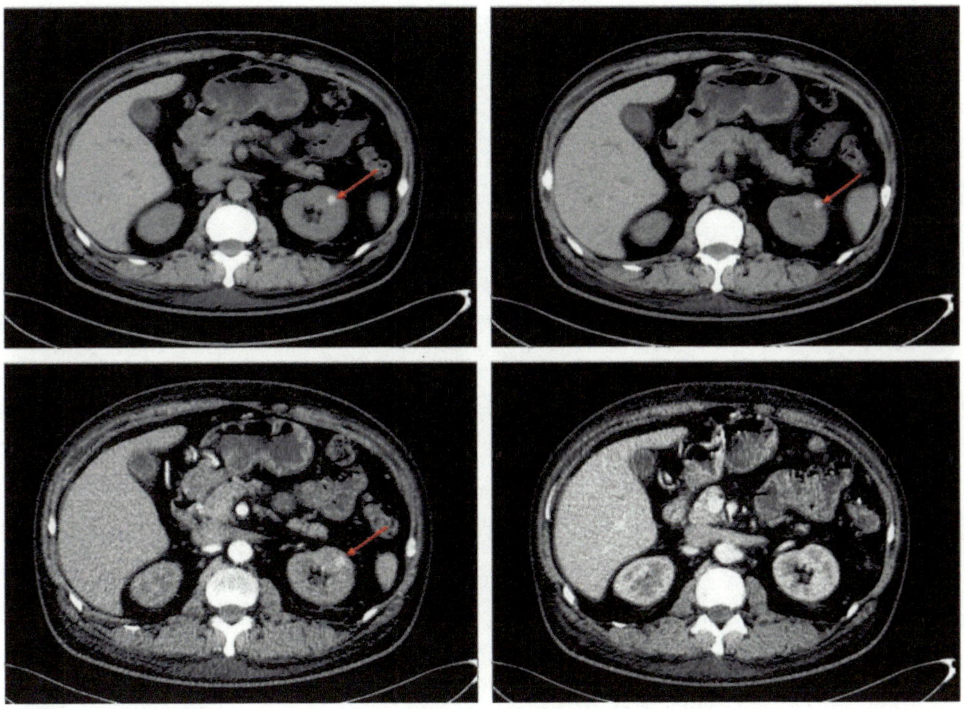

箭头提示类圆形高密度影

**图 4-5 肾脏 CT 检查**

## 病例分析

本病例患者肾活检病理结果提示:(1)血栓性微血管病;(2)膜性病变 I 期,如临床符合 SLE,则考虑 LN。结合临床表现,入院初期考虑 LN,但该患者免疫抑制治疗无效,故需进一步探寻病因。回顾病史,该患者主要临床表现为难以控制的高血压及间歇出现的低血钾,完善相关检查对引起高血压、低血钾的病因进行鉴别(图 4-6)。结合临床表现、实验室及影像学检查,本例呈现“三高一低”的表现,即高血压、高肾素活性、高醛固酮及低钾血症,肾脏增强 CT 提示左肾类圆形高密度影,除外其他病因后考虑肾素瘤引起的高血压。

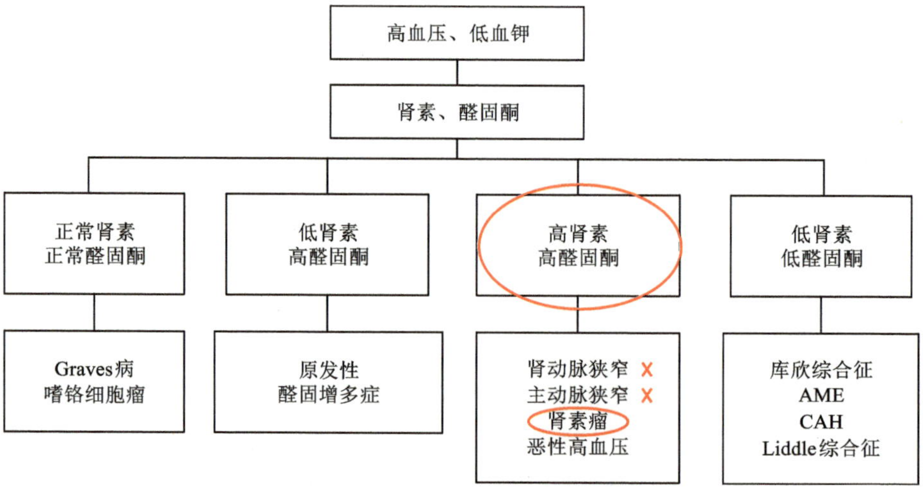


**图 4-6　高血压合并低血钾的常见疾病分类**

肾素瘤是一种罕见的肾脏内分泌肿瘤。Robertsom 于 1967 年首次报道该病[1]。多数报道认为肾素瘤起源于肾小球入球小动脉壁的平滑肌细胞。肾素瘤可发生于 6~69 岁各个年龄段，但以青年多见，尤其好发于 30 岁以下女性，男女比例约为 1∶2[2]。临床上肾素瘤患者多以高血压就诊，常见症状包括头晕、头痛及视物模糊等，血压可高达 200/100 mmHg 以上，同时多伴有口渴、夜尿频多、乏力等高醛固酮血症及低钾血症等表现。实验室检查表现为立卧位血肾素活性及醛固酮水平均明显高于正常，可达到正常值的 2~10 倍或以上，而血钾多低于正常值。肾素瘤的影像学表现缺乏特异性。彩色多普勒超声下显示肿瘤多为类圆形低回声或稍高回声肿块。CT 平扫表现为低密度或等密度实质性肿块，边界清晰，多有包膜，肿块内部欠均匀，少数患者肿块内部尚可见出血、坏死液化区[3]。肾素瘤需与同样可导致血浆肾素活性升高的其他疾病相鉴别，包括 Willms 瘤、肾癌、肾动脉狭窄等。目前最有效的治疗方法仍为手术治疗，摘除肿瘤或切除患侧肾脏。

此外，该患者同时表现为肾功能的急性恶化，结合肾活检病理结果，考虑血栓性微血管病变的肾损害可能性大。血栓性微血管病（TMA）是一组以微血管性溶血性贫血、血小板减少、微循环中血小板血栓造成的器官受累为主要表现的急性临床综合征[4]。TMA 临床表现复杂，症状缺乏规律性。TMA 的确诊需要肾活检证实为肾脏微血管病变。TMA 急性肾损伤可以侵犯肾小球、肾小动脉、肾小静脉，有时还可导致内皮细胞同肾小球基底膜分离。肾小球内皮的损伤导致小血栓的形成，继而内皮细胞增殖、肾小球基底膜增厚和双轨征形成。长期的 TMA 最终导致肾小球纤维化，从而引起肾功能下降[5]。引起血栓性微血管疾病的原因有很多，如恶性高血压、妊娠、自身免疫疾病、药物、肿瘤、感染等[6]。本病例患者考虑高血压引起肾脏血栓性微血管病变，继而导致肾功能急性恶化。

本例病程急性发病，同时合并多种并发症，且病因复杂。在我院治疗期间，一次突发的意外状况，让医生想到进一步探索高血压可能的继发原因，最终通过临床表现以及完善肾素-血管紧张素-醛固酮系统、肾动脉 B 超、肾上腺增强 CT 等相关检查，找到了诊断方向。遗憾的是，患者手术治疗后失访，后续未能跟踪随访。

（姜鑫鑫　王骏）

## 参考文献


[1] Robertson PW, Klidjian A, Harding LK, et al. Hypertension due to a renin-secreting renal tumour. Am J Med, 1967, 43(6): 963-976.

[2] Capovilla M, Couturier J, Molinié V, et al. Loss of chromosomes 9 and 11 may be recurrent chromosome imbalances in juxtaglomerular cell tumors. Human Pathology, 2008, 39(3): 459-462.

[3] Lachvac L, Svajdler M, Valansky L, et al. Juxtaglomerular cell tumor, causing fetal demise. Int Urol Nephrol, 2011, 43(2): 365-370.
[4] Elliott MA, Nichols WL. Thrombotic thrombocytopenic purpura and hemolytic uremic syndrome. Mayo Clinic Proceedings, 2001, 76(11): 1154-1162.
[5] 陈香美. 血栓性微血管病的发病机制和诊治. 北京医学, 2011, 33(2): 92-93.
[6] 王洁. 血栓性微血管病的发病机制及诊治进展. 右江医学, 2009, 37(4): 484-487.

# 4　老年、高血压、肾动脉狭窄

## 临床资料

患者，男，70 岁。因“发现血压升高 40 余年，血压波动 1 个月”入院。患者发现血压升高 40 余年，最高血压 200/120 mmHg，目前服用“缬沙坦/氨氯地平 1 粒，每天 2 次+可乐定 150 μg，每天 3 次+阿尔马尔 10 mg，每天 1 次”控制血压。血压升高时临时舌下含服硝苯地平降压，近 1 个月患者血压波动，维持在 180/90 mmHg 左右，服药后血压无明显下降，偶感头晕。病程中否认头痛、耳鸣，否认面色潮红、心悸等。现为求进一步诊治收治入院。患者有糖尿病史 2 年余，血糖控制佳，偶有手足麻木，内分泌科考虑糖尿病周围神经病变。患者有慢性肾功能不全史 2 年余(慢性肾脏病 4 期)。患者有高尿酸血症、高脂血症史 10 余年。有吸烟史 40 余年，10 余支/日。

入院查体：血压 172/92 mmHg(双侧一致)，体重指数 22.8 $kg/m^2$，两肺呼吸音清，未闻及明显干湿啰音，心界不大，心率 66 次/min，心律齐，各瓣膜区未闻及明显病理性杂音，双下肢无浮肿。辅助检查：血常规、肝功能、电解质、血糖、血脂、血沉、凝血功能、甲状腺功能、免疫指标均大致正常；尿素氮 18.34 mmol/L，肌酐 292.5 μmol/L，尿酸 395 μmol/L；尿蛋白质(+)；高血压五项、血皮质醇、尿儿茶酚胺正常。动态血压监测均值升高，昼夜节律变化消失，平均血压 166/99 mmHg。超声心动图示左心房增大 44 mm，室间隔基底部增厚 14 mm，左心室射血分数(LVEF)65%。心电图示窦性心律，完全性右束支传导阻滞。肾动脉 CT 造影示左肾动脉主干闭塞，其分支灌注减低，左肾功能减退，左肾萎缩；右肾动脉起始端混合斑块形成，管腔中度狭窄(图 4-7 上)。睡眠监测示微觉醒次数 111 次，睡眠期内伴有以阻塞性为主的呼吸暂停及低通气，呼吸紊乱指数为 7.4 次/h，呼吸暂停最长时间为 35 s，夜间最低血氧饱和度为 81%，提示轻度阻塞性睡眠呼吸暂停低通气综合征。

## 诊疗经过

患者入院后进行继发性高血压相关排查，因肾动脉 CT 造影发现异常，遂行经皮穿刺肾动脉造影，提示左肾动脉主干闭塞，左副肾动脉开口至近段次全闭塞(图 4-7 下)。血管内超声(IVUS)检查表明左副肾动脉开口重度狭窄处无明显动脉粥样硬化表现(图 4-8)。排除其他继发性高血压病因，考虑顽固性高血压病因为肾动脉狭窄，肾动脉纤维肌性发育不良(FMD)可能性大。对左侧副肾动脉行球囊扩张，但扩张后残余狭窄明显，遂植入 2.5 mm×18 mm 支架 1 枚(图 4-7 下)，术后降压药物治疗方案为：阿尔马尔+硝苯地平缓释片+特拉唑嗪+可乐定+托拉塞米。

患者出院后每 2 周门诊随访 1 次，3 个月后血压控制在 130~145/70~95 mmHg(患者家庭自测血压+诊室血压)，随访肾功能电解质，期间出现一过性肌酐升高(升高幅度小于 30%)，后恢复到基础水平 280~300 μmol/L。建议患者半年后复查肾动脉造影。

## 病例分析

肾动脉狭窄(RAS)是指单侧或双侧肾动脉及其分支狭窄，直径减少>50%，狭窄两段峰值压差>20 mmHg 或平均压差>10 mmHg，患者具体表现为肾功能受损或者高血压相关损害。高血压人群肾血管病患病率为 1%~5%，继发性高血压人群肾血管病患病率约为 20%，其中>65 岁的高血压患者中有 6%~7%合

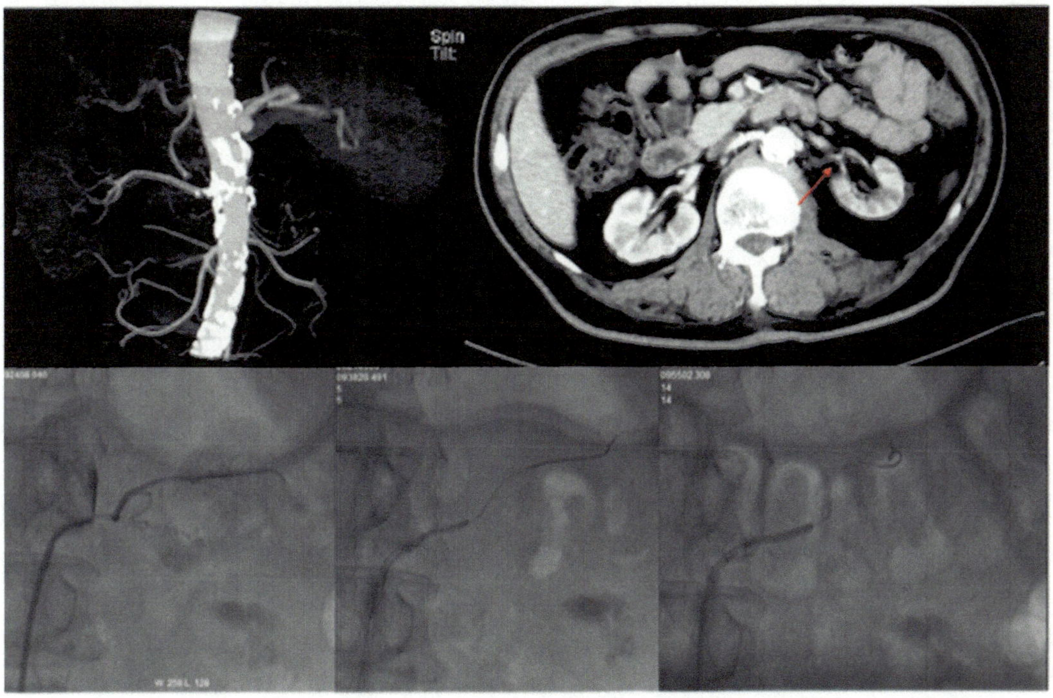


**图 4-7　肾动脉 CT 造影(上)及经皮肾动脉造影及干预(下)**

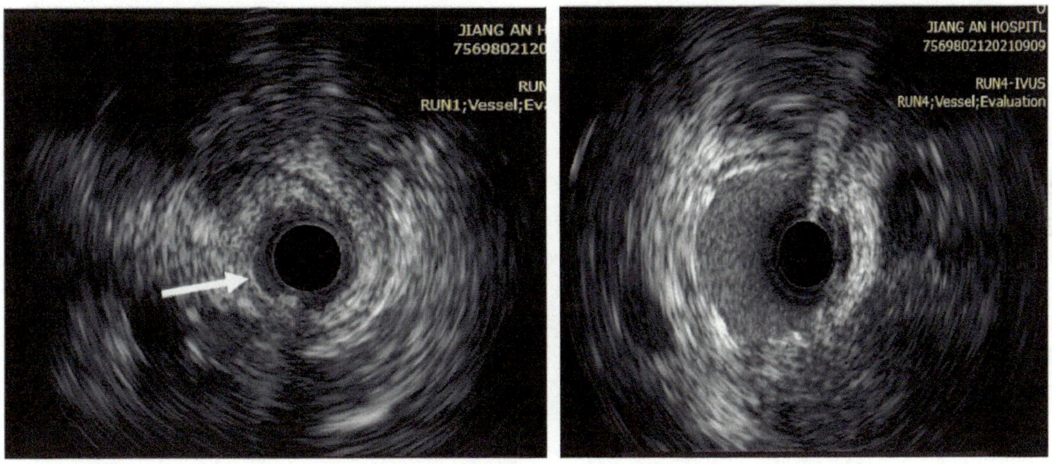


**图 4-8　血管内超声检查(箭头示左副肾动脉开口重度狭窄)**

并肾动脉狭窄，肾动脉狭窄以每年 7%～14%的程度加重，狭窄程度>75%的患者的 5 年随访中有 40%显示肾动脉闭塞。2017 年肾动脉狭窄的诊断和处理中国专家共识建议，对于以下 8 类患者应进行 RAS 的筛查：①对于持续高血压达二级及以上伴有明确冠心病、四肢动脉狭窄、颈动脉狭窄的患者；②高血压合并持续轻度低血钾的患者；③脐周血管杂音伴有高血压的患者；④既往高血压可控，但降压药未变情况下突然血压难以控制的患者；⑤顽固性或恶性高血压患者；⑥重度高血压患者，左心室射血分数正常但反复出现一过性肺水肿的患者；⑦难以用其他原因解释的肾功能不全或非对称性肾萎缩的患者；⑧服用血管紧张素转化酶抑制剂(ACEI)/血管紧张素Ⅱ受体拮抗剂(ARB)后出现血肌酐明显升高或伴有血压显著下降的患者。

RAS 的病因诊断一般分为两类：动脉粥样硬化性和非动脉粥样硬化性。前者占大多数(80%～90%)；后者包括：大动脉炎、FMD、血栓、栓塞、主动脉夹层累及、外伤、先天性肾动脉发育异常、免疫系统疾病等，以大动脉炎和 FMD 最为常见。FMD 系原发性、节段性、非动脉粥样硬化性、非炎症性的动脉壁肌性病变所导致的动脉狭窄，好发于肾动脉，也可累及其他动脉，包括颈动脉和冠状动脉。FMD 是一种常见但诊断不足的疾病，估计患病率约为 5%。肾动脉 FMD 影像上分为多灶型(串珠样)、单灶型(长度<1 cm)和管型(长度>1 cm)。临床上单灶型往往可见远端连接单发的动脉瘤或瘤样扩张。国内研究发现，中国患者与欧美患者有显著差异，比如：诊断年龄更小、女性比例更低、血管受累局灶型比例更高、多系统血管受累比例更低、至少 1 处动脉瘤比例较高。该例患者结合影像学，考虑肾动脉 FMD(管型)。

肾动脉 FMD 的高血压应采用 ACEI/ARB 和 β 受体阻滞剂治疗，存在血流动力学明显改变的、肾动脉 FMD 相关狭窄的高血压患者，可以通过经皮肾动脉腔内血管成形术(PTCA)治疗高血压。与动脉粥样硬化性肾动脉狭窄患者相比，FMD 患者经皮肾动脉腔内血管成形术治疗肾血管性高血压的疗效要好得多。按照 2017 年肾动脉狭窄的诊断和处理中国专家共识及 2019 年纤维肌发育不良的诊断和管理国际共识，肾动脉 FMD 的重度狭窄推荐单纯 PTCA 治疗，不建议支架植入，PTCA 后如果发生严重夹层或二次狭窄，建议支架置入。此推荐基于两个原因：①单纯 PTCA 治疗 FMD 及大动脉炎的疗效较好，再狭窄率明显低于动脉粥样硬化性病变。②此类病变放置支架的生物学效果及远期结果并不清楚。但非动脉粥样硬化性 FMD 的介入干预策略总体证据并不充分，尚存较大争议。因此，该患者的治疗方案有待于进一步肾脏放射性肾图检查及后续随访进一步验证。另外该患者未进一步行双肾功能学相关评估亦为一大遗憾。

（徐志强　孙育民）

## 参考文献


[1] 中国医疗保健国际交流促进会血管疾病高血压分会专家共识起草组. 肾动脉狭窄的诊断和处理中国专家共识. 中国循环杂志，2017，32(9)：835-844.

[2] Van der Niepen P，Rossignol P，Lengelé JP，et al. Renal artery stenosis in patients with resistant hypertension：stent it or not? Curr Hypertens Rep，2017，19(5)：1-21.

[3] 陈阳，董徽，华倚虹，等. 肾动脉纤维肌性发育不良患者临床与血管造影特征的 18 年单中心病例总结. 中国循环杂志，2021，36(5)：451-457.

[4] Shah KP，Peruri A，Kanneganti M，et al. Fibromuscular dysplasia：A comprehensive review on evaluation and management and role for multidisciplinary comprehensive care and patient input model. Semin Vasc Surg，2021，34(1)：89-96.

[5] Gornik HL，Persu A，Adlam D，et al. First international consensus on the diagnosis and management of fibromuscular dysplasia. J Hypertens，2019，37(2)：229-252.

# 5　高血压者莫名血压降低

## 病例资料

患者，女，70岁。因“发现血压升高30余年，血压波动伴乏力1个月”于2020年5月12日入院。患者有高血压病史30余年，最高血压达180/100 mmHg，平时口服氨氯地平、地尔硫䓬缓释片、厄贝沙坦，血压控制在120~130/70~80 mmHg。近1个月来患者反复出现头晕，晨起明显，伴乏力，自测（腕式电子血压计）血压90~100/50~60 mmHg，停用降压药后血压在100~110/60~70 mmHg。伴纳差、心悸，体重下降5 kg，否认胸闷、胸痛、腹痛、腹泻、发热等其他症状。既往2009年行房间隔缺损封堵术；2018年2月有肝脓肿（肝左内叶脓肿）病史，抗炎后好转；2019年行腹腔镜下胆囊切除术；2019年发现高脂血症，口服阿托伐他汀钙、氯吡格雷治疗。入院血压120/76 mmHg，心率75次/min，查体无明显异常。

## 诊疗经过

入院后继续停用降压药，监测血压，动态血压测量均值114/70 mmHg。查炎症指标升高：白细胞计数 $13.28\times10^9/L$，中性粒细胞比值0.78，C-反应蛋白51.10 mg/L，白介素-6 41 pg/mL，降钙素原0.085 ng/mL，血沉97 mm/h。尿、粪常规正常，尿培养阴性。血钾3.44 mmol/L，白蛋白30 g/L。肝肾功能、血脂、血糖、心肌酶、甲状腺功能、免疫指标、肿瘤标志物、肝炎标志物基本正常。胸部CT示两肺纹理增多。心电图示窦性心律、短阵房性心动过速。动态心电图示主导心律为窦性心律，平均心率是83次/min，房性期前收缩781个，部分成对，见短阵房性心动过速100阵。超声心动图提示房间隔缺损封堵术后，心房水平分流消失，二尖瓣反流（轻度），主动脉瓣钙化，三尖瓣反流（轻度），左心室射血分数60%。

患者既往服用多种降压药物，但近期血压偏低伴头晕症状，停药后血压亦未升高，这显得很不寻常，遂入院查因。主要分析血压降低原因：①药物影响：患者近期降压药物未作变动，亦未增加其他药物，排除该因素；②心律失常：患者心电图及动态心电图检获短阵房性心动过速，不足以导致血压降低；③心肌缺血：患者心肌酶正常，心电图未见缺血性改变，超声心动图未见节段性室壁活动异常，暂无心肌缺血依据；④心功能不全：无心功能不全依据；⑤容量不足：患者有纳差，体重减轻，考虑可能存在一定容量不足因素；⑥内分泌因素：患者既往无内分泌疾病方面病史，血压变化在1个月内，属于急性或亚急性起病，甲状腺功能正常，依据不充分；⑦感染性疾病：患者炎症指标异常升高，需考虑感染因素。分析上述炎症指标升高原因：①呼吸系统：胸部CT不支持；②泌尿系统：尿常规正常，尿培养阴性，不支持；③肝胆系统：患者既往有肝脓肿病史，有胆囊切除术史，故予进一步完善腹部CT检查；④血液系统：目前血常规不支持血液系统疾病；⑤免疫系统：患者免疫指标正常，不支持。

进一步腹部增强CT及磁共振（MRI）检查示肝右叶多发脓肿形成（图4-9）。完善血培养检查示阴性（两次），请外科会诊，建议予头孢哌酮/舒巴坦联合甲硝唑抗感染治疗，同时予补钾、补充氨基酸、白蛋白等营养支持治疗。经抗感染治疗后患者精神好转，血压逐渐恢复至120~140/70~80 mmHg左右。抗炎1个月后复查腹部增强CT及磁共振（图4-10）示肝右叶病灶较前范围缩小。4个月后复查腹部增强磁共振示肝右叶病灶进一步缩小。肝左右叶交界处局部胆管壁增厚强化，管腔闭塞伴远端管腔扩张，建议结合临床除外肿瘤性病变。

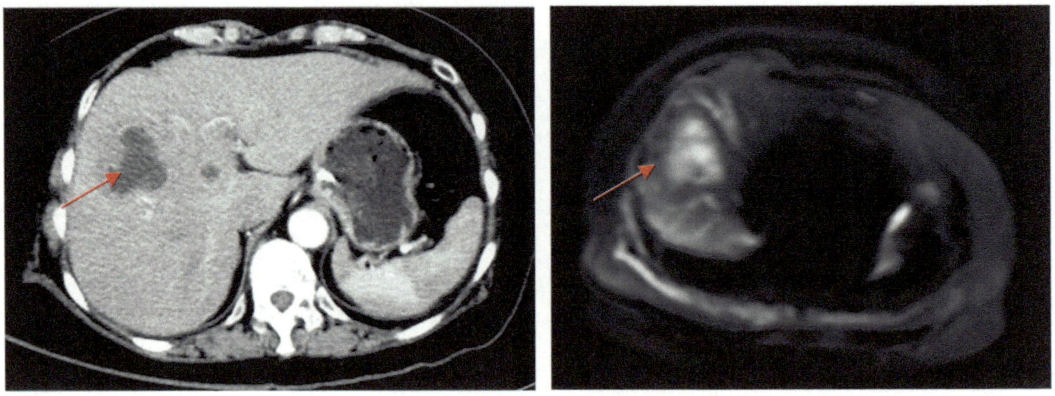

箭头提示病灶处

**图 4-9　腹部增强 CT(左)和增强 MRI(右)**

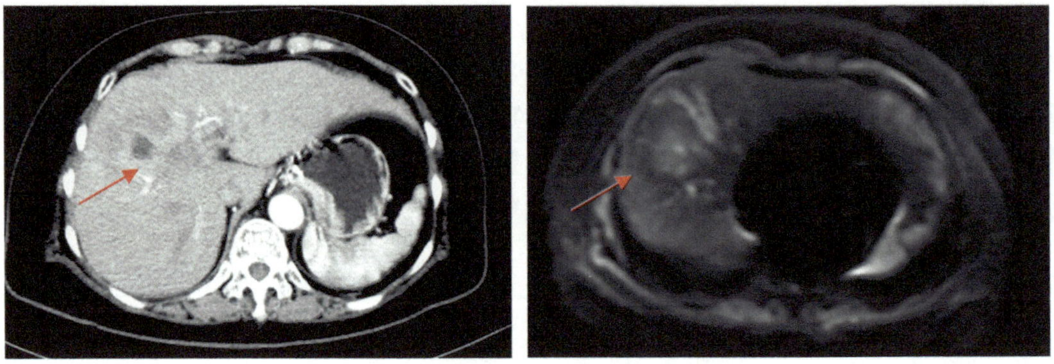

病灶较前缩小(箭头)

**图 4-10　治疗 1 个月腹部增强 CT(左)和增强 MRI(右)**

## 病例分析

这是一例以血压下降、乏力、体重下降为表现，而没有发热、腹痛症状的肝脓肿病例，依靠腹部增强 CT/MRI 明确诊断，经过足疗程的经验性抗感染治疗，患者好转出院。该患者出现血压下降的原因分析：①肝脓肿：当病原体感染人体后，机体即启动自身免疫机制，造成自身毛细血管内皮的损伤、毛细血管的渗漏、凝血功能障碍以及局部炎症损伤。这些病理生理过程可导致血管容积与血液容量的改变。②摄入不足：感染期间患者纳差，进食减少，导致血容量不足，血压降低。通过此病例，给我们的经验教训是，对于血压下降的患者，在没有明确病因时需警惕及排除感染性疾病可能。

细菌性肝脓肿(PLA)是肝脏疾病中常见且严重的感染性病变，其发病率在亚洲地区高于欧美等其他国家。在中国台湾地区的发病率为 17.6 例/10 万；中国大陆的数据为 5.7 例/10 万，并有上升趋势[1]。近年数据提示，隐源性途径已经超过胆源性途径成为主要感染途径。这与基础疾病谱，尤其是糖尿病、慢性肾脏病、肿瘤等免疫损伤者的增加密切相关。PLA 的临床症状和实验室检查均缺乏特异性，尤其是一些起病隐匿的患者容易被误诊、漏诊。影像学检查为诊断、治疗和观察预后提供了客观依据。CT 检查可同时观察到原发胆系病变，异物及周围脏器情况，其灵敏度为 98%[2]，影像学表现取决于疾病的病理阶段。MRI 的特异性与敏感性不如以上两者明显，但可通过水成像来观察胆道情况以辅助诊治。应特别注意早期病理阶段时 PLA 表现的不典型固体病灶与肿瘤的鉴别，必要时需结合病理学检查以明确诊断。有效足量的抗菌应用是治疗的基石，初期经验性选用尽可能全面覆盖常见菌群的药物。根据《热病：桑福德抗微生物治疗指南 2016》的推荐治疗方案，治疗 PLA 的抗生素首选为静脉应用甲硝唑联合头孢曲松或头孢西丁或哌拉西林他唑巴坦或环丙/左氧氟沙星。抗菌治疗的疗程应根据患者临床实际反应(包括：体温、白细胞及 C-反应蛋白的恢复)及影像学改变而调整，一般为 4～6 周。对于感染产超广谱 β 内酰胺酶细菌的高危风险者(长期住院或 ICU 患者、疾病严重、血透、辅助通气，急诊外科手术，已应用抗菌药物疗效欠佳)以及基础胆系疾病者，早期使用碳青霉烯类抗生素可以降低病死率[3]。适时结合介入及手术方法并注意去除原发感染因素才能降低病死率从而改善预后。

(蒋巍　王骏)

## 参考文献

[1] Tian LT, Yao K, Zhang XY, et al. Liver abscesses in adult patients with and without diabetes mellitus: an analysis of the clinical characteristics, features of the causative pathogens, outcomes and predictors of fatality: a report based on a large population, retrospective study in China. Clin Microbiol Infect, 2012, 18(9): E314-330.

[2] Shi SH, Zhai ZL, Zheng SS. Pyogenic liver abscess of biliary origin: the existing problems and their strategies. Semin Liver Dis, 2018, 38(3): 270-283.

[3] Shi SH, Feng XN, Lai MC, et al. Biliary diseases as main causes of pyogenic liver abscess caused by extended-spectrum beta-lactamase-producing Enterobacteriaceae. Liver Int, 2017, 37(5): 727-734.

# 6 随血压波动的胸背痛

## 临床资料

患者，男，93 岁。因“反复头晕 2 年，晕厥 3 次”于 2021 年 12 月 3 日入院。患者入院前发作 3 次坐位时出现头晕，后出现意识丧失，伴口角流涎，平卧位持续约 3 分钟后自行恢复意识，无四肢抽搐。既往无吸烟、嗜酒等不良嗜好；半年前低密度脂蛋白胆固醇 2. 88 mmol/L，糖化血红蛋白 6. 0%；患者有高血压病史 30 余年，曾服用氯沙坦钾降压，近年来自诉家庭测量血压不高，已停用。查体：血压 158/61 mmHg，左下肺闻及少量湿啰音，未闻及哮鸣音，心率 70 次/min，心律齐，瓣膜区未闻及杂音，腹软，无压痛，未及血管性杂音。肝肾功能、心肌酶、电解质、血沉、C-反应蛋白、免疫全套、甲状腺功能均无明显异常。头颅磁共振未见急性病灶。心电图未见明显异常(图 4-11)。超声心动图示房室腔大小正常，左室节段性收缩活动不良，左心室射血分数(LVEF)56%，中等量心包积液(舒张期左室后壁无回声区 12 mm，左室侧壁 10 mm)。

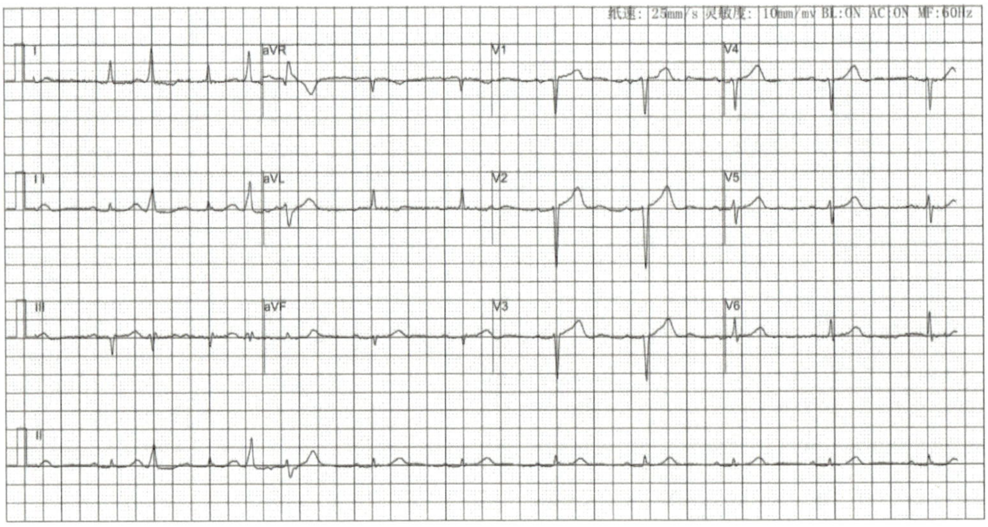


**图 4-11 体表心电图**

## 诊疗经过

患者入院后筛查晕厥原因。按照 2019 年《中国晕厥中心建设专家建议》中制定的晕厥诊断流程，结合老年男性发病特点，入院后行直立性低血压的筛查，结果如下：卧位血压 157/77 mmHg，站立 0 分钟血压 137/85 mmHg，站立 3 分钟血压 128/80 mmHg，考虑患者晕厥原因为直立性低血压高度可能。完善动态血压亦显示患者血压波动较大(图 4-12)，分析与患者体位相关。

入院第 3 天无明显诱因下出现反复胸背部疼痛，均在晚上出现，伴出汗，无明显撕裂样疼痛，无黑矇晕厥，无反酸嗳气，无恶心呕吐，无头晕头痛。胸痛发作伴血压升高，最高为 203/86 mmHg，静脉应用硝酸甘油治疗后疼痛缓解消失，伴随血压降低至 140/80 mmH 左右。胸痛发作即刻心电图检查无动态变化，心肌酶复查无异常。总结患者胸痛特点：①阵发性胸背部疼痛；②胸痛发生明显伴随血压变化：血压升高胸

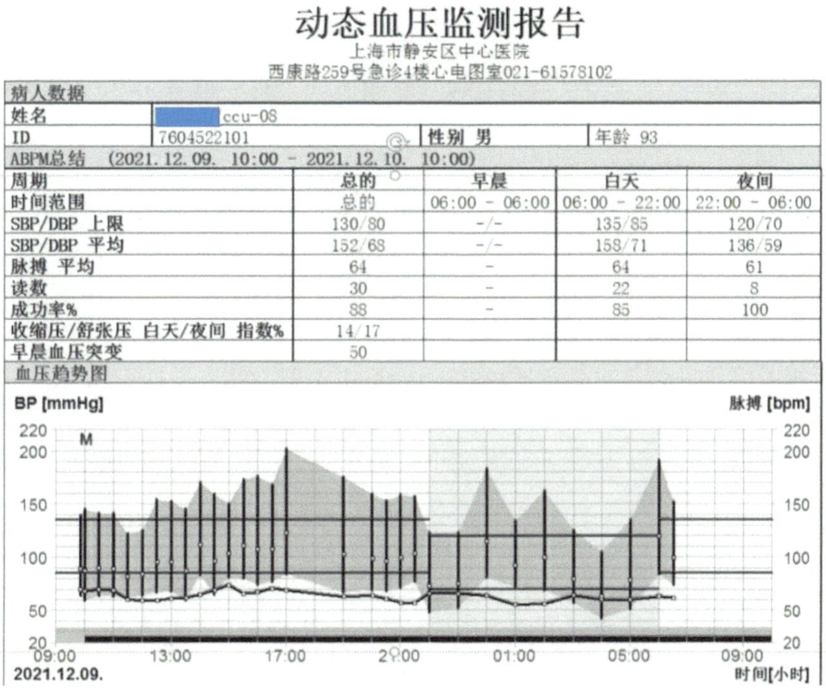

动态血压监测报告

上海市静安区中心医院

西康路259号急诊4楼心电图室021-61578102

| 病人数据 | | | | |
|---|---|---|---|---|
| 姓名 | [redacted] ccu-08 | | | |
| ID | 7604522101 | | 性别 男 | 年龄 93 |
| ABPM总结 (2021.12.09. 10:00 - 2021.12.10. 10:00) | | | | |
| 周期 | 总的 | 早晨 | 白天 | 夜间 |
| 时间范围 | 总的 | 06:00 - 06:00 | 06:00 - 22:00 | 22:00 - 06:00 |
| SBP/DBP 上限 | 130/80 | -/- | 135/85 | 120/70 |
| SBP/DBP 平均 | 152/68 | -/- | 158/71 | 136/59 |
| 脉搏 平均 | 64 | - | 64 | 61 |
| 读数 | 30 | - | 22 | 8 |
| 成功率% | 88 | - | 85 | 100 |
| 收缩压/舒张压 白天/夜间 指数% | 14/17 | | | |
| 早晨血压突变 | 50 | | | |
| 血压趋势图 | | | | |



图 4-12　24 小时动态血压截图

痛发生，降压治疗胸痛消失；③胸痛发生即刻及缓解过程无心肌酶及心电图的动态变化。结合患者病情及我院胸痛中心胸痛诊断流程，完善主动脉、肺动脉及冠状动脉 CT 造影检查，提示冠脉轻中度狭窄伴钙化；肺动脉未见明显血栓；胸腹主动脉及其主要分支多发溃疡形成，局部附壁血栓形成，腹主动脉下段可疑小夹层，请结合临床密切随访（图 4-13）。参考 2021 年《急性主动脉综合征的诊断和治疗规范中国专家共识》[2]，考虑患者胸痛原因为急性主动脉综合征（AAS）——主动脉溃疡（AU）。

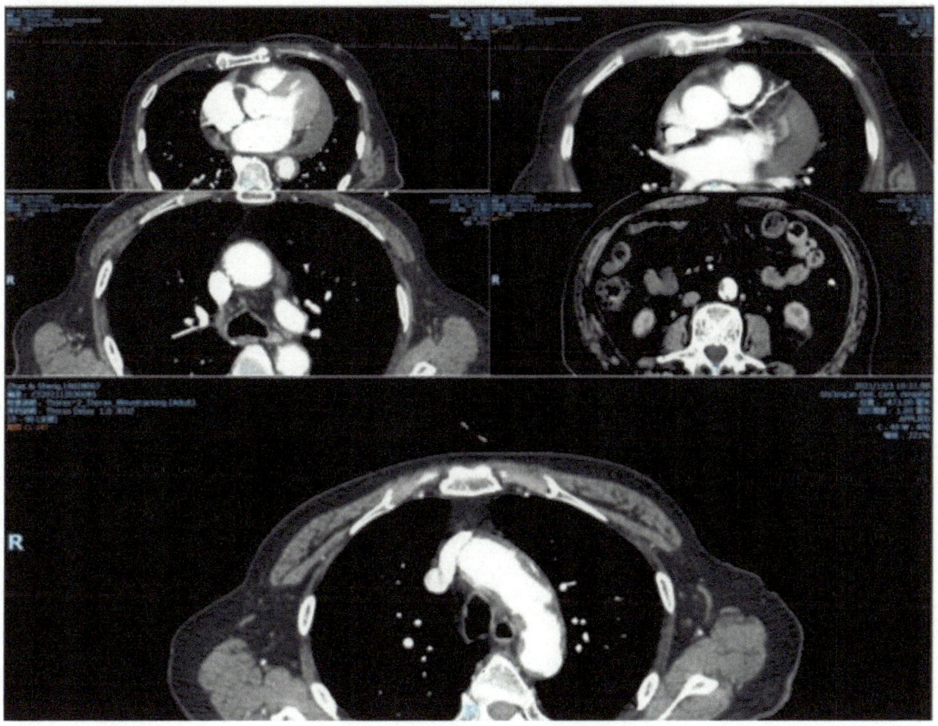

图 4-13　主动脉 CT 造影截图

诊断明确后，积极控制血压和心率的同时，建议进一步腔内介入治疗，但患者及家属考虑年龄因素要求保守治疗。患者合并存在直立性低血压，综合考虑血压控制不宜过低，建议收缩压先控制在 140～150 mmHg，如果能够耐受可调整药物治疗方案，使其收缩压进一步降低至 120～130 mmHg。

## 病例分析

主动脉溃疡由 Stanson 首先定义，是指主动脉内膜粥样硬化斑块破裂形成溃疡，溃疡穿透内弹力层（主动脉穿透性溃疡，PAU），可在主动脉壁中层形成局限性血肿，但不形成假腔。PAU 多见于老年患者，常伴有不受控制的高血压和广泛的周身动脉粥样硬化性疾病。PAU 自然转归多变，可能进行性增大，形成胸主动脉瘤，亦可转变成主动脉夹层（AD）。按照 Stanford 分型，分为 Stanford A 型和 B 型主动脉溃疡，PAU 可以发生在主动脉的任何部位，约 1/3 的 PAU 患者为 Stanford A 型，绝大多数主动脉溃疡位于降主动脉中远段及腹主动脉（Stanford B 型）。临床多表现为急性发作的胸痛和血压升高，部分患者可无症状，常于相关动脉硬化性疾病检查中发现，很少合并有器官灌注不良的表现，可伴有反应性或出血性胸腔积液，甚至出现危及生命的血胸和主动脉破裂。

大血管 CT 造影是主动脉溃疡快速诊断的直接依据。①直接征象：多表现为主动脉壁钙化，内膜增厚及蘑菇状的龛影，且龛影口部与主动脉管腔相连，可呈狭颈征。溃疡在主动脉壁内可形成血肿，造影剂多聚集于病变中，无明确的真假腔。②间接征象：血液外渗、纵隔血肿、心包积血。

有症状及溃疡不稳定患者应积极干预，无症状长期稳定患者可保守治疗。保守治疗主要适用于无症状的 Stanford B 型主动脉溃疡，随访监控主要包括严密的心率、血压监测和疼痛控制，以减少主动脉壁的绝对压力为治疗的主要原则和目标。β 受体阻滞剂及必要的降压药物是此类患者长期随访必不可少的保证。血管紧张素转化酶抑制剂类药物有独特的血管重塑性，联合应用 β 受体阻滞剂可减少主动脉壁的应力。外科手术治疗未达成共识，一般认为，Stanford A 型主动脉溃疡致死风险大，建议积极行外科手术治疗。通常直径大于或等于 20 mm 或深度大于或等于 10 mm 的溃疡，有高度破溃的风险，需要尽早接受外科治疗。尽管外科治疗主动脉溃疡疗效确切，但其较高的死亡率依然让某些患者望而却步。由于绝大多数主动脉溃疡病变好发于降主动脉或腹主动脉，因此覆膜支架在此类疾病的治疗中发挥越来越大的作用。腔内修复治疗可在两方面改善患者的预后：首先将溃疡与真腔隔绝，避免受累的动脉壁直接遭受高压力血流冲击；其次支架的置入消除了主动脉壁内血肿周围的各层动脉壁存在的矛盾运动，利于破裂主动脉止血，并对主动脉壁内血肿存在一定程度的压迫，减少主动脉壁内血肿的进展。国内韩雅玲院士牵头的研究首次提出，中国人急性穿透性主动脉溃疡干预标准为溃疡直径大于 12.5 mm，溃疡深度大于 9.5 mm。

（徐志强　孙育民）

## 参考文献

[1] Brignole M, Moya A, de Lange FJ, et al. 2018 ESC Guidelines for the diagnosis and management of syncope. Eur Heart J, 2018, 39(21): 1883-1948.

[2] 中国医师协会心血管外科分会大血管外科专业委员会. 急性主动脉综合征诊断与治疗规范中国专家共识（2021 版）. 中华胸心血管外科杂志, 2021, 37(5): 257-269.

[3] Yang L, Zhang QY, Wang XZ, et al. Long-term imaging evolution and clinical prognosis among patients with acute penetrating aortic ulcers: a retrospective observational study. J Am Heart Assoc, 2020, 9(18): e014505.

# 7　降脂、降脂、降脂，延缓斑块进展

## 临床资料：

患者1，男，68岁。因“阵发性心前区不适3年，再发1周”入院。既往有高血压史30年，糖尿病史2年，有吸烟史40年，平均15支/日，未戒烟。

患者2，男，77岁。因“活动后胸闷、胸痛2周”入院，既往有高血压史近30年，糖尿病史4年，有吸烟史40余年，平均10支/日，已戒烟10年，5年前有肺部良性肿瘤切除手术史。

## 诊疗经过

患者1入院后查血脂：总胆固醇(Tch)3.64 mmol/L，甘油三脂(TG)1.81 mmol/L，高密度脂蛋白胆固醇(HDL-C)1.14 mmol/L，低密度脂蛋白胆固醇(LDL-C)2.37 mmol/L。冠状动脉造影(CAG)检查提示左前降支(LAD)近段至中远段弥漫性病变，最重处70%狭窄；左回旋支(LCX)远段90%狭窄；右冠状动脉(RCA)近中段管腔不规则，未见明显狭窄，后降支近段50%狭窄(图4-14)。予LAD行血管内超声显像(intravscular ultrasound imaging，IVUS)检查示LAD中段最小管腔面积3.05 $mm^2$，斑块负荷65%(图4-14)，同时鉴于回旋支远端血管细小，故选择药物保守治疗。术后予阿托伐他汀钙20 mg/d、依折麦布10 mg/d强化降脂治疗。1年后复查血脂：Tch 2.93 mmol/L，TG 1.66 mmol/L，HDL-C 0.94 mmol/L，LDL-C 1.40 mmol/L。CAG复查提示冠状动脉病变较前无明显进展(图4-15)。

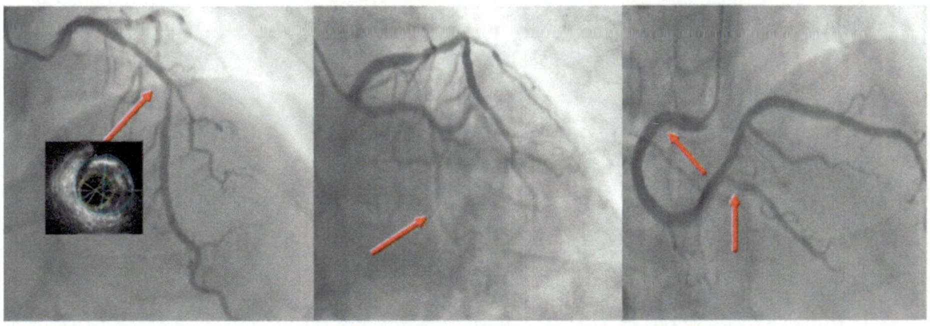

图4-14　患者1首次入院冠脉造影图

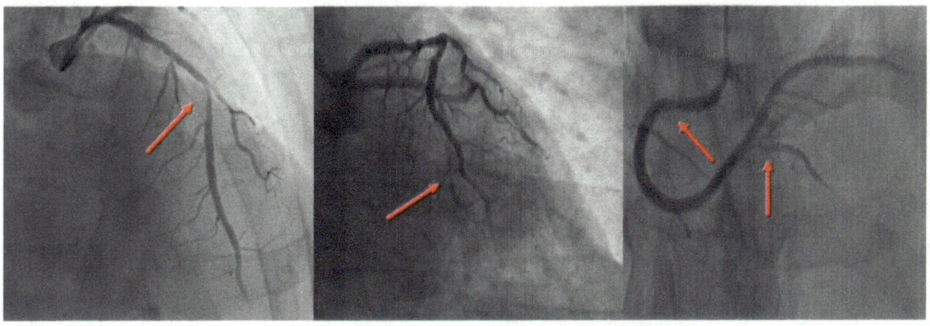

图4-15　患者1一年后复查冠脉造影图

患者2入院后查血脂：Tch 3.76 mmol/L，TG 1.71 mmol/L，HDL-C 0.86 mmol/L，LDL-C 2.7 mmol/L。CAG检查提示LAD近段次全闭塞，95%狭窄，第一对角支(D1)开口80%狭窄；LCX中段局限性狭窄达90%；RCA近中段轻度不规则斑块，未见明显狭窄(图4-16)。于LAD近段植入3.0 mm×18 mm支架1枚，LCX中段植入3.0 mm×28 mm支架1枚。术后予阿托伐他汀钙20 mg/d、依折麦布10 mg/d强化降脂治疗。1年后复查血脂：Tch 1.81 mmol/L，TG 0.91 mmol/L，HDL-C 0.75 mmol/L，LDL-C 0.74 mmol/L。复查CAG检查提示LAD、LCX支架通畅，未见明显支架内再狭窄，右冠病变较前无明显进展(图4-17)。

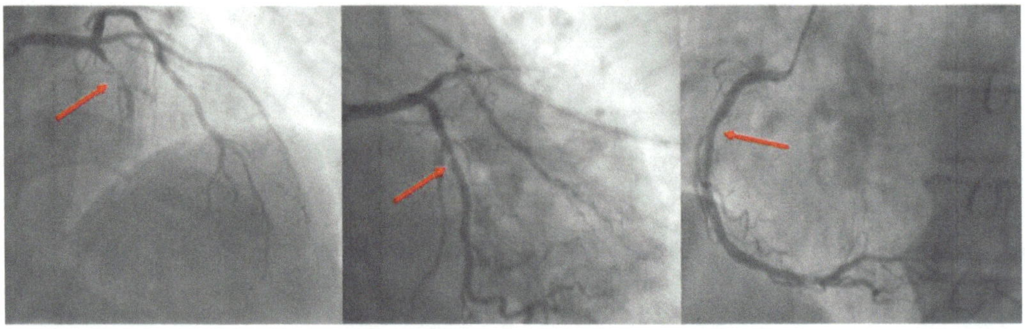

**图4-16　患者2首次入院冠脉造影图**

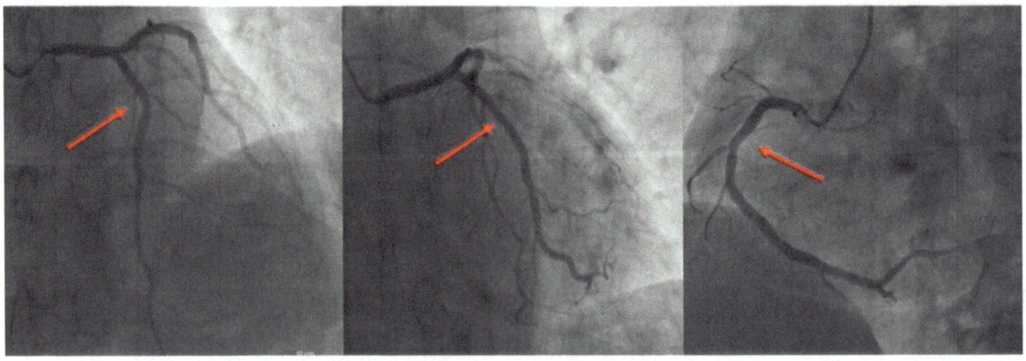

**图4-17　患者2一年后复查冠脉造影图**

## 病例分析

降脂治疗是心血管疾病的治疗基石之一，中国及欧美各国指南都强调了调脂达标的重要性[1,2]。2014年发表的一项荟萃研究分析结果显示，接受他汀类药物治疗后LDL-C<1.3 mmol/L(50 mg/dL)的个体发生心血管事件的风险最低，与LDL-C≥4.5 mmol/L(175 mg/dL)的患者相比，主要心血管事件风险降低约54%；与LDL-C在1.9~2.6 mmol/L(75~100 mg/dL)患者相比，主要心血管事件的风险降低19%[3]。IMPROVE-IT试验[4]是一项多中心随机对照临床研究，首次探讨了近期发生过急性冠脉综合征的高危动脉粥样硬化性心血管疾病(atherosclerotic cardiovascular disease，ASCVD)患者，在他汀类药物治疗基础上加用依折麦布强化降低胆固醇的疗效和安全性，结果显示LDL-C降至1.4 mmol/L(53.2 mg/dL)与降至1.8 mmol/L(69.9 mg/dl)的患者相比，主要心血管事件风险降低6.4%，而依折麦布组的安全性和耐受性良好，两组不良事件报告率相似。因此，结合近年来国内外一系列新的研究结果，中国胆固醇教育计划(CCEP)工作委员会对《2014年中国胆固醇教育计划血脂异常防治专家建议》进行了更新，制定了《中国胆固醇教育计划调脂治疗降低心血管事件专家建议(2019)》[2]。专家建议提出了“超高危人群”这一重要的新概念，推荐LDL-C为调脂治疗主要靶标，非HDL-C为调脂治疗次要靶标。对于超高危ASCVD的患者，其LDL-C目标为<1.4 mmol/L，且与基线比较降低幅度≥50%。但是，我国人群对于大剂量、高强度他汀类药物治疗的耐受性和安全性较差，患者发生肝毒性、肌肉毒性的风险明显高于欧美国家患者[5]。基于此，中国2020

年发布的《超高危动脉粥样硬化性心血管疾病患者血脂管理中国专家共识》提出对于超高危 ASCVD 患者，除了单一高强度的他汀治疗，联合降脂方案也可显著降低患者的 LDL-C 水平[6]。而 2021 年欧洲动脉硬化学会(EAS)发布的高危和极高危患者的联合调脂治疗指南[7]，则直接建议联合降脂治疗。因此，对于 LDL-C 升高的极高危或超高危患者，可考虑他汀类药物联合依折麦布治疗，如联合治疗后 LDL-C 未达标或存在其他危险因素，可考虑联合 PCSK9 抑制剂。本案例中两例患者均为极高危的 ASCVD 患者，在治疗过程中给予他汀类药物联合依折麦布强化降低血脂治疗，治疗一年后 LDL-C 指标均达标(表 2)。从患者前后的 CAG 结果对照显示，患者血管病变无明显进展，提示降脂达标的重要性。

**表 4-2　两例患者血脂随访变化表**

| 患者 | 血脂项目 | 2020 年(mmol/L) | 2021 年(mmol/L) | 降脂幅度(%) |
|---|---|---|---|---|
| 1 | Tch | 3.54 | 2.93 | 17.2 |
| | LDL-C | 2.37 | 1.4 | 40.9 |
| 2 | Tch | 3.76 | 2.7 | 28.2 |
| | LDL-C | 1.81 | 0.74 | 58.9 |

(陶文其　黄少华)

## 参考文献


[1] 2019 ESC/EAS guidelines for the management of dyslipidaemias: Lipid modification to reduce cardiovascular risk. Atherosclerosis, 2019, 290: 140-205.

[2] 中国胆固醇教育计划委员会，中国医疗保健国际交流促进会动脉粥样硬化血栓疾病防治分会，中国老年学和老年医学学会心血管病分会，等. 中国胆固醇教育计划调脂治疗降低心血管事件专家建议(2019). 中华内科杂志，2020(1): 18-22.

[3] Boekholdt SM, Hovingh GK, Mora S, et al. Very low levels of atherogenic lipoproteins and the risk for cardiovascular events: a meta-analysis of statin trials. J Am Coll Cardiol, 2014, 64(5): 485-494.

[4] Cannon CP, Blazing MA, Giugliano RP, et al. Ezetimibe Added to Statin Therapy after Acute Coronary Syndromes. N Engl J Med, 2015, 372(25): 2387-2397.

[5] Dai W, Huang XS, Zhao SP. No evidence to support high-intensity statin in Chinese patients with coronary heart disease. Int J Cardiol, 2016, 204: 57-58.

[6] 中华医学会心血管病学分会动脉粥样硬化与冠心病学组，中华心血管病杂志编辑委员会. 超高危动脉粥样硬化性心血管疾病患者血脂管理中国专家共识. 中华心血管病杂志，2020(4): 280-281.

[7] Averna M, Banach M, Bruckert E, et al. Practical guidance for combination lipid-modifying therapy in high- and very-high-risk patients: A statement from a European Atherosclerosis Society Task Force. Atherosclerosis, 2021, 325: 99-109.

# 第五章

# 其他

# 1　冠脉支架术后、黑便、血红蛋白下降

## 临床资料

患者，男，50 岁。2021 年 12 月因“经皮冠状动脉介入治疗(PCI)术后 9 个月余，黑便 1 天”入院。患者 2021 年 3 月因急性胸痛至我院就诊，考虑急性前壁心肌梗死，行急诊冠状动脉造影(CAG)检查提示左前降支(LAD)近段急性闭塞，于 LAD 近中段植入 2.75 mm×38 mm、3.0 mm×38 mm 支架共 2 枚。冠脉支架术后用药为：阿司匹林、氯吡格雷、阿托伐他汀、美托洛尔。此次入院前 1 天患者解糊状黑便两次，量约 300 g，来院就诊，查大便隐血(+++)，血红蛋白 142 g/L，凝血功能正常，考虑急性上消化道出血，予急诊留观。既往有高血压病史 6 年余，2 型糖尿病史 2 年。

## 诊疗经过

患者急诊留观期间解黑便两次，量约 500 g，予禁食、质子泵抑制剂(PPI)制酸止血治疗，为进一步诊治收入院。入院查体：血压 84/57 mmHg，心率 90 次/min，心律齐，腹软，无压痛、反跳痛，无肌卫，肠鸣音 6~8 次/min。入院后复查血红蛋白 98 g/L，继续禁食、补液扩容、静脉给予大剂量 PPI 治疗，停用阿司匹林，予氯吡格雷抗栓治疗。患者入院第 3 天住院期间行胃镜检查提示胃角部溃疡 A1 期(图 5-1)。入院第 6 天患者大便转黄色，复查大便隐血转阴性，遂于入院后一周出院，出院后维持氯吡格雷抗血小板治疗。

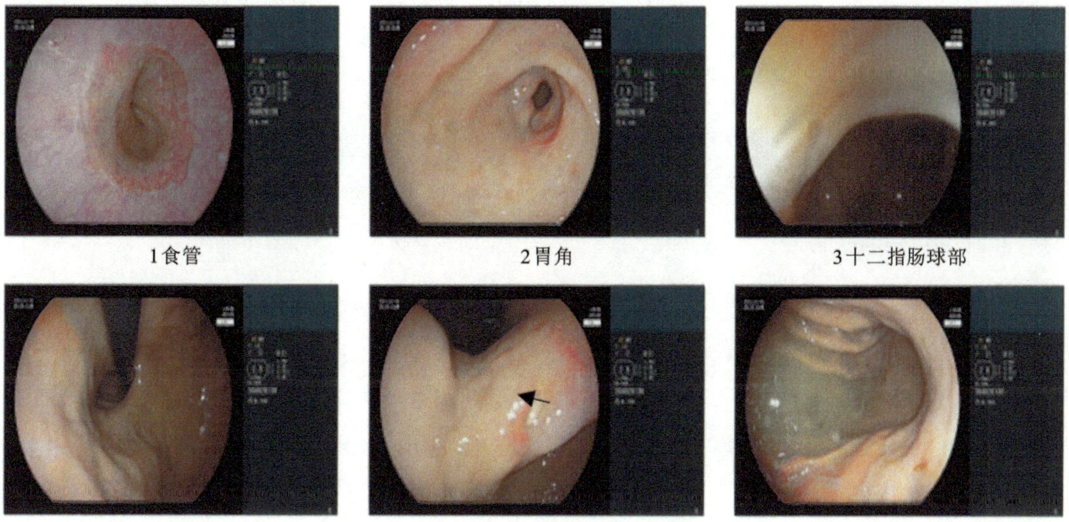
1 食管　2 胃角　3 十二指肠球部
4 胃底　5 胃角　6 胃体

**图 5-1　胃镜检查图**

## 病例分析

经皮冠状动脉介入治疗作为一项有效的治疗技术已经广泛应用于稳定型冠状动脉疾病和急性冠状动脉综合征(ACS)。数据显示，2022 年我国全年 PCI 手术总计完成已超过 110 万例。双联抗血小板治疗

(DAPT)是 PCI 术后药物治疗的基石，可降低主要心血管不良事件。随着强化抗血小板治疗时代的到来，在缺血事件风险减少的同时，出血风险明显升高。消化道出血是 PCI 后抗栓治疗中最常见的出血部位，BleeMACS 注册研究显示，该部位出血占总出血事件的 48.7%[1]。OPT-PEACE 研究发现，几乎所有接受 DAPT 的患者都存在消化道损伤[2]。

出血一直被认为是抗栓治疗策略后难以完全避免的结果。然而，近年来我们逐渐认识到出血与缺血同样为预后不良事件。为了在保证抗缺血疗效的基础上尽最大可能减少出血事件，在应用双联抗血小板药物之前，应该综合考虑缺血和出血风险，及时识别出血风险高的患者，以制定适当的出血预防策略。接受 PCI 的患者中，约有 20%存在高出血风险(HBR)。因此，对于接受 PCI 的 HBR 患者进行识别和管理是非常重要的，但如何定义 HBR 人群尚缺乏统一标准。目前临床上用于评估出血风险的工具包括 CRUSADE 评分、PARIS 评分、PRECISE-DAPT、ARC-HBR 标准等。近年高出血风险学术研究联合会(ARC-HBR)基于对现有证据的回顾，提出判断 PCI 术后高出血风险的 14 条主要标准和 6 条次要标准(表 5-1)，其中符合 1 条主要标准或至少 2 条次要标准者定义为高出血风险 PCI 患者(1 年内 BARC3 型或 5 型出血风险≥4%或 1 年内颅内出血风险≥1%中任何相关标准)，可供临床决策参考[3]。对于 HBR 患者，目前建议采用两种治疗策略：缩短 DAPT 时程或调节 DAPT(通过药物类型和剂量的降级或升级手段)[4]。

**表 5-1　PCI 患者高出血风险的主要标准和次要标准**

| 14 项主要标准 | |
|---|---|
| 预期长期口服抗凝药物 | 过去 12 个月内存在活动性恶性肿瘤 |
| 严重或终末期慢性肾病(eGFR<30 mL/min) | 颅内出血史者 |
| 中度或重度贫血(血红蛋白<110 g/L) | 12 个月内存在创伤性颅内出血者 |
| 6 个月内发生需要住院和/或输血的自发性出血(或反复发作) | 已知的脑动静脉畸形者 |
| 慢性出血性体质 | 过去 6 个月内有中度或重度卒中者 |
| 中度或重度血小板减少症(<100×10⁹/L) | 最近 30 天内的大手术或创伤 |
| 肝硬化伴门静脉高压 | 在 DAPT 期间不得不进行大手术者 |
| **6 项次要标准** | |
| 年龄≥75 岁 | PCI 前 6~12 个月发生需要住院和/或输血的自发性出血 |
| 中度慢性肾病(eGFR 30~59 mL/min) | 长期应用非甾体类与类固醇类药物 |
| 轻度贫血(男性血红蛋白 110~129 g/L，女性血红蛋白 110~119 g/L) | 超过 6 个月的缺血性卒中者 |

备注：eGFR 为估算肾小球滤过率。

对于抗血小板治疗中发生出血的患者，近期发布的《冠心病双联抗血小板治疗中国专家共识》指出[5]，应权衡患者的出血和缺血风险，并重新评估 DAPT 的类型、剂量和持续时间，采取相关治疗措施或调整 DAPT 方案，包括缩短 DAPT 时长或使用单一抗血小板药物治疗，优先选择 P2Y12 受体抑制剂(尤其是上消化道出血患者)，以及将强效 P2Y12 受体抑制剂改成氯吡格雷。在病情稳定后，应尽快恢复抗血小板治疗，一般 3~5 d 后恢复 P2Y12 受体抑制剂，5~7 d 后恢复阿司匹林。血栓形成风险高或极高的患者(ACS 或置入支架后 30 天内)发生出血时，建议继续使用低剂量的阿司匹林维持抗栓，待出血稳定后再重新加用 P2Y12 受体抑制剂；对于中等血栓形成风险的患者(ACS 或新一代药物涂层支架 PCI 术后 1~12 个月)，建议控制出血后尽快(最好 3 d 内)重新给予低剂量阿司匹林，权衡缺血出血风险后再重启 P2Y12 受体抑制剂。行 PCI 及接受 DAPT 的患者中术后 3 个月内发生出血，出血停止后建议 DAPT 疗程不超过 3 个月，后可改为单抗治疗；术后 3 个月以上发生出血，建议降低抗栓强度，给予一种抗血小板药物（阿司匹林或氯吡格雷）治疗，也可以选择安全、出血风险较低的吲哚布芬（可逆性地抑制 COX1）用于出血或胃溃疡风险高等阿司匹林不耐受的替代治疗。本案例中的患者考虑中度出血（血红蛋白降低>30 g/L），入院后改为单用氯吡格雷抗血小板治疗。因患者为 PCI 术后 9 个月发生出血，故决定降低抗栓强度，出院后继续以 P2Y12 受体抑制剂治疗，门诊随访逾一年，患者无再出血。

（陶文其　黄少华）

## 参考文献


[1] Grodecki K, Huczek Z, Scislo P, et al. Gender-related differences in post-discharge bleeding among patients with acute coronary syndrome on dual antiplatelet therapy: A BleeMACS sub-study. Thromb Res, 2018, 168: 156-163.

[2] Han Y, Liao Z, Li Y, et al. Magnetically controlled capsule endoscopy for aAssessment of antiplatelet therapy-induced gastrointestinal injury. J Am Coll Cardiol, 2022, 79(2): 116-128.

[3] Urban P, Mehran R, Colleran R, et al. Defining high bleeding risk in patients undergoing percutaneous coronary intervention. Circulation, 2019, 140(3): 240-261.

[4] Capodanno D, Morice MC, Angiolillo DJ, et al. Trial design principles for patients at high bleeding risk undergoing PCI: JACC Scientific Expert Panel. J Am Coll Cardiol, 2020, 76(12): 1468-1483.

[5] 中华医学会心血管病学分会动脉粥样硬化与冠心病学组，中华医学会心血管病学分会介入心脏病学组，中国医师协会心血管内科医师分会血栓防治专业委员会，等. 冠心病双联抗血小板治疗中国专家共识. 中华心血管病杂志，2021，49(5): 432-454.

# 2 胸痛、ST段抬高、左心室占位

## 临床资料

患者，男，76岁。因“活动后胸闷、胸痛半月余，加重1天”就诊。患者近半月余来，多于剧烈活动或爬楼梯后出现胸闷、胸痛不适，每次持续数分钟，休息后可缓解，未予重视。入院当日凌晨2点突发持续性胸痛，于当日上午6点左右至外院就诊，心电图提示急性前壁心肌梗死，高敏肌钙蛋白I 0.164 ng/mL，建议住院治疗。患者因费用原因拒绝进一步治疗，签字后返家。患者返家后症状未见好转，仍有持续性胸闷、胸痛，于当日下午至我院心内科门诊就诊。既往有高血压病史30余年，血压控制欠佳。否认冠心病、糖尿病病史。有吸烟史30年，平均5支/日。

## 诊疗经过

患者至我院门诊后复查心电图提示前壁异常Q波伴ST段抬高（图5-2），立即转至急诊科，复测肌钙蛋白T 13.0 ng/mL，考虑急性前壁心肌梗死。即刻开通急诊介入绿色通道，予阿司匹林、替格瑞洛双联抗血小板药物负荷后行急诊冠脉造影显示左前降支中段次全闭塞伴血栓形成，血流心肌梗死溶栓试验（TIMI）2级，遂于左前降支中段置入支架1枚，术后血流恢复至TIMI 3级。入院当日床旁超声心动图提示左心室节段收缩活动减弱，左心室射血分数（LVEF）38%。入院第5天心脏磁共振（CMR）检查，提示左心室心尖部占位，结合病史，考虑附壁血栓（图5-3）。遂予利伐沙班联合氯吡格雷、阿司匹林三联抗栓治疗，病情稳定后出院。出院3个月后复查超声心动图提示左心室血栓消失，6个月后停用利伐沙班，改双联抗血小板继续治疗。

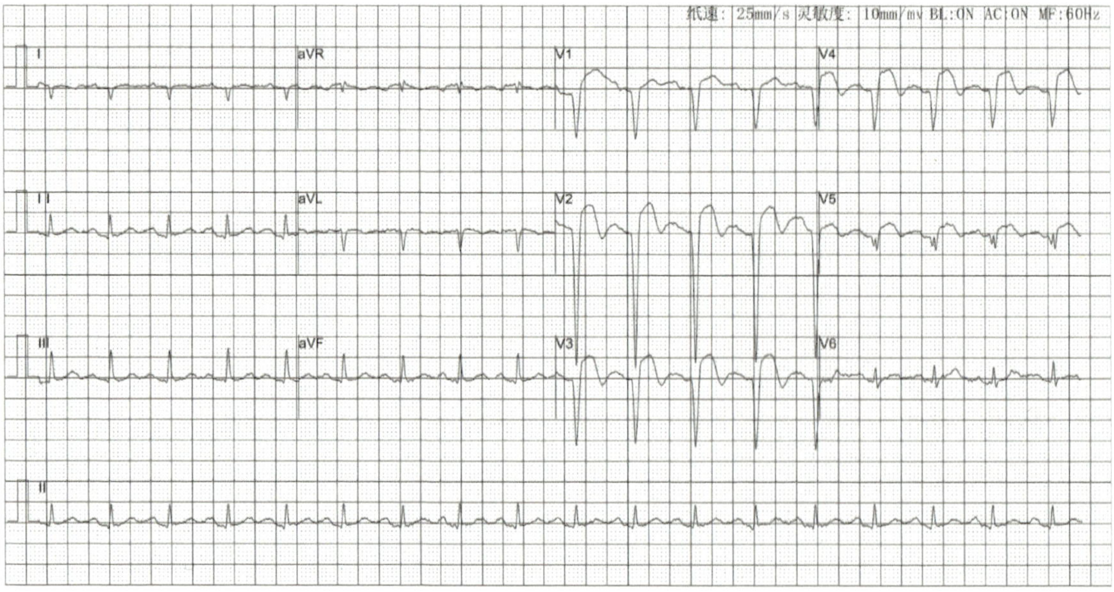


**图5-2 入院时门诊心电图**

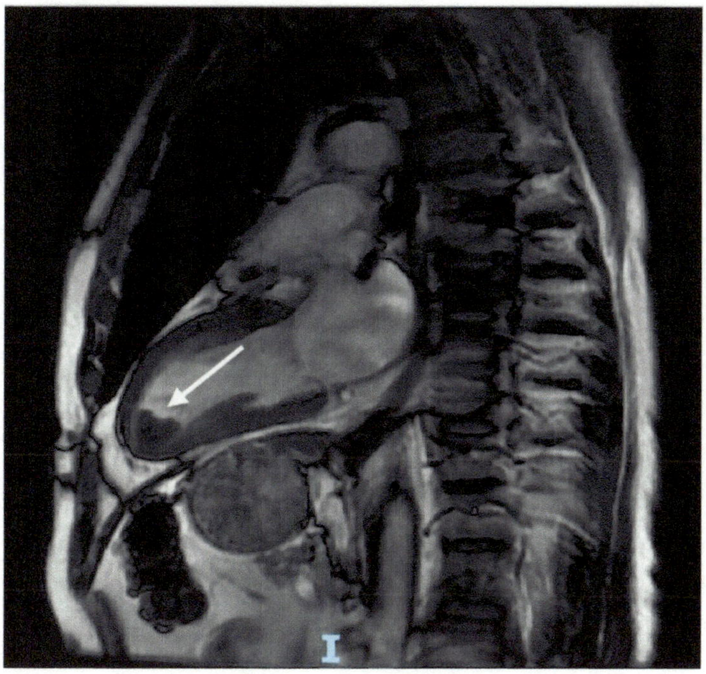


箭头示左室心尖部附壁血栓。

**图 5-3　心脏磁共振图**

## 病例分析

左心室血栓(left ventricular thrombus, LVT)被认为是急性心肌梗死(AMI)最严重的并发症之一，特别是左心室血栓引起的系统性栓塞。相关研究结果显示，存在 LVT 的 AMI 患者栓塞发生率高达 16.3%，而无 LVT 的 AMI 患者栓塞发生率仅为 2.9%，LVT 为系统性栓塞的独立预测因素[1]。LVT 在总人群中的发生率为 0.07%，其中 80%与缺血性心脏病相关，其余则与扩张型心肌病和应激性心肌病相关(分别为 8.5%和 4.8%)[2]。在冠状动脉介入治疗(PCI)时代，AMI 患者 LVT 发生率从 33%下降到了约 10%。ST 段抬高型心肌梗死(STEMI)患者 LVT 发生率远高于非 ST 段抬高型心肌梗死(NSTEMI)患者(43%比 5%)[3]。关于如何早期发现 LVT 及最佳的抗血栓治疗方案等问题仍然存在争议。目前常用的影像学诊断方法包括经胸超声心动图(TTE)和延迟钆剂增强心脏磁共振(LGE-CMR)。左心室血栓多在心肌梗死后 24 小时至数周或数月出现。Delewi[4]等以磁共振评估 STEMI 后的 LVT，15%的患者发现 LVT，其中 9%是在心肌梗死 1 周内发现血栓，而另外 7%是在 4 个月后随访时发现。Solheim[5]等使用 TTE 评估前壁 STEMI 患者的 LVT，100 例患者中 15 例发现 LVT，10 例发生在 1 周内，1~4 周时与 5~12 周时新发现的分别有 4 例和 1 例。血流缓慢、内皮损伤、血液凝固性增强是血栓形成的 3 个先决条件，AMI 或扩张型心肌病患者左心室局部室壁收缩力极度减弱、消失或共济失调可导致血液流速减慢乃至瘀滞，是形成 LVT 的主要病理生理机制。心内膜受损和血液高凝状态也是心肌梗死后 LVT 形成的重要因素[6]。前壁心肌梗死、LVEF 减低的心力衰竭、左心室室壁瘤、心尖部运动减低、心房颤动、左心瓣膜病和酗酒等被认为是心肌梗死后 LVT 的危险因素[7]。目前相关的指南对于预防性抗凝的推荐级别较低，三联抗栓并不常规用于高危患者的 LVT 预防。AMI 合并 LVT 的最佳三联抗栓时间及策略均尚不明确。早期的 STEMI 指南推荐，对于确诊 LVT 的 AMI 患者，建议 3 个月双联抗血小板加抗凝药物治疗。但多项研究发现，适当延长抗凝疗程有助于降低系统性栓塞的发生率。有纳入 159 例 LVT 患者的回顾性研究发现，仅有 1/2 的 LVT 患者规范抗凝，且抗凝治疗 3 个月时仅有 2/3 的患者血栓完全溶解，在接受超过 3 个月抗凝治疗的患者中，主要心血管事件的发生率较低，提示更长的抗凝时间可以更好地预防栓塞并发症[8]。因此，2017 年 ESC 的 STEMI 指南建议一旦确诊 LVT，应权衡出血风险与同时行抗血小板治疗的必要性，在多次超声心动图指导下行口服抗凝治疗并延长至 6 个月[9]。目前非维生素 K 拮抗剂口服抗凝药(NOACs)与维生素 K 拮抗剂(VKA)在治疗 LVT 上的优劣尚无定论。从抗凝策略上来说，虽然小样本研究显示，在常规双抗治疗方案基础上，相较于加用华法令，加用 NOACs 血栓消退率更高[10, 11]。但是 Shah[12]等人纳入 12 项研究(N=867，其中 339 人接受 NOACs 治疗)的荟萃分析提示，NOACs 治疗人群(29%)与 VKA 治疗人群(30.2%)的溶栓失败率无显著差异。故而，目前对于急性心梗后左心室血栓形成患者，三联抗栓(抗凝+双联抗血小板)的具体疗程尚不明确，应权衡出血风险与抗栓治疗的必要性，在定期超声的指导下确定最佳的抗凝应用时间。NOACs 对左心室血栓的最佳治疗剂量与时间仍有待进一步高质量研究确定。

(连敏　孙育民)

## 参考文献


[1] Maniwa N, Fujino M, Nakai M, et al. Anticoagulation combined with antiplatelet therapy in patients with left ventricular thrombus after first acute myocardial infarction. Eur Heart J, 2018, 39(3): 201-208.

[2] Shacham Y, Leshem-Rubinow E, Ben Assa E, et al. Frequency and correlates of early left ventricular thrombus formation following anterior wall acutemyocardial infarction treated with primary percutaneous coronary intervention. Am J Cardiol, 2013, 111(5): 667-670.

[3] Habash F, Gurram P, Almomani A, et al. Correlation betweenechocardiographic pulmonary artery pressure estimates and right heart catheterization measurement in liver transplant candidates. J Cardiovasc Imaging, 2018, 26(2): 75-84.

[4] Delewi R, Nijveldt R, Hirsch A, et al. Left ventricular thrombus formation after acute myocardial infarction as assessed by cardiovascular magnetic resonance imaging. Eur J Radiol, 2012, 81(12): 3900-3904.

[5] Solheim S, Seljeflot I, Lunde K, et al. Frequency of left ventricular thrombus in patients with anterior wall acute myocardial infarction treated with percutaneous coronary intervention and dual antiplatelet therapy. Am J Cardiol, 2010, 106(9): 1197-1200.

[6] Delewi R, Zijlstra F, Piek JJ. Left ventricular thrombus formation after acute myocardial infarction. Heart, 2012, 98(23): 1743-1749.

[7] Jiang YX, Jing LD, Jia YH. Clinicalcharacteristics and risk factors of left ventricular thrombus after acute myocardial infarction: a matched case-control Study. Chin Med J (Engl), 2015, 128(18): 2415-2419.

[8] Lattuca B, Bouziri N, Kerneis M, et al. Antithrombotic therapy for patients with left ventricular mural thrombus. J Am Coll Cardiol, 2020, 75(14): 1676-1685.

[9] Ibanez B, James S, Agewall S, et al. 2017 ESC Guidelines for the management of acute myocardial infarction in patients presenting with ST-segment elevation. Eur Heart J, 2018, 39(2): 119-177.

[10] Zhang Z, Si D, Zhang Q, et al. Rivaroxaban versus Vitamin K Antagonists (warfarin) based on the triple therapy for left ventricular thrombus after ST-Elevation myocardial infarction. Heart Vessels, 2022, 37(3): 374-384.

[11] Jones DA, Wright P, Alizadeh MA, et al. The use of novel oral anticoagulants compared to vitamin K antagonists (warfarin) in patients with left ventricular thrombus after acute myocardial infarction. Eur Heart J Cardiovasc Pharmacother, 2021, 7(5): 398-404.

[12] Shah S, Shah K, Turagam MK, et al. Direct oral anticoagulants to treat left ventricular thrombus-A systematic review and meta-analysis: ELECTRAM investigators. J Cardiovasc Electrophysiol, 2021, 32(6): 1764-1771.

# 3　咳嗽、胸闷气喘、端坐呼吸

## 病例资料

患者，男，61 岁。因“咳嗽 5 天，胸闷气喘进行性加重 3 天”入院。患者入院前 5 天无明显诱因下出现咳嗽，以干咳为主，偶有少量白黏痰，入院前 3 天开始出现胸闷、气喘，初为阵发性，症状进行性加重，继而出现夜间不能平卧、端坐呼吸，闷喘症状持续不缓解，伴有出汗，遂至我院急诊就诊。查体：血压 189/110 mmHg，体型中等，神志清楚，端坐位，呼吸急促，双侧颈静脉无怒张，两肺呼吸音低，可闻及干啰音及少量哮鸣音，心率 112 次/min，心律齐，心脏各瓣膜区未及明显病理性杂音，双下肢无浮肿。查心电图示窦性心动过速(图 5-4)；胸部 CT 示两肺支气管炎表现，右肺中叶小肺大泡，左肺下叶小结节(图 5-5)；血气分析示低氧血症；肌钙蛋白 T 测值正常范围，氨基末端 B 型利钠肽前体(NT-proBNP)310 pg/mL；血常规、肝肾功能、D-二聚体基本正常；随机葡萄糖 6.67 mmol/L，血酮阴性。急诊初步诊断为急性左心衰竭，支气管哮喘待排，高血压急症。予以硝酸甘油静脉滴注、呋塞米静脉推注对症处理，症状未能缓解，遂收治入 CCU。

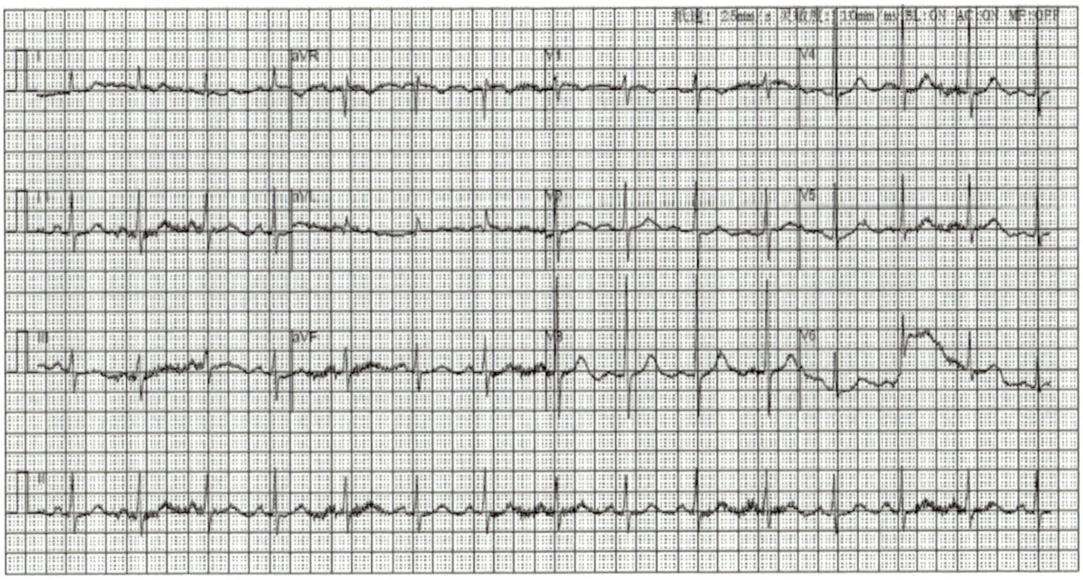

图 5-4　急诊心电图

## 诊疗经过

入院后进一步追问病史，患者病程中否认胸痛，否认畏寒、发热，否认咳粉红色泡沫样痰，否认慢性咳喘史，否认过敏性鼻炎史，否认药物、食物过敏史。既往有混合性高脂血症、高脂血症性胰腺炎、胰源性糖尿病史；有长期吸烟史，40~60 支/日，未戒烟；有饮酒史，高粱酒 250 mL/d，已戒 10 年。近期有建筑装修工地接触史，近 3 个月体重下降约 5 kg。入院前 1 个月动态血压测量均值 145/83 mmHg，未服用降压药物。

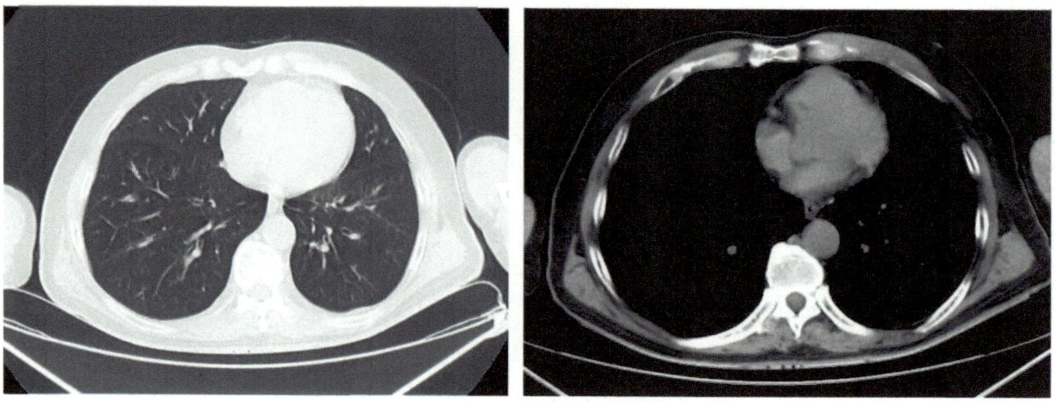

图 5-5 胸部 CT 平扫检查

入院后给予吸氧、心电监护、氧饱和度监测，予呋塞米、单硝酸异山梨酯、甲泼尼龙，患者胸闷气喘逐渐缓解，仍有阵发性咳嗽，夜间为甚。因不排除冠脉病变，予抗血小板、调脂稳定斑块、控制心率、抑制心肌重构等治疗。住院期间，随访心电图正常，未见动态改变；胸部 CT 无肺水肿表现；心肌酶及 NT-proBNP 始终在正常范围；超声心动图检查未见明显器质性病变，左心室射血分数为 50%；冠脉造影检查示前降支近中段管壁不规则伴管腔轻度狭窄 30%(图 5-6)。考虑充血性心力衰竭依据不足，遂鉴别诊断重点考虑支气管哮喘方面，复习及完善相关检查，提示嗜酸性粒细胞绝对值最高 0. 87×$10^9$/L；呼气一氧化氮(FeNO)浓度测值为 192 ppb；肺功能检查示肺通气功能明显减退(阻塞性为主)，弥散功能重度减退，残气及残总比值增高，外周气道阻力增高，中央气道阻力增高；支气管舒张试验阳性。请呼吸内科会诊，考虑支气管哮喘急性发作，予以布地奈德加特布他林雾化吸入，孟鲁司特钠、西替利嗪抗过敏，信必可 320 气雾剂吸入等治疗。患者病情好转出院，嘱戒烟，呼吸内科哮喘门诊随访。

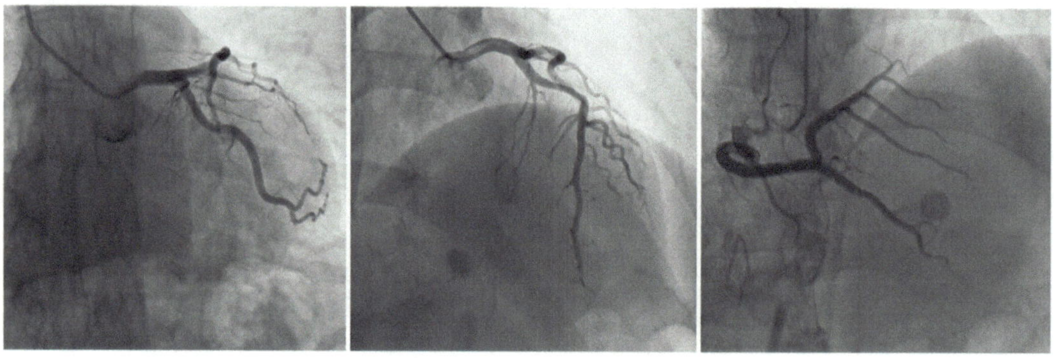

图 5-6 冠脉造影图像

## 病例分析

患者急性起病，以咳嗽闷喘为主要临床表现，症状以夜间为重。病因分析如下：①老年男性，长期大量吸烟史，有高血压、糖尿病、高脂血症基础，为冠心病高发人群，本次突发咳嗽闷喘来院，夜间不能平卧、端坐呼吸，入院时气促大汗、不能平卧，伴有血压显著升高，作为心脏专科医生，接诊时首先考虑急性左心衰、冠心病可能。因患者心电图正常，初始更是怀疑冠脉多支病变可能。但后续的冠脉造影检查可排除冠心病。临床上不支持充血性心力衰竭、心源性哮喘的方面包括：两肺听诊未闻及湿啰音，心肌酶及 NT-proBNP 在正常范围，CT 检查无肺水肿表现，超声心动图检查未发现明显心脏结构及功能异常，利尿、扩血管治疗效果不佳。②患者否认既往哮喘及过敏史，本次急性起病，病程短，但肺部听诊以干啰音、哮鸣音为主，应用激素后症状明显缓解。嗜酸性粒细胞计数偏高，FeNO 异常升高，进一步行支气管舒张试验呈阳性，可诊断为支气管哮喘急性发作，根据严重程度分级为重度。治疗主要包括吸入性糖皮质激素（ICS）、长效或短效 β2 受体激动剂（LABA 或 SABA）、白三烯受体拮抗剂（LTRA）等。③突发胸闷气喘起病，应注意与肺动脉栓塞相鉴别。该患者无明确的栓塞高危因素，D-二聚体正常，肺栓塞依据不充足。

以哮喘样症状为临床表现的疾病主要有左心功能不全、慢性阻塞性肺疾病（COPD）和上气道阻塞性病变等。医师在临床上应详细询问相关病史，当患者使用糖皮质激素和支气管舒张剂治疗后不能明显缓解症状时，要考虑到其他疾病所致可能。此外，对表现为哮喘反复发作的重度哮喘患者，诊断时需排除嗜酸粒粒细胞肉芽肿性多血管炎和变应性支气管肺曲霉病，应及时进行相应的临床和实验室检查[1]。典型的支气管哮喘诊断不难，临床工作中，我们还需要注意识别以下非典型哮喘：①咳嗽变异性哮喘（CVA）[2]：咳嗽为唯一或主要临床表现，无明显喘息、气促等症状，同时具备可变气流受限客观检查中的任何一条，排除其他疾病引起的咳嗽，按哮喘治疗有效。国内多中心调查结果显示 CVA 约占慢性咳嗽原因的三分之一。有些哮喘患者肺功能已有明显下降，但咳嗽仍为唯一症状或主要症状；也有部分典型哮喘患者虽有一过性喘息症状，但持续性咳嗽是其主要症状，以上两种情况又称为咳嗽优势型哮喘（CPA），近年来也成为临床关注的重要问题。咳嗽的诊断与治疗指南（2021）建议将 CVA、CPA 统称为咳嗽型哮喘。②胸闷变异型哮喘（CTVA）[1]：胸闷为唯一或主要症状，无喘息、气促等典型哮喘症状和体征，同时具备可变气流受限客观检查中的任何一条，排除其他疾病引起的胸闷。③隐匿性哮喘[1]：指无反复发作喘息、气促、胸闷或咳嗽的表现，但长期存在气道反应性增高者。随访发现有 14%～58% 的无症状气道反应性增高者可发展为有症状的哮喘。

这是一例典型的有关心源性哮喘与支气管哮喘的鉴别诊断。心内科专科医生出于专业敏感度，首先考虑急性左心衰、冠脉多支病变可能。但在诊治过程中逐步发现诊断依据并不充分，且患者对常规抗心衰治疗反应不佳。在患者生命体征稳定后的进一步检查评估中发现患者存在气道高反应，伴有肺功能明显减退，支气管舒张试验阳性，回顾患者发病过程，符合支气管哮喘诊断。临床上我们应注意详细询问病史，重视体格检查，做好鉴别诊断，尤其当传统治疗反应不佳时，多留心眼，多找原因，避免思维固化，最大限度地避免漏诊、误诊的发生。

（蒋巍　孙育民）

## 参考文献

[1] 中华医学会呼吸病学分会哮喘学组. 支气管哮喘防治指南（2020 年版）. 中华结核和呼吸杂志，2020，43（12）：1023-1048.

[2] 中华医学会呼吸病学分会哮喘学组. 咳嗽的诊断与治疗指南（2021）. 中华结核和呼吸杂志，2022，45（1）：13-46.

# 4 肾心、心肾，孰先孰后

## 临床资料

患者1，男，76岁。因“双下肢浮肿伴尿量减少1年余”于2021年11月至我院内分泌科门诊就诊(患者有2型糖尿病病史，习惯就诊于内分泌科)。自诉近1年来出现尿量减少，间断自服利尿药物(呋塞米+螺内酯)可减轻症状，查氨基末端B型利钠肽前体(NT-proBNP)14832 pg/mL，建议心内科收住入院。目前轻度活动无明显气促，无胸闷胸痛，夜间可平卧。既往史：高血压病史30余年，氨氯地平+奥美沙坦降压治疗。2型糖尿病病史20余年，阿卡波糖+利拉鲁肽+胰岛素控制血糖。10余年前脑梗死病史，服用阿司匹林+阿托伐他汀二级预防，遗留进食呛咳、运动迟缓。8年前因颈椎病行手术治疗。查体：血压189/94 mmHg，神清，呼吸平稳，口唇无绀，双侧颈静脉无怒张。双肺呼吸音粗，散在湿啰音，未闻及哮鸣音。心前区未及震颤，心率78次/min，律齐，各心脏瓣膜区未闻及病理性杂音，双下肢轻度浮肿。超声心动图示左心房增大，左心室肥厚(室间隔16 mm，左心室后壁14 mm)，下腔静脉塌陷指数约33%。心电图无明显异常。腹部B超示右肾慢性病变，右肾7.4 cm×3.8 cm，左肾8.6 cm×4.4 cm；左肾结石；双肾囊肿；输尿管未见异常。主要异常检验结果包括血红蛋白74 g/L，尿素氮27.8 mmol/L，肌酐(Scr)197.5 mmol/L，胱抑素C 4.55 mg/L，钙1.89 mmol/L，磷2.51 mmol/L。入院诊断：心力衰竭(纽约心脏协会功能分级Ⅱ级)；高血压3级(很高危组)；2型糖尿病，糖尿病性周围神经病；脑梗死后遗症；慢性肾功能不全，慢性肾脏病(CKD) 4期。

患者2，男，75岁。因“阵发性胸闷6年余，再发加重2月余”入院。患者6年前因胸痛就诊于外院，诊断为急性心肌梗死，行冠脉造影后考虑血栓自溶，未植入支架。长期服用阿司匹林、辛伐他汀作为二级预防，平素偶有胸闷、胸痛发作，活动耐力尚可，至2019年9月两次复查冠脉造影均示前降支临界病变。此次入院前2个月因下肢静脉曲张伴局部皮肤破溃感染后，出现阵发性气促，活动后加重，夜间不能平卧，伴心悸和尿量减少。既往有高血压病史30余年，氯沙坦降压治疗。1989年行垂体瘤手术，10年后出现垂体功能减退，目前每日口服甲状腺素100 μg+可的松25 mg行替代治疗。查体：血压116/58 mmHg，神清，高枕卧位，呼吸稍促，口唇无绀，双侧颈静脉无怒张。双肺呼吸音粗，散在湿啰音。心界扩大，心前区未及震颤，心率58次/min，律不齐，三尖瓣区3/6级收缩期杂音。双下肢重度浮肿，皮肤发红，局部渗液，纱布包扎。超声心动图示左心房、右心房、右心室扩大，三尖瓣中重度反流，左心室射血分数(LVEF)64%。心电图示心房颤动伴缓慢心室率，Ⅱ、Ⅲ、aVF、V3~V6导联见T波低平、浅倒，QT间期延长。NT-proBNP 4339 pg/mL，Scr 147.3 mmol/L。入院诊断：急性心力衰竭(纽约心脏协会功能分级Ⅳ级)；冠状动脉粥样硬化性心脏病(?)，永久性心房颤动；慢性肾功能不全，CKD 3期；下肢静脉曲张伴感染。

## 诊疗经过

患者1超声心动图主要表现为左心室肥厚，伴左室舒张功能减退，下腔静脉塌陷指数33%，结合下肢浮肿，提示患者存在容量超负荷。入院首日开始静脉给予20 mg/d的呋塞米减容，并同时予以奥美沙坦+特拉唑嗪(后因患者出现直立性低血压停用)+氨氯地平+比索洛尔控制血压，利格列汀+利拉鲁肽+胰岛素控制血糖，新活素改善心衰，纠正贫血及钙磷代谢紊乱等治疗。在随后3~4天的监测中，患者除第1天外，尿量均<1000 mL/d，且体重无明显下降，复查下腔静脉塌陷指数无改善后，更换为托拉塞米，并根据治疗

反应，剂量增至 40 mg/d，同时间断联合使用其他类型利尿药物，包括氢氯噻嗪及托伐普坦(图 5-7)。经过 1 周左右的治疗，患者的容量负荷改善，下肢浮肿消退，活动耐量改善，尿量增多，NT-proBNP 下降至 6107 pg/mL，但血清肌酐 48 小时内升高 2 倍余(Scr 511.4 mmol/L)，且进行性升高，峰值达 795.8 mmol/L。

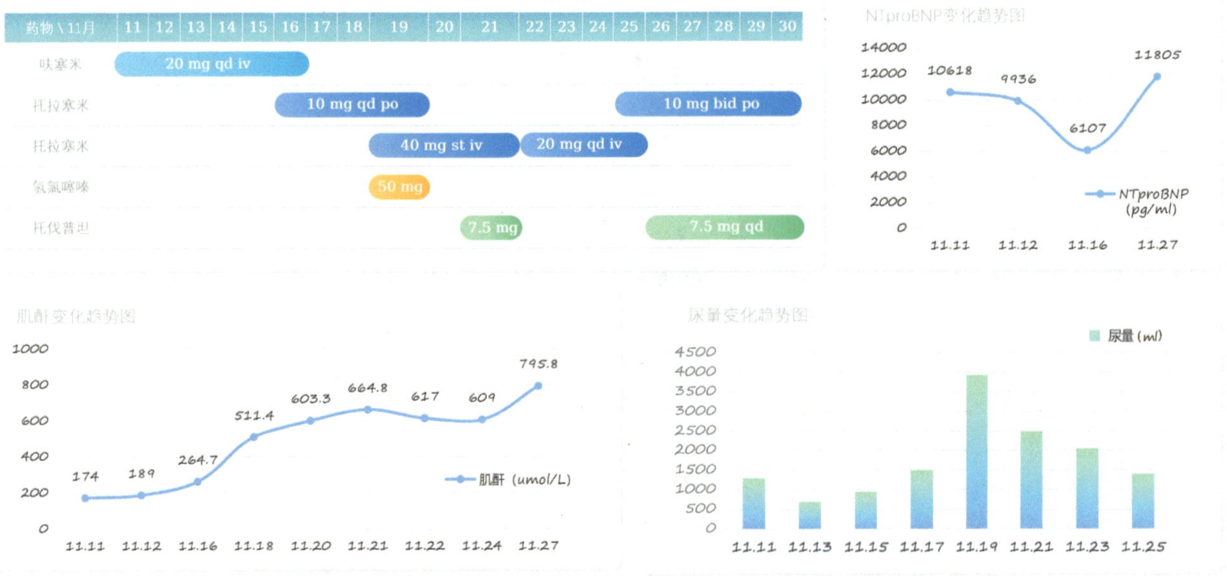


**图 5-7　病例 1 住院期间利尿药物使用情况及心肾功能检验指标变化**

根据患者上述病情及用药情况，分析患者出现急性肾损伤可能的病因：①肾前性因素：该患者入院后的超声心动图示左心室射血分数正常，血压不低，饮食基本正常，无明显肾脏灌注不足的依据，但患者服用血管紧张素Ⅱ受体阻滞剂(ARB)类降压药物可致肾小球滤过率下降，同时患者有充血性心力衰竭的症状和体征，入院时血尿素氮/血肌酐比值约 33，考虑前期存在肾前性因素；②肾性因素：患者入院后无发热、皮疹、嗜酸性粒细胞增多等症状，提示肾小管损伤的生物标志物 N-乙酰-β-D-氨基葡萄糖苷酶(NAG)在正常范围，尿比重在 1.010~1.014 波动，亦无造影剂、重金属等接触史，急性肾小管损伤依据不足。③肾后性因素：患者入院后腹部 B 超未见尿路梗阻依据。经上述分析后予以加强利尿并适当扩容，同时监测血气分析、电解质及尿量变化。患者随后出现代谢性酸中毒，且血肌酐持续升高，尽管经过肾内科会诊，建议进行肾脏活检，但家属拒绝。经临时血透后，转至肾内科开始定期行维持性血液透析治疗。

患者 2 平素时有胸闷气促，活动后加重，口服托拉塞米 10 mg+螺内酯 20 mg 利尿治疗，此次入院始以托拉塞米 40 mg/d 微泵静脉推注。随后数天，患者肌酐持续升高达峰值 165.2 mmol/L，心电监护示心室率偏慢(40~50 次/min)，血压偏低(90~100/37~52 mmHg)，输注多巴胺提升血压[2 μg/(kg · min)]。在随后的加强利尿治疗中(图 5-8)，患者对利尿剂治疗反应良好，双下肢浮肿消退，轻体力活动后无胸闷气急，尿量增加至 2500~4000 mL/d，下腔静脉塌陷指数由 21% 升至 30%，体重自入院时 106.3 kg 下降至 83.5 kg，肌酐也随容量负荷减轻在小幅波动中下降，治疗后较峰值下降 25.7%。后出院继予口服氢氯噻嗪 25 mg/d+托拉塞米 20 mg/d+托伐普坦 7.5 mg/d 利尿，螺内酯、恩格列净改善心功能，利伐沙班抗凝及激素替代治疗。

## 病例分析

心肾之间通过复杂的神经体液机制以及慢性炎症等非血流动力学途径相互影响，不仅灌注减少和充血增加会导致心衰患者的肾功能恶化，而肾脏灌注不足又会反过来激活肾素-血管紧张素-醛固酮(RAAS)轴、交感神经系统和精氨酸加压素分泌，导致水钠潴留、前负荷增加和心功能恶化。急性透析质量指导组

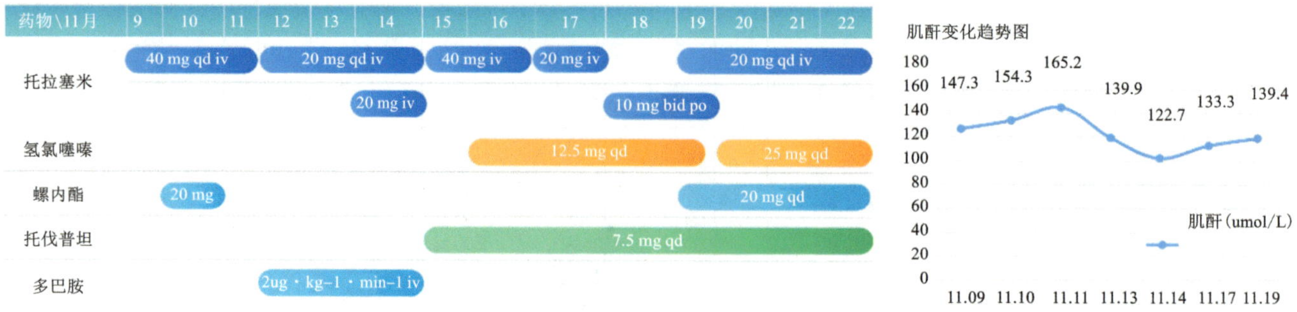


**图 5-8 病例 2 住院期间利尿药物使用情况及肾功能检验指标变化**

(ADQI)依据首发功能不全的脏器不同，将心肾综合征(cardiorenal syndrome，CRS)分为 5 型(表 5-2)[1]。临床中急性心力衰竭的患者常伴有以血清肌酐升高为表现的急性肾功能不全，即心肾综合征 1 型(CRS 1 型)，如同患者 2，这一分型的心肾综合征患者的主要病理生理改变为容量超负荷所致的肾静脉压力升高，进而导致动静脉压力差减小和肾小球滤过率下降，因此治疗 1 型 CRS 的首要措施仍是利尿减容治疗，同时可联合神经激素调节、血管扩张药物以及正性肌力疗法。尽管既往认为大剂量利尿剂的使用可能导致肾功能恶化，不过目前已有研究表明在强化利尿治疗的过程中，患者的血清肌酐水平出现的一过性小幅升高，可能仅为血容量减少的表现，而这种短暂的"肾功能恶化"与不良预后无关[2]。

**表 5-2 急性透析质量指导组的心肾综合征分型**

| 分型 | 命名 | 描述 | 临床实例 |
|---|---|---|---|
| 1 型 | 急性心肾综合征 | 急性心力衰竭导致急性肾损伤 | ACS 导致心源性休克和急性肾损伤、急性心力衰竭导致急性肾损伤 |
| 2 型 | 慢性心肾综合征 | 慢性心力衰竭导致慢性肾功能不全 | 慢性心力衰竭 |
| 3 型 | 急性肾心综合征 | 急性肾损伤导致急性心力衰竭 | 容量超负荷导致急性肾损伤，引起心力衰竭、炎症反应、尿毒症的代谢紊乱 |
| 4 型 | 慢性肾心综合征 | CKD 导致慢性心力衰竭 | CKD 相关性心肌病所致的左心室肥厚和心力衰竭 |
| 5 型 | 继发性心肾综合征 | 非心肾因素导致心力衰竭和肾衰竭 | 淀粉样变性、脓毒症、肝硬化 |

然而在临床中，准确识别导致失代偿的急或慢性心肾/肾心综合征的初始病因往往具有挑战性，如患者 1，最初该患者以心力衰竭作为主要诊断，但入院后随即出现慢性肾功能不全基础上的急性肾损伤，并且在心衰症状经治疗改善后肾功能仍迅速恶化，患者左心室肥厚的病因可能不仅为其血压控制欠佳，CKD 相关性心肌病及心力衰竭，即慢性肾心综合征亦不除外。在仔细分析了患者的病史、用药情况等仍无法明确病因的情况下，也应定期评估血液透析治疗指征，及时行肾脏替代治疗，以避免进一步发生因肾衰竭所致的并发症。

(刘佳棒　王骏)

## 参考文献

[1] Rangaswami J, Bhalla V, Blair JEA, et al. Cardiorenal Syndrome: classification, pathophysiology, diagnosis, and treatment Strategies: A Scientific Statement From the American Heart Association. Circulation, 2019, 139(16): e840-e878.

[2] Testani JM, Chen J, McCauley BD, et al. Potential effects of aggressive decongestion during the treatment of decompensated heart failure on renal function and survival. Circulation, 2010, 122(3): 265-272.

# 5　心律失常、胺碘酮、肝酶升高

## 临床资料

患者1，男，67岁。因“反复胸闷气促半年，再发伴心悸1天”于2018年08月15日就诊我院急诊。患者入院前半年余开始反复出现胸闷不适，多位于心前区，伴活动耐力下降，每次持续数分钟，休息后可缓解，偶有心悸。2个月前体检查心电图示心房颤动，当时无明显不适，未予诊治。此次入院前1天患者出现反复心悸，夜间入睡后明显，坐位休息稍有好转，伴胸闷不适，至我院急诊，查心电图示心房颤动（房颤）伴快速心室率，心率133次/min（图5-9）。体格检查：血压114/68 mmHg，神清，平卧位，呼吸稍促，口唇无发绀，双侧颈静脉无怒张，双肺呼吸音粗，双肺底闻及少量湿啰音。心前区未及震颤，心率98次/min，心律绝对不齐，心音强弱不等，二尖瓣区可闻及3/6级收缩期杂音，余各心脏瓣膜区未及病理性杂音，双下肢轻度浮肿。主要检验结果：肌酸激酶同工酶（CK-MB）4.5 ng/mL，肌钙蛋白T（TNT）0.029 ng/mL，氨基末端B型利钠肽前体（NT-proBNP）7185 pg/mL，谷丙转氨酶（ALT）40 U/L，谷草转氨酶（AST）64 U/L，总胆红素（TBiL）40 μmol/L，结合胆红素11 μmol/L，非结合胆红素29 μmol/L，余无特殊。入院诊断：心房颤动（CHA2DS2-VASc 2分，HAS-BLED 1分）、纽约心脏协会功能分级Ⅲ级。

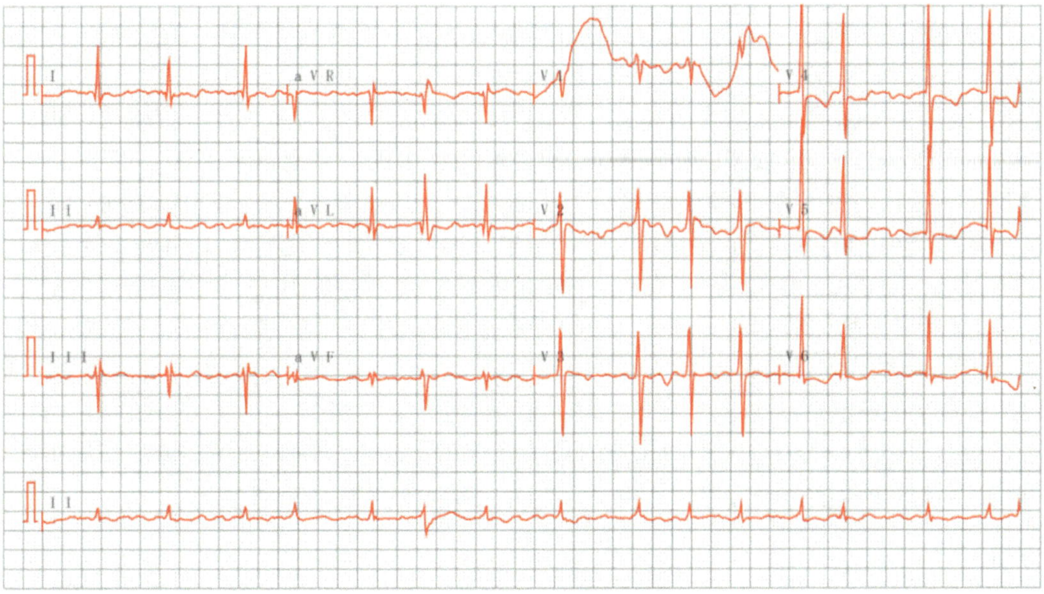


**图5-9　患者1体表心电图**

患者2，男，36岁。因“二尖瓣脱垂伴二尖瓣关闭不全、二尖瓣修补术后、健侧颈7神经交叉位移术后、心房颤动、脑卒中后遗症”入我院康复科治疗。平素口服华法林抗凝，甲钴胺营养神经治疗。近1个月住院过程中出现双下肢浮肿，且渐渐加重，伴颜面部水肿，查心电图示心房扑动（2∶1下传），心室率150次/min（图5-10），遂转入心内科进一步治疗。体格检查：血压123/90 mmHg，神清，半卧位、呼吸急促，口唇无发绀，双侧颈静脉怒张，两下肺呼吸音低，双下肺闻及少量湿啰音。心前区未及震颤，心率160次/min，心律齐，余各心脏瓣膜区未及明显病理性杂音。左侧肢体活动受限，双下肢浮肿。主要检验结果：CK-MB 4.1 ng/mL，肌钙蛋白 T 0.018 ng/mL，NT-proBNP 3050 pg/mL，ALT 70 U/L，AST 54 U/L，TBiL 23.1 μmol/L，余无特殊。转入我科诊断：心房扑动、慢性心力衰竭急性加重、纽约心脏协会功能分级Ⅳ级；二尖瓣脱垂换瓣术后（机械瓣）；脑卒中后遗症（运动障碍、皮肤感觉障碍）；偏瘫健侧颈 7 交叉移位术后。

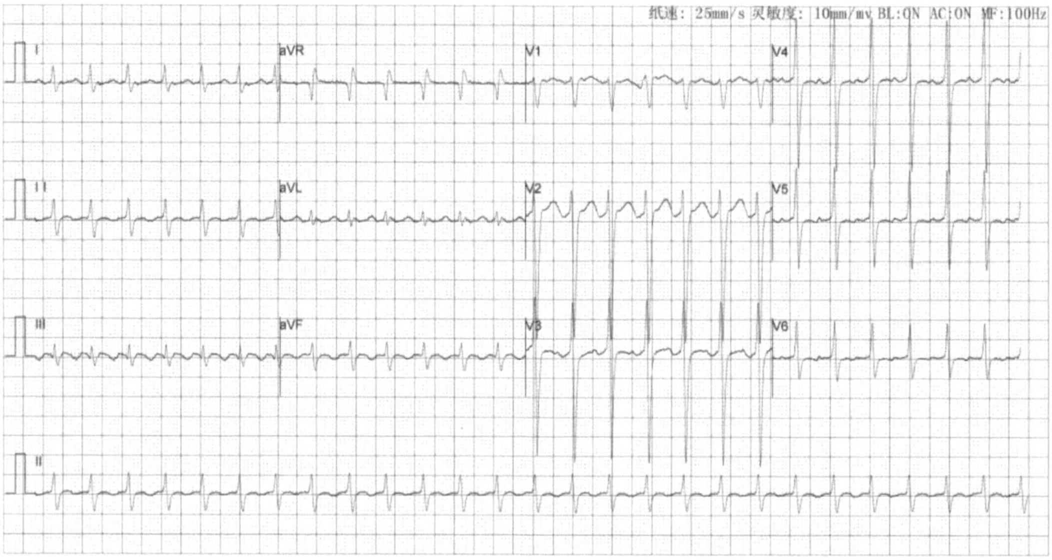


**图 5-10　病例 2 体表心电图**

## 诊疗经过

患者 1 给予胺碘酮负荷剂量 150 mg 加入 20 mL 葡萄糖溶液中缓慢静脉推注，随后持续予以 0.5 mg/min 微泵维持。用药后约 24 h 复查肝功能显示明显异常：ALT 659 U/L、AST 1037 U/L、TBiL 95.4 μmol/L，完善病毒性肝炎及免疫相关指标检测示均为阴性，腹部 CT 未见异常，考虑为药物性肝损伤（DILI），立即停用胺碘酮。因患者自行转院行进一步治疗，电话随访，患者肝功能 1 周后完全恢复正常。

患者 2 转至心内科后，给予胺碘酮负荷剂量 150 mg 加入 20 mL 葡萄糖溶液中以 15 mg/min 的速率缓慢静脉推注，随后持续予以 0.5 mg/min 微泵维持，剂量累计约 1000 mg。用药后 19 h 复查示肝功能肝酶显著升高，ALT 646 U/L，AST 922 U/L，并且在随后 24 h 内呈持续进行性升高，峰值达 ALT 5159 U/L，AST 8056 U/L。期间患者凝血酶原时间显著延长，静脉应用胺碘酮前后未经口服途径给药，未联用他汀类、中成药、免疫抑制剂、唑类抗菌药等其他易导致肝损伤的药物，肝炎及免疫指标均无异常。停止静脉应用胺碘酮，给予 N-乙酰半胱氨酸（NAC）和异甘草酸镁护肝治疗，8 d 后肝酶显著下降≥50%，13d 后肝酶恢复至接近用药前水平：ALT 170 U/L，AST 47 U/L。综上述因素，结合药物性肝损伤诊疗指南中的 RUCAM 因果关系评估量表以及严重程度分级标准[1]，考虑诊断为胺碘酮相关性急性肝衰竭。

## 病例分析

胺碘酮是目前临床上常用的抗心律失常药物之一，根据其药代学机制，胺碘酮经肝脏代谢，其易在富含脂质物质的溶酶体中蓄积，并直接损伤线粒体，长期通过口服给药途径导致的慢性肝损伤通常随着胺碘酮摄入剂量的增加，其发病率升高，是常见的不良反应之一。然而近年来，静脉应用胺碘酮导致急性药物性肝损伤的病例报道增多，该类患者通常与剂量不呈显著相关，且病死率较高[2]。

既往的研究表明，胺碘酮注射液中的溶剂成分聚山梨酯 80 可能因其降压作用而导致肝灌注不足。因其同样作为溶剂在维生素 E 静脉制剂中使用而导致婴儿 E-Ferol 综合征，两者所致肝损伤组织病理类型相似而被证实。一项对比肝缺血性病变和胺碘酮致药物性肝损伤的组织学研究认为，两者间没有显著差异，这同样证实了肝损伤并非由胺碘酮或其代谢产物本身的肝毒性引起，而是其助溶剂所致肝缺血引起。这可能给临床上鉴别药物性肝损伤和心功能不全致肝灌注不足带来困难，不过本例患者静脉应用胺碘酮后，快速型心律失常并未成功转复即停药，停药后肝酶下降明显，支持药物因素所致。不过也有应用不含聚山梨醇 80 的胺碘酮注射液，同样导致急性药物性肝损伤的病例报道[3]。

就治疗方面而言，根据药物性肝损伤诊治指南建议，NAC 作为首选药物，不同剂量的异甘草酸镁也在其二期临床试验中均被证明能够早期使急性 DILI 患者的 ALT 正常化，但 2 种或以上保肝药物联用及预防性用药目前尚无证据支持[4]。不过我们的病例中联合应用了 NAC 及异甘草酸镁两种保肝药物，表现出了较好的疗效。Diab 等人分析了静脉应用胺碘酮易诱发急性肝损伤及其严重程度的预测因素，结果表明，心肌病、充血性肝肿大、基线总胆红素增加、直流电复律和胺碘酮剂量增加是其独立预测因子。肝损伤的严重程度则与基线转氨酶水平和左心室收缩功能呈线性关系[4]。尽管如此，本身存在胺碘酮相关的易肝损因素也不应视为开始用药的禁忌，同药物性肝损伤诊治指南中建议的一样，应综合分析停药与肝损伤之间的风险比。

（刘佳榛　王骏）

## 参考文献

[1] 于乐成，茅益民，陈成伟. 药物性肝损伤诊治指南. 中华肝脏病杂志，2015，23(11)：810-820.

[2] Hashmi A，Keswani NR，Kim S. Hepatic dysfunction in patients receiving intravenous amiodarone. South Med J，2016，109(2)：83-86.

[3] Jaiswal P，Attar BM，Yap JE. Acute liver failure with amiodarone infusion：A case report and systematic review. J Clin Pharm Ther，2018，43(1)：129-133.

[4] Diab OA，Kamel J，Abd-Elhamid AA. Predictors of intravenous amiodarone induced liver injury. Egypt Heart J，2017，69(1)：45-54.